Aggressive und sexuelle Zwangsgedanken

Thomas Hillebrand

Aggressive und sexuelle Zwangsgedanken

Ein Therapieleitfaden

hogrefe

Dipl.-Psych. Thomas Hillebrand, geb. 1963. 1984–1990 Studium der Psychologie in Münster. 1991–1995 Psychotherapeutische und wissenschaftliche Tätigkeit in der Reha-Klinik Teutoburger Wald, Bad Rothenfelde. Seit 1995 psychotherapeutische Tätigkeit (Verhaltenstherapie) in eigener Praxis mit dem Schwerpunkt in der Behandlung von Zwangsstörungen. Seit 2005 als Dozent in verschiedenen Weiterbildungsinstituten tätig. Seit 2006 ehrenamtliches Vorstandsmitglied der Deutschen Gesellschaft Zwangserkrankungen (DGZ e.V.).

Bibliografische Information der Deutschen Nationalbibliothek
Die Deutsche Nationalbibliothek verzeichnet diese Publikation in der Deutschen Nationalbibliografie; detaillierte bibliografische Daten sind im Internet über http://dnb.dnb.de abrufbar.

Hogrefe Verlag GmbH & Co. KG
Merkelstraße 3
37085 Göttingen
Deutschland
Tel. +49 551 999 50 0
Fax +49 551 999 50 111
info@hogrefe.de
www.hogrefe.de

Umschlagabbildung: © stock.adobe.com / AleksFil
Satz: Franziska Stolz, Hogrefe Verlag GmbH & Co. KG, Göttingen
Druck: PBtisk a.s., Příbram
Printed in Czech Republic
Auf säurefreiem Papier gedruckt

1. Auflage 2023 B A

(E-Book-ISBN [PDF] 978-3-8409-3162-8; E-Book-ISBN [EPUB] 978-3-8444-3162-9)
ISBN 978-3-8017-3162-5
https://doi.org/10.1026/03162-000

Inhaltsverzeichnis

1 Einleitung

„Wer sie niemals erfahren, diese Zwangsvorstellungen, der möge Gott danken und seinen guten Nerven, dass er nicht kennt diese Furien, denen gegenüber Wille und Vernunft gleich ohnmächtig sind. Was Peitschenhiebe für den Leib, das sind Zwangsvorstellungen für die Seele und das Gemüt"

(Hansjakob, 1895/2004)

In dieser Beschreibung von Zwangsgedanken würden sich auch heute viele Menschen mit aggressiven und sexuellen Zwangsgedanken wiedererkennen. Sind sie doch gequält von Gedanken, die sich mit abstoßenden Inhalten beschäftigen, mit Mord an den liebsten nahestehenden Menschen, sexuellen Übergriffen auf Kinder oder Verdächtigungen, eine bislang verborgene bösartige Persönlichkeit zu haben. Mit diesen Gedanken geht ein Gefühl der Angst bis hin zur Panik einher, denn diese Gedanken stehen den eigentlichen Werten und moralischen Überzeugungen der Betroffenen diametral entgegen. Umso größer sind die Verzweiflung und der Erklärungsnotstand. Denn warum sollten diese Gedanken in den Kopf kommen, wenn sie nicht doch etwas zu bedeuten hätten? Nämlich im Grunde des Herzens ein schlechter Mensch zu sein, der durch Mord, Pädophilie oder Gotteslästerung seine Berechtigung zur Teilhabe an der menschlichen Gesellschaft verwirkt hat. Der Schuld auf sich lädt, allein schon, weil er solche Gedanken in sich trägt. Der eine Gefahr darstellt, weil es bei den Gedanken vielleicht nicht bleibt und er schon kurz vor der Ausführung der schlimmsten Handlungen steht. Um es gleich vorweg klarzustellen: diese Art von Zwangsgedanken suggerieren mit hoher emotionaler Intensität eine Bedrohung, die gar nicht existiert. Diese Menschen sind genau das *nicht*, was sie befürchten, sondern sie sind Opfer komplexer kognitiver und emotionaler Fehlinterpretationen, die in diesem Buch eingehend beleuchtet werden.

Für die Betroffenen aber gibt es aus dieser Zwickmühle scheinbar kein Entrinnen. Die Gedanken sind im Kopf, also müssen sie aus ihrer Sicht auch eine Bedeutung haben. Entsprechend groß sind die Verzweiflung und die Angst. Nicht selten suchen Patienten[1], die zum ersten Mal mit diesen Gedanken und Gefühlen konfrontiert sind, eine stationäre psychiatrische Behandlung auf. Sie halten sich für allgemeingefährlich und wollen sich und andere vor sich selbst schützen. Eine 33-jährige Patientin, die im Rahmen ihrer ersten Geburt intensive Zwangsgedanken entwickelte, ihr neugeborenes Baby mit dem Kissen zu ersticken, ließ sich freiwillig für vier Monate stationär in der Psychiatrie behandeln. Zu groß war ihre Angst, allein mit dem Kind zuhause zu bleiben, nachdem ihr Mann nach dreiwöchigem Urlaub wieder zur Arbeit gehen musste.

Wie sehr kontrastiert dieses innere Erleben der Patienten mit dem Bild, das diese Menschen für ihr Umfeld und auch den Therapeuten abgeben. Vor uns sitzen Menschen, die sich durch hohe moralische Ansprüche auszeichnen, ehrlich und zuverlässig sind, besorgt, anteilnehmend, empathisch und fürsorglich, aber voller Selbstzweifel. Aus Angst und Scham behalten viele Patienten diese Gedanken zunächst für sich. Sie befürchten, vielleicht nicht ganz zu Unrecht, dass ein Behandler, der mit dieser Thematik nicht vertraut ist, die Gedanken falsch einschätzt und ihnen keine Hilfe bieten kann.

Heute eröffnet die Recherche im Internet vielen Patienten die Möglichkeit, erste entlastende Informationen zu erhalten und die ungewollten aufdringlichen Gedanken als Ausdruck einer bekannten psychischen Störung einordnen zu können. So recherchierte ein 19-jähriger Patient mit aggressiven Zwangsgedanken bezeichnenderweise unter dem Satz „Gedanken, die man nicht denken will." und fand unmittelbar Hinweise auf die Zwangsstörung. Eine schwangere Frau mit aggressiven Zwangsgedanken fand bei der Suche nach „unpassenden Gedanken in der Schwangerschaft" einen aufklärenden Bericht und fühlte sich ermuntert, gezielt nach therapeutischer Hilfe zu suchen. Eine insgesamt vermehrte Inanspruchnahme von Psychotherapie bei diesem Störungsbild scheint die Folge zu sein. Die große Nachfrage von Psychotherapeuten nach Fortbildungen zu diesem Störungsbild könnte ein Ausdruck dieser erhöhten Bereitschaft von Betroffenen sein, therapeutische Hilfe in Anspruch zu nehmen.

Für den Therapeuten stellen diese Patienten jedoch unter verschiedenen Gesichtspunkten eine Herausforderung dar. Sie offenbaren ihre Gedanken mitunter nur sehr zögerlich oder gar nicht. Das Aussprechen selbst erleben sie bereits als eine mögliche Gefahr. Sie wissen nicht, wie der Therapeut auf diese vermeintlich schlimmen Offenbarungen reagiert und befürchten, auch er könnte sie für „abscheulich" halten oder gar die Polizei informieren. Der Therapeut seinerseits möchte Sicherheit erlangen hinsichtlich differenzialdiagnostischer Einordnungen

---

1 Zugunsten einer besseren Lesbarkeit wird im Text in der Regel das generische Maskulinum verwendet. Diese Formulierungen umfassen gleichermaßen alle Geschlechter (m/w/d). Die verkürzte Sprachform hat nur redaktionelle Gründe und beinhaltet keine Wertung. Wenn möglich, wurde eine geschlechtsneutrale Formulierung gewählt.

der genannten Gedanken, z. B. in der Abgrenzung zu einer tatsächlichen Pädophilie. Auch wenn der Therapeut diese Sicherheit zwar in der Regel rasch erlangen kann, wird er erstaunt sein, mit welcher Hartnäckigkeit die Patienten am grundlegenden Zweifel an den Grundfesten ihrer Persönlichkeit festhalten. In Bezug auf die Behandlung besteht die nächste therapeutische Herausforderung darin, das Expositionsparadigma auf diese Patientengruppe zu übertragen. Zunächst scheint kein offenes Zwangsverhalten zu existieren, dessen Ausführung es zu unterbinden gälte wie bei einem Wasch- oder Kontrollzwang. Und wie sollte eine Exposition mit diesen derart schwierigen Themen erfolgen?

Die prinzipielle Bereitschaft zu einer Exposition setzt aber zunächst voraus, dass der Therapeut die Zwangsgedanken nicht ausschließlich als „Epiphänomen" einer zugrundliegenden Problematik sieht, die es zu bearbeiten gilt und in deren Folge sich die Gedanken auflösen: „Wenn wir Ihre Kernangst bewältigt haben, werden die Gedanken verschwinden." So schildern viele Patienten, dass im Rahmen einer Psychotherapie eine nähere Beschäftigung mit den Zwangsgedanken gar nicht stattgefunden habe. Die Bearbeitung anderer Themen wird vorgezogen und ist in vielen Fällen sicherlich hilfreich, die aggressiven und sexuellen Zwangsgedanken mit ihren spezifischen belastenden emotionalen Konsequenzen bestehen aber weiter.

Im Fokus dieser Veröffentlichung stehen daher therapeutische Strategien, die es Patient und Therapeut ermöglichen sollen, gemeinsames Vermeidungsverhalten im Sinne einer „Phobie à Deux" (Moritz et al., 2019) zu unterbinden und sich mit den bedrohlichen Gedanken aktiv und direkt auseinanderzusetzen. Hierzu ist ein differenziertes Verständnis über die Dynamik der Zwangsgedanken notwendig und Sensibilität in der Gesprächsführung wichtig, um den Patienten in diesem Prozess zu unterstützen.

So werden im Folgenden zunächst Merkmale aggressiver und sexueller Zwangsgedanken dargestellt sowie differenzialdiagnostische Kriterien aufgeführt, um Zwangsgedanken von Gedanken zu unterscheiden, denen tatsächlich kriminelle oder sexuell deviante Motive zugrunde liegen. Großer Wert wird auf die Darstellung verschiedener Formen des kurzfristig angstreduzierenden Zwangsverhaltens gelegt, das sich sowohl auf gedanklicher Ebene als auch in Form von Vermeidungsverhalten äußert. Anschließend werden Modelle vorgestellt, die versuchen, das Auftreten von Zwangsgedanken zu erklären und den Patienten zu helfen, ein alternatives Erklärungsmodell für das Auftreten ihrer Zwangsgedanken zu entwickeln. Daraus leiten sich Interventionen ab, die es dem Patienten ermöglichen, die Zwangsgedanken nicht mehr als Beleg für eine Gefahr zu erleben, sondern sie als harmlose Gedanken ohne Bedeutung für die persönliche Lebensrealität einzuordnen. Diese Methoden, mit dem Ziel einer *Zwangsdistanzierung* bilden die kognitive Vorbereitung für die Durchführung der Expositionstherapie, die schließlich eine direkte Konfrontation mit dem angstauslösenden Stimulus – dem Zwangsgedanken – anstrebt. Die Exposition in sensu, d. h. in der Vorstellung, führt konsequenterweise zu einer intensiven Auseinandersetzung mit dem Auslöser auf gedanklicher Ebene. Die Exposition in vivo zielt auf die Reduktion von Vermeidungsverhalten und die bewusste Annäherung an befürchtete Auslösesituationen ab. Dieses indikationsspezifische Vorgehen verlangt vom Patienten eine aktive und anstrengende Auseinandersetzung mit den am meisten gefürchteten gedanklichen Inhalten. Vom Therapeuten verlangt es eine klare Haltung zur Bedeutung der Zwangsgedanken und eine behutsame Begleitung des Patienten, um diese belastende und hartnäckige Störung erfolgreich zu behandeln.

2 Merkmale aggressiver und sexueller Zwangsgedanken

Vorab eine Bemerkung zur mitunter mehrdeutigen Verwendung des Terminus „Zwangsgedanken“. Sind mit Zwangsgedanken alle Arten von Zwangsgedanken gemeint oder nur die aggressiven, sexuellen oder religiösen Zwangsgedanken? Die in der angloamerikanischen wissenschaftlichen Literatur verwendeten Begriffe zur Beschreibung dieser Untergruppe der Zwangsgedanken bringen den Aspekt der inhaltlichen Ablehnung aus Sicht des Betroffenen deutlich zum Ausdruck:

- „Widerwärtige Gedanken“ (Moulding, Aardema & O’Connor, 2014),
- „Unakzeptierbare Gedanken“ (Abramowitz et al., 2010),
- „Tabu-Gedanken“ (Pinto et al., 2008) oder
- „Verbotene Gedanken“ (Bloch, Landeros-Weisenberger, Rosario, Pittenger & Leckman, 2008).

In der deutschsprachigen Literatur findet sich eine derartige begriffliche Spezifikation in der Regel nicht. Die aggressiven und sexuellen Zwangsgedanken werden häufig unter dem Oberbegriff „Zwangsgedanken“ subsumiert. Schließlich werden diese auch in der verbreiteten Y-BOCS Symptomliste (Goodman et al., 1989a, b) neben anderen Zwangsgedanken wie Kontaminationsbefürchtungen, körperbezogenen Gedanken oder Gedanken hinsichtlich Symmetrie und Ordnung aufgeführt. Diese Zwangsgedanken weisen aber beim Betroffenen keine problematische Beziehung zu moralischen Werten auf und entwickeln daher in entscheidenden Punkten nicht die für die aggressiven und sexuellen Zwangsgedanken typische Dynamik, wie später noch ausgeführt wird. Erst im Rahmen der deutschen Übersetzung und Validierung der „Dimensional Obsessive-Compulsive Scale (DOCS)“ von Fink-Lamotte und Kollegen (2021) wird der Begriff „unakzeptierbare Gedanken“ eingeführt, der auch im Folgenden neben der Bezeichnung „aggressive und sexuelle Zwangsgedanken“ genutzt wird, um diese Untergruppe zu spezifizieren.

2.1 Inhalte aggressiver und sexueller Zwangsgedanken

Aggressive und sexuelle Zwangsgedanken zeichnen sich dadurch aus, dass ihre Inhalte dem Wertesystem des Betroffenen diametral entgegenstehen und sich auf moralisch und sozial inakzeptable Handlungen beziehen. Moulding, Aardema und O'Connor (2014) unterteilen in ihrer Übersichtarbeit über „Repugnant Obsessions" (dt. abstoßende Zwangsgedanken) vier Arten von Zwangsgedanken:

1. aggressive,
2. selbstverletzende,
3. die sexuelle Orientierung betreffende und
4. pädophile Zwangsgedanken.

Davon ausgehend lassen sich folgende zentralen Inhalte festlegen:

Inhalte aggressiver Zwangsgedanken

- Andere Menschen, häufig nahe Angehörige, zu verletzen oder zu töten,
- sich selbst zu verletzen oder zu töten,
- Haustiere zu verletzen oder zu töten.

Eine weitere Differenzierung bezieht sich auf die Frage, ob die aggressiven Handlungen mit Absicht oder ohne Absicht durch Unachtsamkeit erfolgen könnten. Im letzteren Fall steht der Zweifel an der moralischen Integrität nicht so sehr im Vordergrund. Der Inhalt ist zwar aggressiver Natur, aber die Dynamik einer grundsätzlichen moralischen Bedrohung fällt nicht so sehr ins Gewicht.

Inhalte sexueller Zwangsgedanken

- Eine sexuelle Devianz aufzuweisen, häufig Pädophilie, Inzest, andere Paraphilien wie Zoophilie, Nekrophilie, seltener Gerontophilie,
- eine andere sexuelle Orientierung zu haben als die bislang gelebte.

Die inhaltliche Ausgestaltung ergibt sich im zweiten Fall somit aus der ursprünglichen sexuellen Orientierung. Ein heterosexueller Zwangspatient hat die Befürchtung, er könne homosexuell sein, ein homosexueller Mensch hat den Zwangsgedanken, er könne heterosexuell sein. Weitere Ausprägungen enthalten die Befürchtung, transsexuell oder bisexuell sein zu können.

2.2 Modale Kriterien aggressiver und sexueller Zwangsgedanken

Die Kriterien für aggressive und sexuelle Zwangsgedanken entsprechen zunächst einmal der allgemeinen Definition für Zwangsgedanken nach ICD-11. Auf Besonderheiten und konkrete Beispiele für aggressive und sexuelle Zwangsgedanken wird in der nachfolgenden Beschreibung der einzelnen Kriterien genauer eingegangen. Die ICD-11 (World Health Organisation [WHO], 2022) definiert Zwangsgedanken im Rahmen einer Zwangsstörung wie folgt:

Kriterien für Zwangsgedanken nach ICD-11

" ... Obsessions are repetitive and persistent thoughts, images, or impulses/urges that are intrusive, unwanted, and are commonly associated with anxiety. The individual attempts to ignore or suppress obsessions or to neutralize them by performing compulsions. ..." (Auszug aus 6B20 Obsessive-compulsive disorder, WHO, 2022)

Übersetzung: „Zwangsgedanken sind wiederkehrende und beharrliche Gedanken, Bilder oder Impulse, die intrusiv, ungewollt und gewöhnlich mit Angst assoziiert sind. Die Betroffenen versuchen, diese Gedanken zu ignorieren oder zu unterdrücken oder durch die Ausführung von Zwangshandlungen zu neutralisieren."

Zwangsgedanken sind wiederkehrend und beharrlich.

Ein typisches Merkmal aller Zwangsgedanken ist das beharrliche und stete Auftreten, das in seinem Umfang von täglich mehrmals bis zu ständig reichen kann. Ein Patient mit sehr ausufernden Zwangsgedanken beschrieb es so: „Meine Zwangsgedanken sind wie eine Flüssigkeit im Gehirn, sie dringen in mein ganzes Denken ein."

Zwangsgedanken können als Gedanken, Bilder oder Impulse auftreten.

Diese Differenzierung trägt dem Umstand Rechnung, dass Zwangsgedanken nicht ausschließlich in Form von Gedanken auftreten. Einige Patienten schildern lebhafte bildliche Vorstellungen bis hin zu kurzen bewegten Szenen, die sich vor ihrem inneren Auge abspielen. Dies verunsichert Patienten häufig in besonderem Maße, da sie diese Szenen mitunter für einen Beleg einer vermeintlichen Erinnerung halten. Letztlich ist diese Form des Erlebens Ausdruck einer ausgeprägten Fähigkeit zu bildhaften Vorstellungen. Ebenso ist der gefühlte Drang, impulshaft und unkontrolliert etwas gegen den eigenen Willen ausführen zu können, für Betroffenen sehr belastend. Sie wähnen sich unmittelbar vor einer ungewollten Tatausführung, was die Angst noch weiter antreibt und das subjektive Dranggefühl erhöht.

Zwangsgedanken sind intrusiv.

Ein zentrales Charakteristikum in der Erlebnisqualität stellt das intrusionsartige Auftreten der Zwangsgedanken dar. Dieser Begriff beschreibt das plötzliche und unerwartete Einschießen des Gedankens, der damit deutlich aus der vorangegangen gedanklichen Beschäftigung *(stream of consciousness)* herausfällt und diese unterbricht (Julien, O'Connor & Aardema, 2007). Ein Patient mit einem Kontrollzwang verglich dies mit einem spontanen Einfall, der sich plötzlich und unerwartet in den Vordergrund schiebe. Patienten mit aggressiven oder sexuellen Zwangsgedanken nutzen häufig drastischere Metaphern und unterstreichen damit den Schock, den der Gedanken unmittelbar auslöst: „wie ein Meteoriteneinschlag auf der Seele" oder „wie ein Blitzschlag".

Zwangsgedanken sind ungewollt.

Auf der inhaltlichen Ebene ist ein herausstechendes Merkmal der aggressiven und sexuellen Zwangsgedanken die Unverträglichkeit der Inhalte mit dem Wertesystem des Betroffenen. Der Aspekt, dass die Gedanken als ungewollt erlebt werden, trifft somit in besonderem Maße für diese Untergruppe zu. Setzen wir den Begriff „ungewollt" mit Ich-Dystonie in Beziehung, so finden sich jedoch Unterschiede in der Gruppe der verschiedenen Zwangsgedanken. Ein Zwangsgedanken mit Bezug zu einer Kontamination wird nicht unmittelbar als ungewollt oder ich-dyston erlebt. Er weist auf eine mögliche Gefahr hin, die in der Folge Angst auslöst. Daher breiten sich Kontaminationsideen häufig über längere Zeit aus, bevor ein Patient, oft erst durch Rückmeldungen aus seinem Umfeld, zu der Einsicht kommt, dass seine Befürchtungen übertrieben und unrealistisch sind. Ein Patient mit dem aggressiven Zwangsgedanken, er könne sein Kind töten, erlebt diesen Gedanken sofort als ungewollt und ich-dyston. Aardema und Kollegen (2013) konstatieren folgerichtig: „Ich-Dystonie scheint in der Tat ein einzigartiger Prädiktor für aggressive und sexuelle Zwangsgedanken *(repugnant obsessions)* zu sein, während sie sich nicht so stark auf andere Symptomsubtypen der Zwangserkrankung bezieht."

Zwangsgedanken sind gewöhnlich mit Angst assoziiert.

Ein wesentliches Merkmal der aggressiven und sexuellen Zwangsgedanken ist die damit einhergehende intensive emotionale Reaktion primär in Form von Angst oder einem Gemisch aus Angst und Schuldgefühlen. Diese intensive emotionale Reaktion lässt den Betroffenen die Inhalte der Gedanken immer wieder als hochbedrohlich und scheinbar wirklichkeitsrelevant erleben. Im weiteren Verlauf der Erkrankung berichten einige Patienten auch einen unmittelbar dysphorisch-depressiven Stimmungseinbruch in Verbindung mit dem Auftreten des unakzeptierbaren Zwangsgedankens. Ist nach einer gewissen Zeit der Zwangsgedanke „bekannt", so ist dies Ausdruck einer zusätzlichen Frustration und Niedergeschlagenheit, noch immer darunter zu leiden und sich erneut mit dem belastenden Gedanken und anschließenden zermürbenden Grübeleien konfrontiert zu sehen.

Die Betroffenen versuchen, diese Gedanken zu ignorieren oder zu unterdrücken oder durch die Ausführung von Zwangshandlungen zu neutralisieren.

Insbesondere für die unakzeptierbaren Zwangsgedanken trifft es zu, dass Patienten versuchen, diese Gedanken zu unterdrücken oder nicht zu denken. „Zwangshandlungen“, die eine Reduktion der Angst oder der Schuldgefühle bewirken sollen, finden in verschiedenen Variationen auf gedanklicher Ebene statt, auf Handlungsebene dominiert das Vermeidungsverhalten.

Abschließend zeigt ein Blick in die Historie der Beschreibung von Zwangsphänomenen, dass wesentliche Bestimmungsmerkmale schon von Westphal treffend erkannt und für den deutschsprachigen Raum 1877 erstmals formuliert wurden:

> Unter Zwangsvorstellungen verstehe ich solche, die bei übrigens intakter Intelligenz und ohne durch einen Gefühls- oder affektartigen Zustand bedingt zu sein, gegen oder wider den Willen des betreffenden Menschens in den Vordergrund des Bewusstseins treten, sich nicht verscheuchen lassen, den normalen Ablauf der Vorstellungen hindern und durchkreuzen, welche der Befallene stets als abnorm, ihm fremdartig anerkennt und denen er mit gesundem Bewusstsein gegenübersteht. (S. 669)

Wann sind es keine Zwangsgedanken?

Wenn ein Gedanke nicht ungewollt ist, sondern sogar willkommen und gewünscht ist, kann er nicht als Zwangsgedanke bezeichnet werden. Ebenso wenig genussvolle Ideen, Bilder oder Impulse, die eine Person willentlich denkt. Aber auch Ideen oder Impulse, die zwar unerwünscht und aufdringlich sind, aber vom Betroffenen leicht kontrolliert oder verbannt werden könne, werden nicht als Zwangsgedanken bezeichnet. Dieser Umstand lässt diesen Gedanken einen alltäglichen „ungewollten intrusiven Gedanken“ sein, dem die typische Anhaftung eines Zwangsgedankens fehlt (Rachman & Hodgson, 1980).

2.3 Häufigkeit aggressiver und sexueller Zwangsgedanken

Exakte Prävalenzzahlen für aggressive und sexuelle Zwangsgedanken sind rar, Schätzungen nennen übereinstimmend, unter zusätzlicher Berücksichtigung religiöser Zwangsgedanken, einen Anteil von 20 bis 30 % an der Gesamtheit der Zwangspatienten (Reinecker, 1994; Moulding et al., 2014). Die Studie zur Gesundheit Erwachsener in Deutschland (Jacobi et al., 2014) beziffert die 12-Monatsprävalenz der Zwangsstörung insgesamt auf 3,6 % und errechnet eine Anzahl von 2,3 Millionen Erwachsenen. Überträgt man die Schätzungen von 20 bis 30 % auf diese Zahlen könnten in Deutschland um die 460.000 bis 690.000 Menschen betroffen sein, Jugendliche nicht inbegriffen. Die Angaben zur Häufigkeit von aggressiven und sexuellen Zwangsgedanken sind uneinheitlich und abhängig vom verwendeten Messinstrument. So erhoben Förstner, Külz und Voderholzer (2011) bei einer Stichprobe von 75 stationär behandelten Patienten einen Anteil von 46,7 % mit aggressiven Gedanken, Pinto und Kollegen (2007) fanden bei 293 Zwangspatienten eine vergleichbare Häufigkeit von 45,4 %. In beiden Studien wurde die Y-BOCS Symptom-Checkliste (Goodman et al., 1989a, b) eingesetzt, deren Unterskala „Aggressive Gedanken" aufgrund mangelnder Konstruktschärfe auch Zwangspatienten ohne aggressive Zwangsgedanken im engeren Sinne erfasst (vgl. Kap. 4.1). Diese Zahlen können daher nicht zur Einschätzung des Anteils aggressiver Zwangsgedanken herangezogen werden. An den gleichen Stichproben wurde auch die Häufigkeit von Patienten mit sexuellen Zwangsgedanken erhoben. Im Unterschied zur Skala „Aggressive Gedanken" ist die Skala „Sexuelle Zwangsgedanken" der Y-BOCS Symptom-Checkliste mit vier konkreten Aussagen sehr spezifisch und kann daher als inhaltlich valide eingestuft werden. Förstner und Kollegen (2011) erhoben eine Anzahl von 9,3 %, Grant und Kollegen (2006) erfassten eine Anzahl von 13,3 % der Patienten, die aktuell unter sexuellen Zwangsgedanken litten (unter Verwendung der gleichen Stichprobe wie Pinto et al., 2007). 24,6 % dieser klinischen Stichprobe gaben an, jemals im Laufe ihres Lebens unter sexuellen Zwangsgedanken gelitten zu haben. Diese Resultate geben einen brauchbaren Hinweis auf den Anteil an Patienten mit sexuellen Zwangsgedanken von mindestens 9 bis 13 % an der Gesamtheit der Zwangspatienten im erwachsenen Alter. Die Untersuchung von Fernández de la Cruz und Kollegen (2013) an einer Stichprobe von 383 jugendlichen Zwangspatienten im Alter zwischen 7 und 18 Jahren macht jedoch deutlich, dass die Häufigkeit bei Kindern und Jugendlichen mit 26,6 % deutlich höher liegt. Die Autoren betonen zunächst, dass sexuelle Zwangsgedanken schon im Kindesalter auftreten können. Eine Analyse der Anzahl der jugendlichen Patienten mit sexuellen Zwangsgedanken zeigte jedoch einen sprunghaften Anstieg ab einem Alter von 15 Jahren. Dieser Befund passt zu den Resultaten der Untersuchung von Grant und Kollegen (2006) an erwachsenen Zwangspatienten. Sie fanden einen signifikanten Unterschied im Störungsbeginn bei erwachsenen Zwangspatienten mit sexuellen Zwangsgedanken in einem durchschnittlichen Alter von 15 Jahren im Vergleich zu einem Störungsbeginn im Alter von 19 Jahren bei den übrigen Zwangspatienten mit Wasch- oder Kontrollzwängen. Es erscheint offensichtlich, dass sexuelle und psychische Entwicklungsprozesse im Rahmen der Pubertät einen Einfluss auf die Entwicklung sexueller Zwangsgedanken nehmen. Dies sollte bei der Behandlung von Jugendlichen immer in Betracht gezogen werden.

Insgesamt scheinen die Schätzungen, dass 20 bis 30 % der Zwangspatienten Patienten mit unakzeptablen Zwangsgedanken sind, nach diesen Daten durchaus eher in der Region um 30 % angesiedelt zu sein. Eine differenzierte Erhebung an einer hinreichend großen Stichprobe steht noch aus.

2.4 Geschlechterverteilung und weitere Merkmale von Personen mit sexuellen und aggressiven Zwangsgedanken

Hinsichtlich der Geschlechterverteilung sexueller Zwangsgedanken fanden weder Fernandez de la Cruz und Kollegen (2013) bei jugendlichen Patienten noch Grant und Kollegen (2006) bei erwachsenen Patienten einen signifikanten Unterschied zwischen Männern und Frauen. Dieser Befund steht im Widerspruch zu früheren Studien, in denen ein vermehrtes Auftreten bei Männern festgestellt wurde. Grant und Kollegen (2006) führen dies auf methodische Mängel zurück. Sie problematisieren die Besonderheit in der Erfassung schambesetzter sexueller Zwangsgedanken und den Einfluss auf das Befinden in einer Interviewsituation sowie die in zahlreichen Studien ausgeübte Praxis, aggressive, sexuelle und religiöse Zwangsgedanken nicht isoliert, sondern als ein gemeinsames Cluster zu erfassen. Dies könnte verhindert haben, dass die Spezifika von Patienten mit sexuellen Zwangsgedanken korrekt erfasst wurden. Diese scheinen sich nämlich insgesamt nur wenig von den übrigen Zwangspatienten zu unterscheiden. Hinsichtlich sämtlicher demographischer Variablen und der meisten klinischen Merkmale zeigten sich keine signifikanten Unterschiede zwischen den Gruppen. Patienten mit sexuellen Zwangsgedanken wiesen keine signifikant erhöhten Anteile komorbider Störungen auf, zeigten keine geringere Einsicht in das Störungsgeschehen, berichteten kein schlechteres Ansprechen auf verhaltenstherapeutische oder medikamentöse Behandlung und zeigten auch keine Unterschiede hinsichtlich Beeinträchtigungen sexueller Funktionen oder Zufriedenheit. Signifikante Unterschiede bestanden im früheren Beginn der Zwangsstörung, einem früheren Behandlungsbeginn und dem gleichzeitigen Vorkommen von aggressiven oder religiösen Zwangsgedanken. Tendenziell erhöht war die depressive Symptomatik, dies fand sich auch bei Grant und Kollegen (2006), sowie eine längere Behandlungsdauer.

Untersuchungen zur Geschlechterverteilung bei ausschließlich aggressiven Zwangsgedanken sind kaum vorhanden. Labad und Kollegen (2008) fanden bei einer Stichprobe von 114 männlichen und 72 weiblichen Patienten mit einer Zwangsstörung keine Geschlechtsunterschiede hinsichtlich aggressiver Zwangsgedanken. Diese wurden allerdings mit der Skala „Aggressive Gedanken" der Y-BOCS Symptom-Checkliste erhoben, die mit Kontrollzwängen konfundiert ist. Die hohen prozentualen Werte von 69,3 % für Männer und 70,8 % für Frauen weisen darauf hin, dass hier mehr als nur aggressive Zwangsgedanken im engeren Sinne erfasst wurden. Die meisten Studien erfassen aggressive Zwangsgedanken gemeinsam mit den übrigen „unakzeptierbaren Gedanken". Hasler und Kollegen (2005) fanden in einem Cluster von aggressiven, sexuellen und religiösen Zwangsgedanken, körperbezogenen Zwängen und Kontrollzwängen einen höheren Anteil männlicher Patienten sowie weitere Merkmale wie früherer Störungsbeginn und zusätzlich mehr komorbide depressive und Angsterkrankungen. Brakoulias und Kollegen (2013) zeigten mittels Regressionsanalysen bei einer Stichprobe von 134 Zwangspatienten, dass neben dem männlichen Geschlecht ein höheres Maß an Stresserleben, höhere Werte in der Skala „Zwangsgedanken" der Y-BOCS, eine erhöhte zeitliche Beschäftigung mit Zwangsgedanken und eine höhere Überzeugung über die Wichtigkeit und Notwendigkeit der Kontrolle von Gedanken signifikant höhere Werte auf dem Cluster „Tabu-Gedanken/Unakzeptierbare Gedanken" vorhersagten. Dieses Cluster enthält aggressive, sexuelle und religiöse Zwangsgedanken sowie mentale Rituale und erlaubt somit ebenfalls keine spezifische Aussage zu ausschließlich aggressiven Zwangsgedanken. Als ein weiterer Prädiktor erwiesen sich erhöhte Werte der Skala „Feindseligkeit" der Symptom-Checkliste SCL-90-R (Derogatis, 1994). Bevor hier ein psychodynamisches Erklärungskonzept für aggressive Zwangsgedanken wiederentdeckt worden zu sein scheint, sollte kritisch hinterfragt werden, ob die erhöhten Werte nicht lediglich die Tatsache widerspiegeln, dass aggressive Zwangsgedanken vorhanden sind. Ein Blick auf die Item-Ebene zeigt, dass z. B. die Frage „Hatten Sie den Drang, jemanden zu schlagen, zu verletzen oder ihm Schmerz zuzufügen?" diese Patienten mit Bezug zu ihren ich-dystonen Zwangsgedanken mit hoher Zustimmung bejahen. Auch die Frage „Leiden Sie unter Gefühlsausbrüchen, gegenüber denen Sie machtlos waren?" wird ein Zwangspatient mit Bezug zu seinen Ängsten und Schuldgefühlen bejahen.

Die Frage, ob pädophile Zwangsgedanken vermehrt bei männlichen Patienten auftreten, ist noch nicht empirisch geklärt. Diese Annahme scheint aus einer sachlogischen Argumentation, dass eine tatsächliche Pädophilie vornehmlich mit Männern in Verbindung gebracht wird, nachvollziehbar. Dennoch zeigt die Erfahrung des Autors, dass auch Patientinnen mit dieser Thematik keine Seltenheit sind. Dies spiegelt die grundlegende psychologische Dynamik unakzeptierbarer Zwangsgedanken wider, die dem Betroffenen eine Bedrohung durch einen bislang verborgenen und unentdeckten Persönlichkeitsanteil unterstellt. Dieser repräsentiert das Schlimmste, das sich die betroffene Person vorstellen kann und das am weitesten von ihren moralischen Grundsätzen entfernt ist. Die Befürchtung, pädophil sein zu können, erfüllt dieses Kriterium sowohl für Frauen als auch für Männer.

Eine spezielle Form aggressiver Gedanken, für deren Häufigkeit einige Daten vorliegen, sind ungewollte intrusive Gedanken während der Schwangerschaft und nach der Geburt, dem ungeborenen oder neugeborenen Kind einen Schaden zuzufügen. Fairbrother, Collardeau, Woody, Wolfe und Fawcett (2022) setzten besondere Maßnahmen der Vertrauensbildung ein, um eine Selbstöffnung hinsichtlich der schuld- und schambesetzen Fragen zu ungewollten aggressiven Gedanken gegenüber dem Kind zu ermöglichen. Es gaben 46 % der Frauen derartige Gedanken an, damit wurden bereits in anderen Studien gefundene Häufigkeiten zwischen 32 % und 46 % repliziert. Nicht alle Frauen entwickeln anschließend eine Zwangsstörung. Modulierende Faktoren, wie die überhöhte Bedeutung, die Gedanken beigemessen wird, tragen erst zur Entstehung einer Zwangsstörung bei. Bei den meisten Frauen verschwinden diese Gedanken wieder. Dennoch ist das Risiko von Frauen, nach der Geburt eine generelle Zwangsstörung (Zwangshandlungen und Zwangsgedanken) zu entwickeln, erhöht. Dies zeigen die Auswertungen im Rahmen der gleichen Untersuchung von Fairbrother und Kollegen (2021). Sie erhoben Daten im Rahmen einer Longitudinalstudie an 763 Frauen vor und nach der Geburt und fanden die DSM-5-Kriterien für eine Zwangsstörung 6 Wochen vor der Geburt bei 2,6 %, 10 Wochen nach der Geburt bei 8,3 % und 20 Wochen nach der Geburt bei 6,1 % der Frauen bestätigt. Insbesondere der postpartale Wert von im Durschnitt 7 % liegt deutlich höher als der Wert von 1,7 %, der im Rahmen einer Meta-Analyse, in die 16 Studien eingingen, errechnet wurde (Fawcett, Fairbrother, Cox, White & Fawcett, 2019). Die Autoren führen dies neben der Anwendung der neueren DSM-5-Kriterien auf die zu geringe Berücksichtigung kindbezogener Aspekte bei Standardfragen zur Erfassung der Zwangsstörung zurück. Sie vermuten, dass viele Frauen in anderen Studien keinen Bezug zu ihrer konkreten Schwangerschaft- und Geburtssituationen hergestellt hatten. In ihrer Untersuchung wurden die Fragen zu wiederkehrenden Gedanken und zwanghaftem Verhalten daher zweimal gestellt: einmal in der allgemeinen Variante und ein zweites Mal mit einem expliziten Hinweis auf kindbezogene Themen, wie ungewollte Gedanken, dem Kind durch Nachlässigkeit oder Absicht Schaden zuzufügen, oder übertriebene Befürchtungen, das Kind könnte sich mit Keimen infizieren.

2.5 Gemeinsamkeiten und Unterschiede zu normalen Intrusionen

In der Diskussion um aggressive und sexuelle Zwangsgedanken wird immer wieder die Frage gestellt, ob derartige Gedanken auch bei Menschen ohne eine Zwangserkrankung auftreten können: Gedanken, die als unpassend, den eigenen Überzeugungen zuwiderlaufend oder gar als tabulos wahrgenommen werden, Gedanken an Gewaltausübung gegenüber anderen Menschen, übertriebene Beschimpfungen ohne Anlass, Gedanken an sexuelle Übergriffe am eigenen Kind. Derartige Inhalte finden sich ja bei Menschen mit aggressiven und sexuellen Zwangsgedanken. Doch finden sie sich auch in der Allgemeinbevölkerung und sind sie lediglich Ausdruck eines normalen Funktionierens des Gehirns? Kennen Menschen ohne Zwangserkrankung auch das plötzliche ungewollte Auftreten von Gedanken mit Inhalten, die komplett gegen das eigene moralische Verständnis verstoßen? Gedanken wie „Ich könnte mein Kind an die Wand werfen." oder „Meinem Chef könnte ich den Hals umdrehen." werden in diesem Zusammenhang immer wieder spontan als Beleg für die Richtigkeit dieser Hypothese genannt. Im Unterschied zu Zwangsgedanken treten derartige Intrusionen jedoch oft in einem direkten Bezug zu einem vorangegangenen Ereignis auf – dem stundenlangen Geschrei des Babys in der Nacht oder einer ungerechtfertigten Kündigung durch den Chef. Diese „normalen" Intrusionen sind nicht selten Teil einer Ärger- und Wutreaktion der Betroffenen. Aggressive und sexuelle Zwangsgedanken treten dagegen in Situationen auf, die außer einer assoziativen Verbindung zum Thema des Zwanges keinen direkten Bezug zu einem konkreten Ereignis in der Realität haben. Bereits das Sehen eines Kinderspielplatzes oder auch nur der Gedanke, an einem solchen vorbeigehen zu müssen, lösen den kritischen Zwangsgedanken aus.

Ein aktueller Forschungszweig befasst sich unter dem Begriff „Kontextabhängigkeit von Intrusionen" mit der Frage, ob in der Nähe oder fehlenden Nähe zu einem konkreten Ereignis in der Realität ein entscheidender Unterschied zwischen normalen Intrusionen und Zwangsgedanken besteht. Im Folgenden werden zunächst die Befunde zu Übereinstimmungen in den Intrusionen der Allgemeinbevölkerung und der Zwangspatienten beschrieben. Anschließend wird das Phänomen der Ich-Dystonie eingeordnet sowie der aktuelle Stand zur Kontextabhängigkeit von Intrusionen beleuchtet.

2.5.1 Inhalte von Zwangsgedanken und normalen Intrusionen

Die Frage, ob ungewollte intrusive Gedanken auch in der gesunden Allgemeinbevölkerung auftreten, ist insbesondere für den kognitiv-behavioralen Erklärungsansatz zur Entstehung von Zwangsgedanken von großer Bedeutung (Salkovskis, 1985). Dieser postuliert, dass impulsive ungewollte Gedanken im Grunde bei jedem Menschen zu finden sind und Teil des Bewusstseinsstroms sind. Erst eine problematische Bewertung dieser „normalen" Intrusionen führe letztlich zur Entwicklung einer manifesten Zwangsstörung. Diese Sichtweise führte zur Formulierung eines Kontinuums zwischen nicht klinischen und klinisch relevanten intrusiven Gedanken (Kontinuums-Hypothese), die sich lediglich im Schweregrad, der erlebten Belastung und dem Ausmaß der Gedankenunterdrückung unterscheiden. Rachman und de Silva erbrachten mit ihrer wegweisenden Studie bereits 1978 den ersten Beleg für die Annahme, dass ungewollte intrusive Gedanken auch von gesunden Menschen erlebt werden. Diese Studie wurde in der Folge repliziert (Salkovskis & Harrison, 1984) und immer wieder als Beleg für die Richtigkeit der Kontinuums-Hypothese zitiert und soll daher etwas genauer beschrieben werden. Rachman und de Silva (1978) fragten 124 gesunde Menschen nach „einschießenden unakzeptablen Gedanken und Impulsen, deren Häufigkeit und wie schwer es sei, diese Gedanken zurückzuweisen“ (S. 233). Von diesen Studienteilnehmern berichteten 99 Personen, fast 80 %, das Auftreten solcher Gedanken. Bereits dieses Ergebnis war beeindruckend, da es die Existenz von ungewollten Intrusionen auch in der Normalbevölkerung belegte und bis heute Teil psychoedukativer Aufklärung über das Wesen von Zwangsgedanken ist (z. B. Lakatos & Reinecker, 2016; Moritz & Hauschildt, 2016). Im zweiten Teil der Studie wurden die intrusiven Gedanken gesunder Menschen mit den intrusiven Gedanken von Zwangspatienten verglichen. Dazu wurden acht Zwangspatienten befragt und insgesamt 23 unakzeptierbare Zwangsgedanken eruiert. Um die Hypothese zu prüfen, ob aufgrund des Inhaltes der Gedanken eine Unterscheidung von Gesunden oder Zwangspatienten möglich sei, wurden die 59 Nennungen der Gesunden und die 23 Nennungen der Zwangspatienten einzeln auf Karten gedruckt und gemischt. Sechs in der Behandlung von Zwangspatienten erfahrene Experten wurden aufgefordert, diese Karten zwei Kategorien – Gesunde vs. Zwangspatienten – zuzuordnen. Es zeigte sich, dass die Experten nicht in der Lage waren, die Gedanken der Zwangspatienten sicher zu identifizieren. Im Durchschnitt wurden lediglich 55,8 % der Gedanken der Zwangspatienten richtig erkannt. Dies unterscheidet sich statistisch nicht signifikant von einer Zufallsnennung. Von den „normalen“ Intrusionen wurden hingegen im Durchschnitt 82,5 % richtig erkannt. Die Autoren Rachman und de Silva (1978) schlussfolgerten, dass die „klinischen Intrusionen – selbst von erfahrenen Klinikern – nicht so gut zu erkennen sind, wie man es erwarten könnte“ (S. 239). Neben dieser vorsichtigen und angemessenen Bewertung der Ergebnisse gab es in der Folge jedoch Überinterpretationen, wie Rassin und Muris (2007) rückblickend feststellen. So formulierten Belloch und Kollegen (2004) zugespitzt: „Zwanghafte Gedanken haben ihre Wurzeln in Gedanken, die von normalen Individuen ständig erlebt werden.“ Muris und Kollegen (1997) konstatierten: „Abnormale und normale Intrusionen sind im Inhalt gleich.“ Wenn auch Salkovskis und Harrison (1984) in einer Replikationsstudie diese Ergebnisse bestätigen, schienen kritische Überlegungen zu den Schlussfolgerungen Rassin und Muris (2007) bewegt zu haben, die Untersuchung von Rachman und de Silva (1978) einer weiteren Replikation zu unterziehen. Die Originalnennungen der Studie wurden einer weiteren Expertenprüfung unterzogen. Elf Psychotherapeuten teilten die 82 Gedanken erneut ein und waren besser als ihre Kollegen 29 Jahre zuvor. Im Durchschnitt wurden jetzt 71,9 % der Gedanken von Zwangspatienten richtig zugeordnet und eine statistische Signifikanz erreicht. Interessant ist auch das Resultat, dass 90 klinisch unerfahrene Psychologiestudenten im gleichen Maße richtige Zuordnungen vornehmen konnten. Die Autoren kommen zu dem Schluss, dass es wohl doch Unterschiede gebe, und vermuten zumindest eine Untergruppe mit „abnormen Gedanken“, die in dieser Form in der Allgemeinbevölkerung möglicherweise doch nicht auftreten.

Berry und Laskey (2012) unterzogen die Forschung zu ungewollten intrusiven Gedanken in der Normalbevölkerung ab dem Jahr 1978 einer genaueren Analyse und konstatieren verschiedene Unstimmigkeiten. Die Häufigkeit intrusiver Gedanken bei nicht klinischen Studienteilnehmern schwankte zwischen 41 % und 100 %. Sie führen diese Spannbreite auf methodische Schwächen zurück. Bereits die Definition der zu erfassenden Gedanken war sehr unterschiedlich und reichte von allgemein gehaltenen Formulierungen wie „unangenehme, ungewollte Gedanken" (Salkovskis & Harrison, 1984) bis hin zu Definitionen wie „wiederkehrende, erschütternde und ungewollte Gedanken, Bilder oder Impulse, die plötzlich im Bewusstsein erscheinen und als irrational, unrealistisch, dem eigenen Charakter fremd betrachtet werden und schwer zu kontrollieren sind" (Purdon & Clark, 1993). Die Zeitdauer, auf die sich die Studienteilnehmer beziehen sollten, variierte von 14 Tagen oder einem Monat bis hin zu „jemals im Leben". Die Autoren ziehen das Fazit, dass Zwangspatienten häufiger Intrusionen erleben als gesunde Menschen. Darüber hinaus gibt es Unterschiede im Inhalt, den Bewertungen und den Reaktionen auf die Intrusionen. Die Inhalte von Zwangsgedanken sind gewaltsamer, aggressiver und bizarrer im Vergleich zu den Intrusionen von Gesunden und werden häufiger als spontan und „aus dem Nichts herauskommend" empfunden. Zwangspatienten erleben ihre Zwangsgedanken häufiger in Abwesenheit eines konkreten Auslösers. Diese Unterschiede veranlassten die Autoren zu der Vermutung, dass die ausschließliche Erklärung mithilfe der Kontinuums-Hypothese eine Übersimplifikation darstellen könnte, die der Komplexität der gefundenen Unterschiede nicht gerecht werde.

Die aufkommenden Zweifel an der Allgemeingültigkeit der Annahme, dass alle Menschen ungewollte intrusive Gedanken jeglicher Art haben, weckten offenbar den Ehrgeiz anderer Forschergruppen, diese Frage in einer multizentrischen Untersuchung auf allen Erdteilen der Welt erneut zu klären. So wurde mit großem Aufwand an „15 Universitäten in 13 Ländern auf 6 Kontinenten" eine Gesamtzahl von 777 nicht klinischen Studienteilnehmern befragt, eine deutsche Studieneinheit war nicht beteiligt (Radomsky et al., 2014). Es war den Autoren wichtig, einen transkulturellen Aspekt in der Studie zu berücksichtigen und Aussagen jenseits von möglichen kulturellen Unterschieden und Einflüssen treffen zu können. Um eine möglichst trennscharfe Erfassung von „ungewollten intrusiven Gedanken" zu ermöglichen, wurde ein strukturiertes Interview entwickelt. Sorgen oder Grübelgedanken, die nicht den Kriterien für einen ungewollten intrusiven Gedanken entsprachen, sollten so ausgeschlossen werden, um methodenkritischen Einwänden zu begegnen. Im Durchschnitt wiesen 94 % der Befragten mindestens einen intrusiven Gedanken innerhalb der letzten drei Monate auf. Der Wert schwankte zwischen 81 % in Thessaloniki und 100 % in Montreal, Fredericton und Teheran. Betrachtet man die inhaltliche Ausprägung der intrusiven Gedanken, so nahmen die intrusiven Zweifel, auch zur Überraschung der Autoren, die größte Häufigkeit ein, dicht gefolgt von Kontaminationsideen. Die geringste Häufigkeit wiesen aggressive und sexuelle Gedanken auf. Hier ist fraglich, so auch die Autoren, inwieweit diese in dem persönlichen Interview mit dem Versuchsleiter tatsächlich in vollem Umfang mitgeteilt wurden. Der Versuch, den einen methodenkritischen Einwand auszuschalten, hat offenbar wieder einen neuen Schwachpunkt, insbesondere hinsichtlich der Erfassung der aggressiven und sexuellen Gedanken, entstehen lassen. Insgesamt zeigte die Untersuchung von Radomsky und Kollegen (2014) erneut, dass intrusive Gedanken in der Normalbevölkerung sehr häufig vorkommen, Intrusionen mit aggressiven und sexuellen Inhalten dabei aber – möglicherweise abhängig von der Befragungsmethode – den geringsten Anteil darstellen.

Zusammenfassung

Zusammenfassend kann festgestellt werden, dass ungewollte intrusive Gedanken auch in der Normalbevölkerung auftreten. Wenn auch die Häufigkeit der intrusiven Gedanken in der Normalbevölkerung in allen Studien schwankt, kann die Existenz von intrusiven Gedanken nicht geleugnet werden und entspricht letztlich auch der Alltagserfahrung vieler Menschen.

Zur Frage, was den Unterschied zu den Zwangsgedanken ausmacht, werden die Aspekte Inhalte der Gedanken, Auslöser, Bewertung der Gedanken und Reaktionen auf die Gedanken näher betrachtet.

2.5.2 Ich-Dystonie von Zwangsgedanken

Die Ich-Dystonie von Zwangsgedanken wurde lange als entscheidendes Merkmal in der Unterscheidung von normalen Intrusionen und allen Arten von Zwangsgedanken angesehen (Clark, 2004; Rachman & Hodgson, 1980). Studien befassten sich damit, zu belegen, dass Zwangsgedanken als ich-dyston erlebt werden (z. B. Purdon, Cripps, Faull, Joseph & Rowa, 2007). Letztlich blieben die Resultate inkonsistent, was auf unterschiedliche methodische Herangehensweisen sowie abweichende Definitionen von „Ich-Dystonie" zurückgeführt wurde. Im Grunde verwundert die Inkonsistenz der Ergebnisse nicht, wenn man einen näheren Blick auf ein zentrales Definitionskriterium von „ich-dyston" wirft und mit den unterschiedlichen Ausprägungen von Zwangsgedanken abgleicht. Der Aspekt, dass der Inhalt des Gedankens „außerhalb der eigenen moralischen Wertvorstellungen" liege und „unakzeptabel" sei, findet sich in zahlreichen Definitionen (Purdon et al., 2007; Rachman, 1997). Doch ist dieser Aspekt tatsächlich für alle Unterformen und Ausprägungen von Zwangsgedanken von Bedeutung? Eine differenziertere Betrachtung soll auf der Grundlage der von Abramowitz und Kollegen (2010) formulierten vier Subkategorien von Zwangssymptomen erfolgen. Diese Arbeitsgruppe führte eine faktorenanalytische Untersuchung von Zwangssymptomen durch, die vier abgrenzbare Dimensionen ergab und dem Fragebogen „Dimensional Obsessive-Compulsive Scale (DOCS)“ zugrunde liegt. In der deutschen Übersetzung (Fink-Lamotte et al., 2021) lauten die Kategorien:

Kategorie 1: Befürchtungen bezüglich Keimen und Verunreinigung
Kategorie 2: Befürchtungen darüber, für Schaden, Verletzungen oder Unglück verantwortlich zu sein
Kategorie 3: Inakzeptable Gedanken
Kategorie 4: Befürchtungen, die Symmetrie und Vollständigkeit betreffen, und das Bedürfnis, dass Dinge „genau richtig“ sein müssen

Stellt man die Frage, in welchem Ausmaß diese Gedanken dem Patienten als nicht mit den eigenen moralischen Wertmaßstäben vereinbar erscheinen, ergibt sich folgendes Bild:

Kategorie 1: Kontaminationsideen, d.h. Gedanken an Befürchtungen bezüglich Keimen und Verunreinigung verstoßen nicht gegen moralische Wertmaßstäbe, sondern werden vom Betroffenen als Hinweis auf eine Gefahr eingeordnet.

Kategorie 2: Befürchtungen darüber, für einen möglichen Schaden, Verletzungen oder Unglück *verantwortlich* zu sein, verstoßen nicht gegen eigene Moralvorstellungen, sondern leiten sich im Gegenteil aus ihnen ab („Ich könnte jemanden angefahren haben. Ich bin verantwortlich, dem sofort nachzugehen und die Strecke noch einmal abzusuchen und dem Opfer zu helfen.“).

Kategorie 3: Inakzeptable Gedanken über absichtlichen Mord oder sexuell abweichendes Verhalten verstoßen in der Tat gegen moralische Wertmaßstäbe.

Kategorie 4: Befürchtungen, die Symmetrie und Vollständigkeit betreffen, und das Bedürfnis, dass Dinge „genau richtig“ sein müssen, weisen keinen Bezug zu moralischen Werten auf. Vielmehr steht ein stark empfindungsbasierter Drang nach Vollständigkeit im Vordergrund und weist nur einen geringen Bezug zu kognitiven Konzepten auf.

Letztlich ist das hervorstechende Merkmal der Abweichung von moralischen Werthaltungen nur bei den unakzeptablen Gedanken zu finden, die wiederum den Kanon der aggressiven und sexuellen Zwangsgedanken abbilden. Diese Sichtweise findet sich bereits bei Lee und Kwon (2003), die zwischen *reaktiven* Zwangsgedanken, die durch konkrete äußere Stimuli ausgelöst werden, und *autogenen* Zwangsgedanken, die ohne äußere Stimuli auftreten, unterscheiden. Den reaktiven Zwangsgedanken ordneten sie Kontaminationsideen, Zweifel über mögliche Fehler oder Unfallverursachung, Gedanken über Asymmetrie und Unordnung oder den vermeintlichen Verlust von wichtigen Dingen zu. Diese Gedanken bezeichnen sie zudem als weniger ich-dyston, weniger irrational und weniger unterscheidbar von automatischen Gedanken. Zu den autogenen Zwangsgedanken zählen sie aggressive, sexuelle und religiöse Zwangsgedanken. Diese wiederum sind charakterisiert durch eine hohe Ich-Dystonie, hohe wahrgenommene Irrationalität und eine starke Unterscheidbarkeit von spontan auftretenden automatischen Gedanken. Tabelle 1 zeigt eine Gegenüberstellung von autogenen und reaktiven Zwangsgedanken.

Tabelle 1: Unterscheidungsmerkmale autogener und reaktiver Zwangsgedanken (Lee & Kwon, 2003)

	Autogene Zwangsgedanken	Reaktive Zwangsgedanken
Identifizierbarkeit der auslösenden Stimuli	relativ schwierig	relativ einfach
Beziehung zwischen dem Inhalt der Gedanken und den auslösenden Stimuli	• weniger eng • symbolisch und assoziativ	• eng • realistisch und logisch
Typische Beispiele	sexuelle, aggressive, blasphemische oder unmoralische Gedanken	• Kontamination oder Schmutz • Zweifel über mögliche Fehler oder Unfallverursachung • Unordnung oder Asymmetrie • Verlust von wichtigen Dingen
Erleben als ich-dyston	hoch	niedrig
Wahrgenommene Irrationalität	hoch	niedrig
Unterscheidbarkeit von automatischen Gedanken	hoch	niedrig
In der Folge	gewöhnlich verborgen und vermeidend	gewöhnlich offen und konfrontativ
Zwangshandlung	zwanghaftes Grübeln	Waschen, Kontrollieren, Arrangieren, Horten

Audet und Kollegen (2016) bestätigen in ihrer Untersuchung an einer Stichprobe von 248 nicht klinischen Teilnehmern, dass Ich-Dystonie nicht mit dem Ausmaß der Zwangssymptome korrelierte. Ein Merkmal, das in den letzten 15 Jahren zunehmend wissenschaftliche Beachtung fand, stand in einem signifikant höheren Bezug zum Ausmaß der Zwangssymptomatik: der Kontextbezug der Gedanken.

2.5.3 Fehlender Kontextbezug von Zwangsgedanken

In welchem Verhältnis stehen intrusive Gedanken – seien es normale Intrusionen oder Zwangsgedanken – zur Wirklichkeit? Beruht die Intrusion auf einem nachvollziehbaren, konkreten Bezug zur Realität oder basiert sie nur auf einem theoretischen und häufig irrationalen Bezug zur Wirklichkeit? Ausgangspunkt für diese Betrachtung ist die klinische Erfahrung, dass Zwangsgedanken häufig einen vermeintlichen Sachverhalt in den Raum bringen, der durch keinerlei tatsächliche Beobachtung gedeckt ist oder sich auf eine mit den Sinnen konkret erfassbare Information bezieht.

Beispiele

Ein Patient mit HIV-bezogenen Kontaminationsbefürchtungen geht an einer Arztpraxis vorbei und hat den Zwangsgedanken „Hier könnten AIDS-Viren sein!“. Der Gedanke löst Angst aus und den Drang, die Straßenseite zu wechseln. Der Bezug zum Auslöser des Gedankes beruht auf einer gedanklichen Konstruktion, die lediglich auf gedachten Möglichkeiten basiert: „Allgemeinärzte behandeln auch AIDS-Patienten. Also könnte ein AIDS-Patient die Praxis verlassen und diesen Weg benutzt haben. Dann könnten hier noch HI-Viren sein, die sich von seinem Körper gelöst haben. Wenn ich darüber gehe, habe ich sie dann an meinen Schuhen und transportiere sie so in meine Wohnung. Das wäre furchtbar.“

Ein anderer Patient mit einem Kontrollzwang, arbeitete in einer Firma, die spezifische Bauteile für den Bau von Fabrikhallen herstellte. Zuständig für den Verkauf der Produkte geriet er jedes Mal in eine tiefe Krise, wenn in den Medien von einem Explosionsunglück in einer Fabrik berichtet wurde. Sein unmittelbarer Zwangsgedanke lautete: „Ich könnte schuld an dieser Katastrophe und den Todesopfern sein!“. Das verbindende Narrativ lautete: „Vielleicht habe ich für diese Fabrik ein falsches Bauteil geliefert.“ Seine Kontrollzwang bestand darin, dass er tagelang halbstündlich die Medien kontrollierte, ob der Bericht über den genauen Unfallhergang vorlag. Besonders belastend war der Zwangsgedanke, für die Corona-Pandemie verantwortlich sein zu können. Auch hier bestand die vermeintliche Erklärung darin, dass er vielleicht ein falsches Bauteil geliefert haben könnte, das in irgendeinem chinesischem Labor das Entweichen des Virus verursacht haben könnte. Stundenlanges Überprüfen der Auftragsbücher der vergangenen Jahre war die Folge.

Aardema und O’Connor (2007) sprechen von einer „objektiven Diskordanz“, von einem „Fehlen von Evidenz“ um dieses typische Merkmal von Zwangsgedanken zu beschreiben. In einem Interview beschrieb Kieron O’Connor (2016) diesen mangelnden Bezug zur Realität treffend mit den Worten:

People with OCD are not really afraid of what *is* there, but what *could* be there. The *possibility* of being contaminated, the *possibility* the hands could be dirty, the *possibility* the door could not be locked, the *possibility* that things are not right, the *possibility* I could hurt somebody. People with OCD are not afraid of what they see, but what they *can't* see.

Übersetzung: ‚Menschen mit einer Zwangsstörung haben keine Angst vor dem, was *ist*, sondern vor dem, was *sein könnte*. Die *Möglichkeit,* kontaminiert zu sein, die *Möglichkeit,* die Hände könnten schmutzig sein, die *Möglichkeit,* die Tür könnte nicht verschlossen sein, die *Möglichkeit,* Dinge könnten nicht richtig sein, die *Möglichkeit,* ich könnte jemanden verletzen. Menschen mit einer Zwangsstörung haben keine Angst vor dem, was sie sehen, sondern vor dem, was sie *nicht* sehen.‘

Ausgehend von diesen Überlegungen schlagen Julien, O'Connor und Aardema (2009) drei mögliche Verbindungen zwischen dem Auslöser und dem intrusiven Gedanken vor und wählen zur Veranschaulichung das Beispiel des aggressiven Zwangsgedankens „Ich könnte jemanden verletzen.“:

Verbindung zwischen dem Auslöser und dem intrusiven Gedanken

1. *Direkte Verbindung* zwischen Auslösekontext und Intrusion.

Die Informationen, die mit den Sinnen (Sehen, Hören, Riechen, Schmecken, Fühlen) während des Auftretens der Intrusion erfasst werden, stehen mit dem Gedanken in unmittelbarem Zusammenhang.

> **Beispiel:** Während einer heftigen Auseinandersetzung mit einem Kollegen und einem starken Wutgefühl kommt der Gedanke „Ich könnte jemanden verletzen.“

2. *Indirekte Verbindung* zwischen Auslösekontext und Intrusion.

Es existiert ein Auslöser in der Realität, der die Intrusion teilweise nachvollziehbar erscheinen lässt, aber die Information ist nicht klar und präzise.

> **Beispiel:** Während jemand mit einem Messer seine Mahlzeit zubereitet, kommt der Gedanke „Ich könnte jemanden verletzen.“

3. *Keine Verbindung* zwischen Auslösekontext und Intrusion.

Der Kontext, in dem die Intrusion auftrat, steht in keinem Zusammenhang mit dem Gedanken.

> **Beispiel:** Während die Person unter der Dusche steht, kommt der Gedanke „Ich könnte jemanden verletzen.“

Diese Art der Verbindung entspricht am meisten der verbreiteten Ansicht, dass Zwangsgedanken plötzlich einschießen und ohne Bezug zum Kontext sind, wie „aus heiterem Himmel“.

Ausgehend von dieser Einteilung formulierten Julien und Kollegen (2009) die Hypothese, dass bei gesunden Menschen überwiegend ein direkter und angemessener Bezug der Auslösesituation zum intrusiven Gedanken besteht, während bei Zwangspatienten lediglich ein indirekter oder ein gänzlich fehlender Bezug zur Auslösesituation vorherrsche. In ihrer Studie, an der 33 Zwangspatienten und 90 gesunde Personen teilnahmen, fanden sie eine teilweise Bestätigung dieser Annahme. Bei zwei von drei zu nennenden Intrusionen fand sich ein signifikanter Unterschied im Sinne der Hypothese. Alle drei Intrusionen betrachtet, standen in der Stichprobe der Zwangspatienten etwa zwei Drittel der Zwangsgedanken in einem fehlenden Bezug zur Realität (indirekte und keine Verbindung), während dies nur zu einem Drittel bei normalen Intrusionen in der nicht klinischen Stichprobe der Fall war. Betrachtet man die Häufigkeit, mit der Intrusionen ohne jeglichen Bezug zur Realität auftraten, so zeigte sich, dass dies lediglich bei 8 % in der nicht klinischen Stichprobe und bei 16 % in der Gruppe der Zwangspatienten der Fall war. Dieser Befund widerspricht der verbreiteten Annahme, dass Zwangsgedanken dadurch gekennzeichnet seien, aus heiterem Himmel aufzutreten. Eine Einschränkung in der Bewertung der Ergebnisse ist, dass aggressive und sexuelle Zwangsgedanken nicht explizit erfasst wurden und möglicherweise zu einer noch höheren Quote von indirektem Kontextbezug beigetragen hätten. So fanden Audet und Kollegen (2016) bei ich-dystonen „unakzeptierbaren" Intrusionen eine Quote von 95,9 % ohne direkte Evidenz und nur 4 % mit direkter Evidenz. Besonders häufig hingegen war der direkte Realitätsbezug bei Intrusionen aus dem Bereich Symmetriezwang und Horten zu beobachten. In der Untergruppe „Symmetriezwang" ist es ein zentraler Bestandteil der Intrusion, dass sie durch den direkten Kontakt mit der Realität ausgelöst wird, z. B.: „Die Blumenvase steht nicht ganz exakt auf der Mitte des Fensterbrettes."

Audet und Kollegen (2016) kommen in ihrer Untersuchung an 248 gesunden Versuchspersonen zu dem Schluss, dass der fehlende Kontextbezug ein valideres Merkmal darstellt, um Zwangsgedanken von normalen Intrusionen abzugrenzen, als das Ausmaß der Ich-Dystonie. Drei erfahrene Kliniker beurteilten zum einen das Ausmaß der Ich-Dystonie und zum anderen den Kontextbezug der geschilderten Intrusionen. Wäre Ich-Dystonie ein entscheidendes differenzierendes Merkmal, wäre zu erwarten, dass es mit erhöhten Zwangssymptomen einhergeht. Hier ergab sich jedoch kein signifikanter Zusammenhang. Stattdessen gingen Intrusionen, die keinen direkten Realitätsbezug aufwiesen, mit einer höheren Ausprägung an Zwangssymptomen einher, Intrusionen mit direktem Realitätsbezug dagegen mit niedrigeren Ausprägungen. Beide Konzepte stehen in Beziehung, sind aber unterschiedlich. 95,9 % der ich-dystonen Intrusionen hatten keinen direkten Bezug zur Realität. Hierunter fallen Intrusionen mit aggressiven und sexuellen Inhalten, die besonders deutlich als ich-dyston, aber auch als ohne direkten Bezug zur Realität eingestuft werden. Ich-syntone Intrusionen, die nicht unmittelbar als „wesensfremd" eingestuft werden, wie z. B. Kontaminationsideen oder symmetriebezogene Ideen, traten in etwa zu gleichen Teilen mit direktem oder fehlendem Wirklichkeitsbezug auf. Ein weiteres Ergebnis der Studie war, dass Kliniker in sehr hohem Maße richtig einschätzen konnten, ob eine Intrusion zwangsrelevant war oder nicht. Ausschlaggebend war dabei die Information, in welchem Bezug die Intrusion zur Realität stand. Diese wichtige Zusatzinformation könnte erklären, warum in früheren Studien, in denen nur die intrusiven Gedanken an sich zur Beurteilung vorlagen, Experten dies nicht vermochten. Die Intrusion „Ich könnte mich mit HIV angesteckt haben, ..." klingt an sich nicht zwangsspezifisch. Kommt der Kontext ins Spiel, „... denn ich habe den Griff des Einkaufswagens angefasst, ohne ihn zu desinfizieren", wird der fehlende Realitätsbezug deutlich und der Gedanke kann mit hoher Wahrscheinlichkeit als Zwangsgedanke eingeordnet werden.

Llorens-Aguilar, García-Soriano, Arnáez, Aardema und O'Connor (2021) untersuchten Intrusionen bei 68 Zwangspatienten. Sie folgten dabei der Beobachtung, dass Zwangspatienten sowohl normale Intrusionen als auch ihre spezifischen Zwangsgedanken aufweisen. Das Ziel war es, erstmalig Aufschluss über den Unterschied dieser beiden Ausprägungen an der gleichen klinischen Stichprobe zu erhalten, während in vorherigen Untersuchungen entweder gesunde Studienteilnehmer oder der Unterschied zwischen gesunden Menschen und zwangserkrankten Patienten betrachtet wurde. Die Teilnehmer wurden nach den jeweils ersten und letztmalig aufgetretenen „normalen" Intrusionen und ihren Zwangsgedanken befragt. Unabhängige Experten schätzten anschließend die Nennungen der Studienteilnehmer gemäß der von Julien und Kollegen (2009) vorgeschlagenen Dreiteilung der Kontextabhängigkeit in „direkter Bezug" – „indirekter Bezug" – „kein Bezug" ein. Ein direkter Kontextbezug sowohl der Intrusionen als auch der Zwangsgedanken wurde sehr selten berichtet (3–7,9 %). Dieser sehr geringe Anteil an Intrusionen mit direktem Bezug in beiden Intrusionsformen stärkt zunächst die Hypothese, dass Intrusionen generell überwiegend ohne direkten Kontextbezug auftreten, sie schwächt aber die Hypothese, dass der Kontextbezug eine Differenzierung zwischen normalen Intrusionen und Zwangsgedanken erlaube. Bei den normalen Intrusionen wäre ein deutlich höherer Anteil mit direktem Kontextbezug zu erwarten, wie etwa bei Julien und Kollegen (2009), die von 57 % Intrusionen mit direktem Kontextbezug berichten, oder Audet und Kollegen (2016), die 26,6 % Intrusionen mit direktem Kontextbezug fanden. In beiden Studien wurden allerdings die normalen Intrusionen bei einer nicht klinischen Stichprobe erfasst. Die überwiegende Mehrheit sowohl der normalen Intrusionen als auch der Zwangsgedanken erfolgte nach Experteneinschätzung mit indirekter oder keiner Verbindung zu einem Auslöser. Ein signifikanter Unterschied wird im Vergleich der letztmaligen, also aktuellen, normalen Intrusionen und Zwangsgedanken deutlich. Der letztmalige Zwangsgedanke steht fast zur Hälfte (49,3 %) in einer indirekten Verbindung zum Kontext, zur anderen Hälfte (47,8 %) wird er aber auch durch gar keine Verbindung zum Kontext ausgelöst, während aktuelle normale Intrusionen signifikant häufiger in einer indirekten Verbindung zum Kontext stehen (66,7 %) und nur zu 26,7 % ohne Verbindung zum Kontext auftreten. Zwangsgedanken treten demnach in dieser Studie fast zur Hälfte „aus heiterem Himmel" auf. Eine Erklärung für die mit den Vorstudien nicht kompatiblen Ergebnisse könnte darin liegen, dass in der Studie von Julien und Kollegen (2009) die Teilnehmer den Kontextbezug ihrer Intrusionen und Zwangsgedanken selbst mithilfe eines Fragebogens einschätzten, während in der Studie von Llorens-Aguilar und Kollegen (2021) eine Fremdeinschätzung durch Experten vorgenommen wurde. Die Außenperspektive von Experten als „ohne Bezug zur Realität" wird möglicherweise von Betroffenen so nicht geteilt. Ein weiterer Aspekt ist die Überlegung, inwieweit bei Zwangspatienten mit ihren zwangsspezifischen emotionalen Reaktions- und Bewertungsmustern überhaupt „normale" Intrusionen vorliegen können oder ob nicht gerade der Aspekt der geringen Kontextabhängigkeit sowohl für ihre normalen Intrusionen als auch für ihre Zwangsgedanken gilt? Insgesamt verdeutlichen diese unterschiedlichen Häufigkeiten zum Auftreten von Zwangsgedanken aus heiterem Himmel, wie sehr unterschiedliche methodische Vorgehensweisen die Ergebnisse beeinflussen.

Zusammenfassung

Letztlich ist zu schlussfolgern, dass Zwangsgedanken sowohl mit einem indirekten Bezug zur Realität als auch ohne jeglichen Bezug auftreten. Dabei ist bereits der indirekte Bezug durch häufig „weit hergeholte" Assoziationen geprägt und verlässt den Boden rational nachvollziehbarer Schlussfolgerungen. Dies entspricht auch der klinischen Erfahrung. Eine Quantifizierung des exakten Anteils erscheint schwierig, solange nicht mehr nach der Binnenheterogenität der Zwangsgedanken differenziert wird. Generell scheint der Aspekt des mangelnden Kontextbezuges eine wesentlich umfassendere Klammer zum Verständnis aller Arten von Zwangsgedanken zu sein als der Aspekt der Ich-Dystonie. Dieser spielt jedoch zusätzlich bei aggressiven und sexuellen Zwangsgedanken eine entscheidende Rolle.

2.5.4 Zwangsgedanken durch Inferenzverwirrung?

Eine interessante Frage ist, welche Auswirkung der mangelnde Kontextbezug für den Zwangspatienten hat. Audet und Kollegen (2016) formulieren die Hypothese, dass ähnlich zur Wahrnehmung der Ich-Dystonie bereits die Wahrnehmung des mangelnden Bezugs zur Realität eine Bedrohung an sich darstelle und Angst auslöse. Dies führe Zwangspatienten dazu, die Bedeutung des Gedankens erfassen zu wollen und nach Belegen dafür zu suchen, obwohl sie gar nicht existieren. O'Connor, Aardema und Pélissier (2005) prägten den Begriff der „Inferential Confusion" – einer „Verwirrung in der Bildung von Schlussfolgerungen", um das Entstehen der begründenden Narrative zu erklären (vgl. Kap. 3.4.1). Dieser Erklärungsansatz basiert auf dezidierten Überlegungen zu logischen Fehlern in der Gewinnung von Erkenntnissen und beschreibt treffend die typischen Argumentationsfehler der Zwangspatienten. Sie analysierten die Art und Weise, mit der Zwangspatienten zu Schlussfolgerungen (Inferenzen) kommen, und postulierten einen entscheidenden Unterschied zu Schlussfolgerungen, wie sie normalerweise vorgenommen werden. Im Normalfall liegen mehr oder weniger eindeutige Hinweise aus der Realität vor, die zu einer Schlussfolgerung führen, z. B. „Im Autoreifen meines Freundes ist deutlich eine Schraube zu erkennen, die sich hineingebohrt hat. Das könnte gefährlich werden. Ich werde ihn gleich darauf hinweisen!" Zwangspatienten, die einen irrationalen Zwangsgedanken im Kopf haben, misstrauen ihren Sinnen und erzeugen Schlussfolgerungen, obwohl keine Hinweise aus der Realität vorliegen, z. B. „Da ist gerade ein LKW an mir vorbeigefahren. Das hat sich irgendwie seltsam angehört. Ich hatte auch den Eindruck, ein Reifen sah etwas anders aus als die anderen. Da *könnte* eine Schraube im Reifen stecken, die den Reifen während der Fahrt zum Platzen bringen kann und auf der Autobahn einen furchtbaren Unfall verursachen könnte. Ich habe mir den Namen der Spedition gemerkt und werde dort anrufen und veranlassen, den Fahrer zu informieren." Ohne einen klaren Hinweis aus der Realität wird nun ein Szenario entwickelt, das den Zwangsgedanken „Da könnte ein Reifen platzen, das könnte einen furchtbaren Unfall zur Folge haben und ich habe nicht gewarnt." plausibel erscheinen lässt. O'Connor und Kollegen (2005) sehen in diesen Argumentationsfehlern den Grund für die Entwicklung eines Narrativs, das Angst- und Schuldgefühle auslöst. Patienten sollen lernen, diese Argumentationsfehler zu erkennen und sich im Umgang mit ihren Zwangesgedanken davon zu lösen.

2.6 Werden aggressive oder sexuelle Zwangsgedanken ausgeführt?

Beispiel

Eine Medizinstudentin mit aggressiven Zwangsgedanken berichtete, dass ihr Professor für Psychiatrie in einer Vorlesung behauptet habe, dass man nicht sicher sein könne, ob Patienten mit Zwangsgedanken ihre befürchteten Taten nicht doch ausführen würden. Schließlich würden Patienten mit Wasch- oder Kontrollzwängen ihre Handlungen ja auch ausführen. Eine Aussage, die die Patientin nun erneut mit starker Angst erfüllte, auch wenn sie noch versucht habe, ihre Gegenargumente vorzutragen.

Der Irrtum des Dozenten beruhte auf der unzulässigen Gleichsetzung der von Menschen mit Wasch- und Kontrollzwängen ausgeführten Handlungen (Waschen, Kontrollieren) mit einer vermeintlichen Ausführung von Taten infolge aggressiver und sexueller Zwangsgedanken. Bei Wasch- und Kontrollzwängen dient das Waschen und Kontrollieren der Angstreduktion. Bei aggressiven und sexuellen Zwangsgedanken dient *nicht* eine vermeintliche Tatausführung der Angstreduktion, sondern verschiedene mentale Beruhigungsstrategien sowie die Vermeidung des Kontaktes mit kritischen Auslösesituationen. Würde man die vom Dozenten vorgenommene Analogie zur Ausführung von (tatsächlich nie stattfindenden) Taten bei aggressiven und sexuellen Zwangsgedanken auf Wasch- und Kontrollzwänge übertragen, würde das bedeuten, dass das am meisten befürchtete Verhalten oder Ereignis aktiv herbeigeführt wird: Der Mensch mit Kontaminationsbefürchtungen tut alles, um sich mit einer tödlichen Erkrankung zu infizieren. Er schüttelt einem Ebola-Patienten die Hand und nimmt Körpersekrete von ihm auf. Der Mensch mit Kontrollzwängen schaltet nicht nur den Herd an, sondern er legt absichtlich ein Feuer, damit das Haus auch sicher abbrennt, oder er informiert stadtbekannte Diebe, dass seine Tür den ganzen Tag aufsteht und einem Einbruch nichts mehr im Wege stehe. An diesen Beispielen wird ersichtlich, dass die Kenntnis der besonderen Dynamik von aggressiven und sexuellen Zwangsgedanken im Vergleich zu den übrigen Zwangsgedanken (vgl. Kap. 2.5.2) zum Verständnis und zur Einordnung der Tatausführung von großer Bedeutung ist.

Berichten Patienten mit einer schizophrenen Erkrankung von Gedanken mit aggressiven oder suizidalen Inhalten, so ist aber in der Tat besondere Vorsicht geboten, wenn die Gedanken einen imperativen Charakter aufweisen und eine verminderte Impulskontrolle vorliegt (vgl. Kap. 5.2.7.5).

3 Ätiologiemodelle – Wie entstehen aggressive und sexuelle Zwangsgedanken?

3.1 Der kognitiv-behaviorale Ansatz

Der kognitiv-behaviorale Ansatz geht von der Grundannahme aus, dass der ungewollte intrusive Gedanke ein Gedanke ist, wie er jedem Menschen, auch ohne eine Zwangserkrankung, spontan und ohne weitere Bedeutung durch den Kopf gehen kann. Abhängig von der anschließenden Bewertung und Interpretation dieses Gedankens erfolgt eine emotionale Reaktion. Bewertet der Betroffenen den Gedanken als „mental flotsam" – „mentales Treibgut" (Rachman, 1993) erfolgt keine problematische Emotion und der Gedanke verschwindet wieder. Lautet die Bewertung aber „Es ist furchtbar, dass ich einen solchen Gedanken habe!", ist eine Angstreaktion die Folge. Die Bedeutung der Bewertung eines Ereignisses für die Entstehung einer emotionalen Störung ist die zentrale Grundannahme der kognitiven Theorien, die Albert Ellis (1962) und Aaron T. Beck (1976) formulierten. Ausgehend von der Überlegung, dass charakteristische Bewertungsfehler jeweils spezifische emotionale Störungen nach sich ziehen, folgte die Formulierung entsprechender Kognitionsmuster. So gilt die kognitive Trias als zentral für die Entwicklung einer Depression (Beck, 1976), während Überschätzung von Gefahr und Katastrophisierungen für die Entstehung von Angststörungen verantwortlich zeichnen (Ellis, 1962). Salkovskis (1985, 1989) identifizierte in diesem Sinne eine überhöhte Verantwortungsübernahme als typischen Bewertungsfehler in der Entwicklung von Zwangsstörungen. Ein Zwangspatient, der einen Schuh am Straßenrand sieht und den Gedanken registriert „Dieser Schuh könnte von einem Unfallopfer stammen.", kann diesen Gedanken nicht einfach abschütteln und als Unsinn einordnen. Auf dem Hintergrund der überhöhten Verantwortungsübernahme lautet seine Bewertung: „Ich habe diesen Gedanken gehabt und bin verantwortlich, diese Situation zu klären. Es könnte sein, dass eine Person bei einem Unfall ihren Schuh verloren hat und noch verletzt im Graben liegt. Wenn ich jetzt nicht helfe, mache ich mich schuldig, dass vielleicht ein Mensch stirbt." Eine intensive Angstreaktion ist die Folge. Diese Bewertung des initialen intrusiven Gedankens veranlasst den Betroffenen, die Straße nach einem möglichen Unfalloper abzusuchen, bis sich eine Beruhigung einstellt. Dem Aspekt der überhöhten Verantwortungsübernahme wurden zahlreiche Forschungsaktivitäten gewidmet und für einen Teil der Zwangsphänomene liefert sie einen treffenden Erklärungsansatz. Die Heterogenität der Zwangsphänomene ließ jedoch weitere kognitive Besonderheiten deutlich werden. Rachman (1997) stellte heraus, dass Zwangsgedanken durch eine „katastrophale Missinterpretation der Bedeutung von eigenen Gedanken" verursacht werden. Er unterschied zwei Arten der „Gedanken-Handlungs-Fusion" *(Thought-Action-Fusion):* zum einen die Überzeugung, dass durch das Denken eines Gedankens die Auftretenswahrscheinlichkeit des Ereignisses steigt *(Probability Bias),* und zum anderen die Überzeugung, dass das Denken an eine unmoralische Handlung mit der Ausführung einer solchen Handlung gleichzusetzen ist *(Moral Bias)* (Rachman, 1993; Shafran, Thordarson & Rachman, 1996). Schließlich formulierte die „Obsessive Compulsive Cognitions Working Group" (OCCWG, 1997, 2001) – ein Zusammenschluss von über 40 Wissenschaftlern, die sich mit kognitiven Prozessen bei Zwangsstörungen befassten – auf der Basis empirischer Untersuchungsergebnisse sechs typische Bewertungsmuster bei Zwangspatienten:

Typische Bewertungsmuster bei Zwangsstörungen

1. Überhöhtes Gefühl persönlicher Verantwortung *(Inflated sense of personal responsibility)*
2. Überhöhte Bedeutung von Gedanken *(Overimportance of thoughts)*
3. Bedürfnis, Gedanken zu kontrollieren *(Need to control thoughts)*
4. Überschätzung von Bedrohungen *(Overestimation of threat)*
5. Intoleranz von Unsicherheit *(Intolerance of uncertainty)*
6. Perfektionismus *(Perfectionism)*

Kognitive Therapiestrategien setzen an diesen Bewertungscharakteristika an und versuchen gezielt, alternative und realitätsangemessenere Bewertungen zu etablieren (z. B. Wilhelm & Steketee, 2006). Betrachtet man die sechs Bewertungsmuster näher, so wird deutlich, dass die Muster 2 und 3 den als metakognitiv bezeichneten Einstellungsmustern zuzuordnen sind. Diese beziehen sich nicht auf den konkreten Inhalt der Gedanken, sondern auf die Art und Weise, wie Gedanken grundsätzlich begegnet wird. Im Rahmen der metakognitiven Theorie (Wells, 2009) finden diese Kognitionsmuster eine zentrale Beachtung.

Überträgt man diesen Ansatz auf aggressive und sexuelle Zwangsgedanken, so sind die typischen Bewertungschakteristika, die von Rachman (1997) formuliert wurden, besonders schlüssig und spiegeln besonders treffend das Erleben dieser Untergruppe von Zwangspatienten wider (vgl. Tab. 2).

Tabelle 2: Bewertung eines aggressiven Zwangsgedanken im kognitiven Modell nach Rachman (1997)

Intrusiver Gedanke	Bewertung	Emotion	Zwangshandlung
„Ich könnte mein Kind mit dem Messer erstechen."	„Einen solchen Gedanken zu denken, bedeutet so schlecht zu sein, als hätte ich diese Tat ausgeführt." *(Moral Bias)* „Einen solchen Gedanken zu denken, bedeutet, dass ich ihn wahrscheinlich auch ausführen werde." *(Probability Bias)*	Angst Schuld	Vermeidung von Kontakt mit dem Kind Wegräumen von Messern

3.2 Der metakognitive Ansatz

Der Erklärungsansatz der metakognitiven Therapie beruht auf der zentralen Annahme, dass die Art und Weise, wie Menschen über ihre Gedanken denken und wie sie mit ihren Gedanken umgehen, zu emotionalen Problemen führt. Im Mittelpunkt der Betrachtung stehen die impliziten und oft unhinterfragten Annahmen, die Menschen über das Wesen von Gedanken haben. Im Unterschied zu kognitiven Ansätzen wird den konkreten Inhalten der Gedanken wenig Aufmerksamkeit geschenkt. Der Gedanke „Ich bin ein Versager." wird nicht unmittelbar aufgegriffen und z. B. nach Belegen oder Gegenbelegen gesucht, wie dies für die kognitive Therapie im Rahmen der Realitätsprüfung typisch wäre. Stattdessen wird gefragt, welche Bedeutung Gedanken an sich haben und wie man eine distanzierte Haltung zu Gedanken einnehmen kann. Eine zentrale Unterscheidung in der Sichtweise auf die eigenen Gedanken wird mit der Beschreibung zweier Modi metakognitiver Erfahrung eingeführt: der Objektmodus und der metakognitive Modus (vgl. Tab. 3).

Im Objektmodus werden Gedanken mit der Realität gleichgesetzt: „Was ich denke, entspricht der Realität. Wenn ich den Gedanken habe, ich könnte mich mit HIV infizieren, wenn ich die Türklinke berühre, dann besteht akute Gefahr und ich muss den Kontakt vermeiden." Die zentralen und für Zwangspatienten typischen und problematischen Annahmen einer übertriebenen Gleichsetzung von Gedanken und Wirklichkeit *(Thought-Action-Fusion)* wurden bereits von Rachman (1993) formuliert und entsprechen dem Denken im Objektmodus. Im metakognitiven Modus werden Gedanken nicht unmittelbar als identisch mit der Realität erlebt. Gedanken werden als „vom Selbst und der Welt getrennte innere Ereignisse be-

Tabelle 3: Objektmodus und metakognitiver Modus (Neumann & Geissner, 2007)

	Objektmodus	Metakognitiver Modus
Meta-kognitionen	• Die Gedanken sind ein Spiegelbild der Realität. • Die Befürchtungen sind real. • Ich muss nach den Gedanken handeln.	• Gedanken sind Ereignisse, keine Realität. • Die Gedanken müssen überprüft werden. • Gedanken handeln nicht.
Ziele	• Gefahr einschätzen • Gefahr reduzierendes Verhalten einsetzen (Sorgen, Grübeln)	• Gedanken einschätzen • Metakognitive Kontroll-strategien ausführen (Sorgen aufgeben, Aufmerksamkeit weglenken)
Ergebnis	Dysfunktionale Überzeugung gefestigt	Wissen umstrukturiert, neue Pläne entstehen

trachtet“ (Wells, 2011). In diesem Modus ist es möglich, seine Gedanken zu betrachten und eine innere Distanz zu ihnen aufzubauen. Die Gedanken können als eine von vielen möglichen Reaktionen auf einen Tatbestand in der Wirklichkeit betrachtet werden. Der Gedanke „An der Türklinke könnte ich mich mit HIV infizieren.“ könnte in diesem Modus wie folgt betrachtet werden: „Der Gedanke, der aufgetaucht ist, ist ein Zwangsgedanke. Er ist lediglich ein Anzeichen dafür, dass ich noch an einer Zwangsstörung leide, er ist kein Indiz dafür, dass ich selbst in irgendeiner Weise gefährdet bin oder andere gefährden könnte. Es gibt also nichts, was ich dagegen unternehmen müsste“ (Hoffmann, 1994, S. 109). Die Unterscheidung dieser beiden Modi ist besonders in der Behandlung der Zwangsstörung von großer Bedeutung. Auch Wells (2011) betonte, dass die Therapie der Zwangsstörung vom Therapeuten verlange, „noch aktiver auf der metakognitiven Ebene zu arbeiten als bei der generalisierten Angststörung oder posttraumatischen Belastungsstörung.“ Für die Entwicklung von aggressiven und sexuellen Zwangsgedanken ergibt sich das in Tabelle 4 dargestellte Modell.

3.3 Kontroverse kognitive vs. metakognitive Theorie und Therapie

Es wird deutlich, dass die Beiträge der kognitiven und metakognitiven Theorien Überschneidungen in der Erklärung insbesondere für das Auftreten von aggressiven und sexuellen Zwangsgedanken aufweisen. Dies verwundert nicht, da die Arbeiten von Rachman zur *Thought-Action-Fusion,* die auch aus der Arbeit mit

Tabelle 4: Bewertung eines aggressiven Zwangsgedankens im metakognitiven Modell

Intrusiver Gedanke	Metakognition im Objektmodus	Verhalten
„Ich könnte mein Kind mit dem Messer erstechen!"	„Gedanken sind Ausdruck der Wirklichkeit. Wenn ich so etwas denke, dann geschieht das auch! Du bist eine Gefahr für das Kind!"	Vermeiden von Kontakt mit dem Kind Wegräumen von Messern

Patienten mit aggressiven und sexuellen Zwangsgedanken entstanden, in beiden Ansätzen zu finden sind. Dennoch gibt es eine bisweilen leidenschaftlich geführte Kontroverse zwischen Vertretern der kognitiven und metakognitiven Theorie und Therapie um Fragen der besseren Effizienz oder begriffliche Ansprüche (Fisher, 2009; Capobianco & Wells, 2018; Moritz, Lysaker, Hofmann & Hautzinger, 2018). Aus therapeutischer Sicht geht es in der Kontroverse der beiden Ansätze primär um die Frage, ob im Rahmen der Therapie auf die inhaltliche Aussage der Gedanken eingegangen wird oder ob die Bedeutung und der Stellenwert von Gedanken an sich bewusst gemacht und neu definiert wird. Im Rahmen einer kognitiven Therapie würde der Gedanke „Ich könnte mein Kind erstechen." auf seinen Realitätsgehalt überprüft werden: „Haben Sie bereits früher in Ihrem Leben so etwas getan? Wie hoch ist die Wahrscheinlichkeit, dass Sie das in Zukunft tun werden?" Die Schlussfolgerung wird sein, dass dieses Ereignis sehr unwahrscheinlich ist. Aus Sicht der metakognitiven Therapie verbleibt der kognitive Therapeut aber mit dieser Intervention gemeinsam mit dem Patienten im Objektmodus und nimmt mit diesen Fragen den Gedanken ebenfalls inhaltlich zu ernst. Viele Therapeuten kennen die vergeblichen Versuche, dem Zwang auf der inhaltlichen Ebene zu begegnen und mittels rationaler Argumente eine Veränderung herbeizuführen. Die metakognitive Therapie würde eine solche Intervention nicht unterstützen, sondern den Patienten befähigen, in den metakognitiven Modus zu gelangen. Das Ziel lautet, dem Gedanken inhaltlich keine weitere Bedeutung beizumessen, sondern sich bei ersten Anzeichen für das Auftreten des Gedankens davon zu distanzieren und keine inhaltliche Diskussion zu beginnen. Schließlich stellen Patienten selbst immer wieder Überlegungen an, wie wahrscheinlich es sein könnte, dass man dem eigenen Kind etwas antut, oder lassen sich von Angehörigen immer wieder bestätigen, dass sie ein solches Verhalten nicht ausführen werden. In diesem Fall handelt es sich um dysfunktionale Neutralisierungsversuche. Noch weiter ging ein Patient, der in einem Selbsthilfebuch von der Methode der Wahrscheinlichkeitsberechnung gelesen hatte. Er deklinierte immer wieder durch, wie wahrscheinlich es denn sei, dass er mal am Fenster gestanden habe, dabei ein Kind gesehen haben könnte, dann auf die Straße gegangen sei, dann das Kind in die

Wohnung gelockt haben könnte und dann übergriffig geworden sein könnte. Tatsächlich war niemals ein Missbrauch vorgefallen – aber natürlich habe er mal am Fenster gestanden und rausgeschaut …

Prinzipiell können kognitive Interventionen wie „Wahrscheinlichkeitsberechnung" oder „Verantwortungskuchen" eingesetzt werden, um auf die kognitive Verzerrung hinzuweisen. Der Therapeut sollte sich aber bewusst sein, dass er auf der Objektebene agiert und dies entsprechend mitteilen. Der Patient sollte im Rahmen der Psychoedukation also bereits den Unterschied zwischen Objektebene und metakognitiver Ebene kennengelernt haben. Versuche des Zwangs, die Argumente auszuhebeln, können dann sofort eingeordnet werden und helfen, die typischen Argumentationsmuster des Zwangs immer besser und früher zu erkennen. Diese grundsätzlich metakognitive Haltung den Gedanken gegenüber findet in der in Kapitel 3.4 beschriebenen inferenzbasierten Therapie eine explizite und ausschließlich zwangsspezifische Präzisierung.

3.4 Der inferenzbasierte Ansatz

Die inferenzbasierte Therapie wurde 2022 in die S3-Leitlinie zur Behandlung der Zwangsstörung auf der Grundlage empirischer Studien mit der gleichen „Kann"-Empfehlung aufgenommen, die auch die Akzeptanz- und Commitmenttherapie, achtsamkeitsbasierte Verfahren und metakognitive Therapieansätze aufweisen (Deutsche Gesellschaft für Psychiatrie und Psychotherapie, Psychosomatik und Nervenheilkunde e.V. [DGPPN], 2022; Voderholzer et al., 2022). Zur Beschreibung der letztgenannten transdiagnostischen Dritte-Welle-Verfahren liegen zahlreiche deutschsprachige Veröffentlichungen vor, eine Verbreitung des inferenzbasierten Ansatzes im deutschsprachigen Raum ist jedoch fast nicht vorhanden. Lediglich zwei Veröffentlichungen (O'Connor, Ecker, Lahoud & Roberts, 2012; Aardema, Ecker & O'Connor, 2014) widmen sich diesem Ansatz, der daher an dieser Stelle ausführlicher dargestellt wird.

Der inferenzbasierte kognitiv-behaviorale Ansatz grenzt sich in seinem Blick auf die Zwangsstörung von der traditionellen, bewertungsbasierten Sichtweise ab (Aardema et al., 2022). Der bewertungsbasierte Ansatz nimmt den Zwangsgedanken wie er ist und betrachtet ihn als einen „normalen" intrusiven Gedanken, den auch gesunde Menschen haben können, und fokussiert anschließend auf die fehlerhafte und übertriebene Bewertung des Gedankens. Das Prinzip „Es ist nicht der Gedanke an sich, der uns ängstigt oder betrübt, sondern die Art und Weise wie wir darüber denken." ist die Grundlage der kognitiven Modelle von Aaron T. Beck und Albert Ellis. Diese Modelle wurden ursprünglich für die Erklärung von depressiven Erkrankungen und Angststörungen entwickelt und schließlich von Salkovskis (1985) auf die Zwangsstörung übertragen.

Der inferenzbasierte Ansatz stellt das rein zufällige Auftreten einer Intrusion infrage und betrachtet doch noch einmal das Zustandekommen des Zwangsgedankens. Dabei betonen O'Connor und Kollegen (2005), dass Zwangsgedanken auf einem Zweifel basieren, der sich auf keine tatsächlich vorhandene und mit den Sinnen wahrnehmbare Information aus der Realität bezieht. Dieser „zwanghafte Zweifel" stellt eine *Möglichkeit* dessen, was passieren könnte, in den Raum. Träte dieses Ereignis ein, so wäre es mit massiven, häufig existentiell bedrohlichen Konsequenzen verbunden, die in der Antizipation ein intensives Angst- oder Schuldgefühl auslösen. Es folgt die Zwangshandlung, um diese Angst zu reduzieren.

Grundlage für dieses permanente Auftreten von Zweifeln ist eine Art Suchrahmen, der sich aus einem *vulnerablen Selbst-Thema* des Patienten ableitet, z. B.:

- „Ich könnte ein Mensch sein, der anderen Menschen Schaden zufügt.",
- „Ich könnte ein Mensch sein, der seine wahre sexuelle Orientierung noch nicht erkannt hat." oder
- „Ich könnte ein Mensch sein, der seinen Partner nicht wirklich liebt."

Dieser Suchrahmen untersucht permanent völlig unkritische Situationen auf einen möglichen Bezug zum Selbst-Thema: „Das ist aber ein süßes Kind. – Oh Gott! Was hast du da gerade gedacht? Was meinst du mit ‚süßes Kind'? Kann es nicht sein, dass du dieses Kind mehr als nur süß findest? Siehst du, mit dir stimmt doch etwas nicht, vielleicht hast du doch eine pädophile Neigung. Wie furchtbar, was bist du bloß für ein Mensch!"

Es geht in der inferenzbasierten Therapie nicht um die falsche Bewertung eines intrusiven Gedankens, den jeder Mensch einmal haben könnte, sondern darum, zu erkennen, dass es ein initialer zwanghafter Zweifel ist, der sich nicht auf nachvollziehbare Informationen aus der Realität bezieht und quasi eine eigene Welt erschafft. „Der Zwang kann über Wasser gehen!", wie es ein Betroffener pointiert feststellte. Würde der Patient erkennen und verstehen, dass sein zwanghafter Zweifel und nicht der folgende Inhalt sein Grundproblem darstellt, könnte er sich davon distanzieren. Alle folgenden „Katastrophen" bräuchten dann gar nicht mehr in Betracht gezogen zu werden, da es keinen rationalen Grund gebe, darüber nachzudenken. Der Zwang würde in sich zusammenfallen „like a house of cards", wie Frederick Aardema in einer wissenschaftlichen Diskussion mit Jon Abramowitz, einem renommierten Vertreter der kognitiven Therapie, lakonisch und vielleicht doch etwas zu optimistisch formuliert (Aardema, 2022, July 13).

3.4.1 Die Grundbegriffe des inferenzbasierten Ansatzes

Der Begriff „Inferenz" bezieht sich auf die Art und Weise, wie jemand zu einer Erkenntnis oder einem Urteil gelangt. Aus vorliegenden Informationen werden Schlussfolgerungen gezogen und ein Urteil gebildet. Der inferenzbasierte Ansatz geht von der Grundüberlegung aus, dass sich Zwangspatienten in der Bildung einer Hypothese über die Wirklichkeit nicht von Informationen aus der Realität leiten lassen, sondern umgekehrt ihre gedachte Hypothese eine scheinbare Wirklichkeit kreiert. Der Zwangspatient schlussfolgert nicht ausgehend von Informationen aus der Realität, sondern er schlussfolgert ausgehend von seinem Zwangsgedanken auf die - vermeintliche - Realität. Der inferenzbasierte Ansatz spricht von einer „umgekehrten Schlussfolgerung“ *(inverse inference)*.

Beispiel

Ist ein Wohnungsflur deutlich sichtbar mit Schmutzspuren versehen, so lautet die normale Schlussfolgerung: Hier sind Menschen mit schmutzigen Schuhen herumgelaufen, und es ist gut, den Flur zu reinigen.

Ein Zwangspatient mit Kontaminationsbefürchtungen schlussfolgert umgekehrt. Sieht er einen tadellos sauberen Boden ist es der Zwangsgedanke: „Der Boden könnte verschmutzt sein mit irgendwelchen Schmutzpartikeln von draußen“, der sich über die Wahrnehmung eines sauberen Bodens stellt. Es werden nun typische Argumente gebildet, die die Behauptung des Zwangsgedankens zu rechtfertigen versuchen: „Es könnte jemand durch Straßendreck gegangen sein und die Partikel sind so klein, dass man sie nicht mit dem bloßen Auge erkennen kann. Daher könnte der Boden doch verschmutzt sein, und es ist besser, ihn zu putzen.“

Der inferenzbasierte Ansatz nennt dies ein *Narrativ*, mit dem der Patient die Möglichkeit, die der Zwangsgedanke skizziert, zu begründen sucht.

Das vulnerable Selbst-Thema

Im inferenzbasierten Ansatz wird der konkrete Inhalt von Zwangsgedanken auf ein sogenanntes „vulnerables Selbst-Thema“ zurückgeführt. Viele Zwangspatienten verhalten sich in anderen Lebensbereichen sehr rational und kein zwanghafter Zweifel trübt dort ihre Entscheidungs- und Handlungsfähigkeit. Das Selbst-Thema lässt sich erfassen, indem man den Patienten hinsichtlich verschiedener Zwangssituationen befragt, wie er seinen zwanghaften Zweifel begründet. Aus den Antworten lässt sich ein zentrales Thema kondensieren, das in der Regel in der Befürchtung besteht, eine Person zu sein, die man gar nicht ist, aber sein könnte.

Dieses „Selbst, wie es sein könnte“ *(Self-as-could-be)* ist bei Patienten mit aggressiven und sexuellen Zwangsgedanken gekennzeichnet durch eine fundamentale Abkehr von den tatsächlichen moralischen und ethischen Werten der Betroffenen, z. B.:

- „Ich könnte eine Person sein, die eine pädophile Neigung aufweist."
- „Ich könnte ein gewalttätiger Mensch sein, der zu einem Mord fähig wäre."

Auch ohne den Aspekt einer moralischen Abweichung kann es die Befürchtung sein, in anderen zentralen Belangen des Seins anders zu sein, als man es ist:

- „Ich könnte eine Person sein, die sich ihrer sexuellen Orientierung nicht sicher ist und eigentlich homosexuell/heterosexuell ist."
- „Ich könnte mich in einen sehr viel älteren Menschen verlieben, ohne es zu wollen."

Dieses vulnerable Selbst-Thema bietet nun den Nährboden, auf dem sich auch in eigentlich völlig unkritischen und alltäglichen Lebenssituationen ein Zwangsgedanke bilden kann. Der Zwangsgedanke kommt also nicht völlig unvermittelt aus heiterem Himmel, sondern findet im vulnerablen Selbst-Thema einen ständig aktiven Suchrahmen, der jede alltägliche und unkritische Lebenssituation in einen Bezug zu diesem Selbst-Thema stellen kann. Aus einer dissonanztheoretischen Perspektive (Festinger, 1957/2020) könnte man formulieren, dass der permanente Zweifel eine kognitive und emotionale Dissonanz erzeugt, die ständig nach einer Dissonanzreduktion strebt. Ein permanenter Suchprozess hat das Ziel, diese als quälend und existentiell bedrohlich empfundene Dissonanz („Ich könnt ein pädophiler Mensch sein.") einer endgültigen Klärung zuzuführen und damit zu beenden. Solange diese Dissonanz nicht ausgeräumt ist – was aber mithilfe der Argumentationsversuche des Patienten nie gelingt – bleibt diese Dissonanz bestehen und aktiv. Die Realität kann nicht ohne Anstrengung einfach nur wahrgenommen werden, sondern wird mit Bezug auf das Selbst-Thema permanent aktiv abgesucht und bestimmt die Wahrnehmung der Wirklichkeit.

Beispiel

Der Betroffene beschreibt die Realität: „Ich habe eine Stunde mit meinem Neffen gespielt".

Das *Selbst-Thema* „Ich könnte ein pädophiler Mensch sein." setzt sich nun über die Realität und formuliert eine Hypothese, die sich ausschließlich aus diesem Selbst-Thema ableitet, ohne dass irgendeine Entsprechung in der Realität vorhanden wäre.

Es folgt der *Zwangsgedanke:* „Oder könnte es sein, dass ich übergriffig war?"

Der zwanghafte Zweifel

Dieser Zwangsgedanke wird als „zwanghafter Zweifel" beschrieben, der sich von einem normalen Zweifel unterscheidet. Während ein normaler Zweifel auf Ereignisse in der Realität bezogen ist, beruht der zwanghafte Zweifel nur auf einer Idee, die sich auf keine Fakten stützen kann.

Beispiel

Eine Patientin, die als Sprechstundenhilfe bei einem Arzt arbeitete, fand selbst Beispiele für diese unterschiedlichen Arten von Zweifeln. Nachdem sie einem Patienten nach dem routinierten Prozedere und mit der gewohnten Gewissenhaftigkeit einen Impfstoff injiziert hatte, kam ihr Stunden später am Abend der Gedanke: „Oder könnte es sein, dass du dem Patienten ein falsches Mittel gespritzt hast?", verbunden mit einem sofortigen Angstgefühl und dem Drang, in die Praxis zurückzufahren und den Mülleimer auf die genutzte Injektionsverpackung zu überprüfen. Dies ordnete sie als einen zwanghaften Zweifel ein, der sich entgegen ihrer eigentlichen Gewissheit, auf nichts als den Gedanken begründete.

In einer anderen Situation hatte sie auf Anweisung des Arztes ein Rezept für ein bestimmtes Medikament auszustellen. Auch hier kam ein Zweifel, ob das richtig sei. Dieser Zweifel gründete allerdings auf einer konkreten Erinnerung an ein früheres Diktat des Arztes, dieses Medikament für diesen Patienten auszuschließen. Eine kurze Abklärung mit dem Arzt bestätigte ihren Verdacht.

Sie betonte im Vergleich dieser beiden Zweifelepisoden, dass der zwanghafte Zweifel unmittelbar mit einem unangenehmen Angstgefühl verbunden war, während dies bei dem normalen Zweifel nicht der Fall gewesen sei. Sie könne daran den zwanghaften Zweifel gut erkennen.

Der zwanghafte Zweifel, der bereits 1838 von Esquirol in die Charakterisierung der Zwangsstörung als „Krankheit des Zweifelns" *(Maladie du doute)* eingeht, stellt offenbar ein Wesensmerkmal der Zwangsstörung dar. Mavrogiorgou und Juckel (2022) greifen diesen Diskurs auf und erörtern den zwanghaften Zweifel als „philosophisch-psychopathologisches Problem". Sie weisen darauf hin, dass auch das reale Wirklichkeitserleben letztlich das Resultat einer intersubjektiv geteilten Konstruktion darstellt. Aus der Perspektive des philosophischen Skeptizismus ist dem einzelnen Subjekt das Erkennen der an sich seienden Wirklichkeit nicht möglich, da die Wahrnehmung der Welt immer von seinen Wahrnehmungsinstrumenten, d.h. seinen Sinnen und der anschließenden Verarbeitung im Gehirn abhängig ist. Die Unterscheidung zwischen mir selbst als Subjekt und den Objekten um mich herum als eine von mir (bzw. meiner Interpretation) unabhängige Entität sei somit eine Illusion. Wer allein aufgrund eines visuell-neurobiologischen Verarbeitungsdefektes die Farbe Grün nicht erkennen kann, glaubt aufgrund dieser sogenannten „Benutzerillusion", dass das vor ihm liegende Stück Stoff grau ist. Die von mehreren Mitmenschen geäußerte Feststellung, dass der Stoff „doch eigentlich grün" sei, kommt der tatsächlichen Wirklichkeit wohl näher, ist aber im skeptizistischen Sinne auch nur Resultat einer intersubjektiv geteilten Annahme und nicht die Wirklichkeit an sich. Der Aufbau dieser Illusion habe sich aber entwicklungsgeschichtlich als Überlebensvorteil herausgestellt. Das Gehirn „scheint auf der neurologischen und mentalen Ebene über die Jahrtausende hinweg eine gewaltige Integrations- und Sortierleistung vollzogen zu haben, um jeweils ein Bewusstsein hervorzubringen, welches sich als eine Einheit („Ich") darstellt und als Entität anfühlt." Der zwanghafte Zweifel scheint diese enge Verbindung wieder aufzulösen: „neurobiologisch dürfte sich die angesprochene Integrationsleistung des Gehirns bei Patienten mit Zweifeln ‚gelockert' haben". Zwangspatienten stellen wieder die Frage, ob die Dinge wirklich so sind, wie sie sie wahrnehmen. Die unhinterfragte und als selbstverständlich erachtete Feststellung, dass die Dinge unserer Wahrnehmung auch außerhalb von uns existieren, fehlt. Sie gipfelte bei einem Zwangspatienten, der nach stundenlangen Kontrollen in seiner Wohnung nach dem Verlassen schließlich die Frage stellte: „Ist das Appartement hinter der Tür, die ich gerade abgeschlossen habe, wirklich *mein* Appartement?"

Der zwanghafte Zweifel stellt die eigentliche Gewissheit radikal infrage.

Im Falle des zwanghaften Zweifels bei Zwangspatienten erleben wir sehr häufig, dass eine harmlose und friedliche Situation der Ausgangspunkt für den Zweifel ist. Und zwar in der Form, dass das exakte Gegenteil dessen, was gerade wahrgenommen wird, als Möglichkeit in Betracht gezogen wird.

Beispiele

Ereignet sich Folgendes in der Realität: „Ich fahre mit dem Auto vom Parkplatz. Ein Fahrradfahrer fährt an mir vorbei. Es ist nichts passiert.", meldet sich der zwanghafte Zweifel mit der Formulierung: „Oder könnte es sein, dass ich ihn *doch* berührt habe und er ist gestürzt und schwer verletzt?", verbunden mit der gleichzeitigen Aktivierung eines Schuldgefühls, dafür verantwortlich zu sein.

Ein anderes Beispiel: „Ich habe den ganzen Nachmittag mit meinem fünfjährigen Neffen ganz normal gespielt und Freude gehabt." Der zwanghafte Zweifel bringt anschließend die Gegenhypothese ins Spiel: „Oder könnte es sein, dass ich ihn in einem unbeobachteten Moment unsittlich berührt habe?"

Das begründende Narrativ

Dem initialen zwanghaften Zweifel folgt nun eine Kaskade von Argumenten, einer Art Drang folgend, die Aussage des Zwangsgedankens zunächst belegen zu müssen. Der inferenzbasierte Ansatz spricht von einem *Narrativ*, das nun gebildet wird. Diese Narrative entbehren jeglicher Rationalität, scheinen dem Patienten aber in sich schlüssig und logisch. Ein entscheidendes Merkmal dieser Narrative ist die Suche nach Zusammenhängen, die *möglich* sind. Damit verlassen die Narrative den Boden der Rationalität und Empirie. Der Bereich dessen, was möglich ist, geht gegen Unendlich. Fantasie und Kreativität sind keine Grenzen gesetzt, wenn es darum geht, die primäre Idee des Zwangsgedankens zu begründen. O'Connor nutzt hier die Metapher von einem „OCD-Bubbleland", die man mit „Märchenland des Zwanges" übersetzen könnte, um den Charakter dieser Narrative zu veranschaulichen (O'Connor et al., 2012).

Beispiel

Eine Ärztin, die eine intensive Kontaminationsangst hinsichtlich einer Infektion mit einem multiresistenten Keim entwickelt hatte, schilderte folgende Situation: Sie fuhr mit ihrem Auto durch eine enge Seitenstraße in einem Wohngebiet. Eine Autoschlange hatte sich gebildet, da man an einem Krankenwagen vorbeifahren musste, der auf der Straße parkte. Daneben stand ein Notarzt im weißen Kittel. Nachdem sie den Krankenwagen passiert hatte, kam der Zwangsgedanke, der sie unmittelbar ins „Märchenland des Zwanges" führte: „Oder *könnte* es sein, dass ich den Notarzt gestreift habe, der mit seinem Kittel meine Autoseite berührt hat, und ich nun einen multiresistenten Keim an meiner Autoseite habe?"

Es folgte das begründende Narrativ: „Dieser Sanitäter hat vielleicht in der Wohnung einen kranken Menschen versorgt und ist dort mit einem multiresistenten Keim in Berührung gekommen, der jetzt an meiner Autoseite klebt. Soll ich in eine Waschanlage fahren und das Auto säubern lassen? Aber da wird mein Auto oft von einem Mitarbeiter mit einem Hochdruckstrahler zunächst vorbehandelt. Der könnte damit den multiresistenten Keim ablösen, der dann aber auf ihn überspringen könnte. Häufig sind das ja junge Männer, denen ein solcher Keim nichts anhaben kann. Aber wenn er nach Feierabend seine schon betagte Oma besucht, dann überträgt er hier den Keim, die Oma stirbt ... und ich bin daran schuld!"

Mit der ersten Konjunktivformulierung „Vielleicht habe ich den Notarzt beim Vorbeifahren berührt." überschreitet die Patientin die Brücke und löst die Eintrittskarte in das Märchenland des Zwanges. Hier tragen einige Patienten ihr Narrativ so überzeugend vor, dass auch vom Therapeuten nicht sofort bemerkt wird, dass bereits die erste Idee nur eine Hypothese darstellt. Die Patientin wird aller Vernunft nach den Notarzt nicht berührt haben. Darauf hingewiesen antwortete die Patientin: „Vermutlich nicht, ich habe ja auch nichts bemerkt – aber es könnte doch sein!" Das nächste begründende Narrativ lautete: „Es könnte doch sein, dass die Berührung des Kittels mit der Autoseite so minimal war, aber eben doch vorhanden, dass man es gar nicht bemerken konnte!"

An diesem Beispiel lässt sich zeigen, warum eine rein kognitive therapeutische Intervention, z. B. der Wahrscheinlichkeitsberechnung (Wilhelm & Steketee, 2006), an ihre Grenzen stößt. Erarbeitet man mit der Patientin, dass die Wahrscheinlichkeit für eine Berührung sehr gering ist, so wird sie zustimmen. Der Drang, der inversen Inferenz zu folgen, ist aber so dominant, dass immer wieder eine neue, wenn auch nur theoretische und nicht selten irrationale, Möglichkeit gefunden wird. Der Therapeut „diskutiert mit dem Zwang“ und kann diese Diskussion nicht gewinnen.

Im Konzept der inferenzbasierten Therapie wird das Narrativ dem Auftreten des zwanghaften Zweifels vorgeschaltet (Julien, O’Connor & Aardema, 2016). Der Zwangsgedanke trifft gewissermaßen auf die bereits vorbereiteten Argumente mit denen aus einer „Unmöglichkeit eine Möglichkeit“ wird. Patienten erleben dennoch auch eine Aktivierung von Begründungsnarrativen im Anschluss an den Zwangsgedanken.

Konsequenz, Gefühl und Zwangshandlung

In der Folge des initialen zwanghaften Zweifels, argumentativ scheinbar belegt durch das Narrativ, sieht sich der Patient nun mit existentiell bedrohlichen Konsequenzen konfrontiert. Wäre es so, wie es der Zwangsgedanke suggeriert, dann folgen Verantwortung für Krankheit und Tod anderer Menschen, Schuld am Abbrennen des Hauses und Tod der Nachbarn infolge unzureichender Kontrolle des Herdes beim Verlassen der Wohnung, sozialer Tod durch die Offenbarung einer Pädophilie, Schuld an der Ermordung des eigenen Kindes, ewige Verdammnis in der Hölle, Alleinsein der Seele in der Schwärze der Ewigkeit oder entgegen den eigenen Wesenszügen ein ganz anderes Leben leben zu müssen. Diese existentiellen Bedrohungen gehen mit massiven Angst- und Schuldgefühlen einher, die den Betroffenen unmittelbar veranlassen, eine Handlung oder eine gedankliche Reaktion auszuführen, um dieses Gefühl zu reduzieren. Patienten mit Waschzwängen oder Kontrollzwängen führen ihre Wasch- und Kontrollhandlungen aus, um die imaginierte Gefahr zu bannen. Menschen mit aggressiven und sexuellen Zwangsgedanken führen gedankliche Anstrengungen aus, um die Aussage des initialen Zweifels zu widerlegen und vermeiden den Kontakt mit den Auslösern ihrer Zwangsgedanken.

In der Tabelle 5 wird der Aufbau der Zwangssymptomatik im inferenzbasierten Ansatz noch einmal zusammengefasst und anhand eines Fallbeispiels dargestellt.

3.4.2 Die inferenzbasierte Therapie

Mithilfe der inferenzbasierten Therapie (O’Connor & Aardema, 2012) soll der Patient die Inhalte seiner Zwangsgedanken als Resultat eines zwanghaften Zweifels und des begründenden Narrativs erkennen, das er zwar als vermeintlich realitätsnah erlebt, welches ihn aber tatsächlich immer weiter von der Realität entfernt. Zurückzukehren in das Hier und Jetzt und den eigenen Sinnen wieder zu vertrauen, ist ein wesentliches Ziel der Therapie. Die Therapie weist einen stark psychoedu-

Tabelle 5: Das Modell des inferenzbasierten Ansatzes anhand eines Fallbeispiels

Die Zwangssymptomatik im inferenzbasierten Ansatz		Fallbeispiel
Das vulnerable Selbst-Thema	Die zentrale Annahme über ein „Selbst, wie es sein könnte“, das als grundsätzlich bedrohlich empfunden wird. Es aktiviert eine ständige Sensibilisierung und überfokussierte Aufmerksamkeit in alltäglichen und unkritischen Lebenssituationen für dieses Selbst-Thema.	„Ich könnte ein Mensch sein, der pädophil ist, ohne es zu wissen.“
Die Realität	Eine alltägliche, oft harmlose und friedliche Situation, die an sich keinen Anlass für einen kritischen Aspekt liefert.	Ich gehe zufällig an einem Kindergarten vorbei.
Der zwanghafte Zweifel	Dies ist der eigentliche Zwangsgedanke. Er stellt die Realität infrage und stellt oft das exakte Gegenteil des Wahrgenommen als Möglichkeit dar. Erkennungsmerkmale: „Vielleicht …“ oder „Es könnte doch sein, dass …“	„Vielleicht bist du gar nicht zufällig hier vorbeigekommen. Es könnte doch sein, dass es deine Absicht war, um Kinder zu sehen.“
Das begründende Narrativ	Es folgen argumentative Versuche, mit denen der zwanghafte Zweifel als eine tatsächliche Möglichkeit begründet werden soll. Da der initiale Zweifel bereits von der Wirklichkeit entfernt ist, setzt sich diese Bewegung im Narrativ fort. Im Kontrast zur objektiven Irrationalität des Narrativs schildern manche Patienten, dass sie diese Argumentationen „realer erleben als die Wirklichkeit“. Das Narrativ entwickelt somit eine beeindruckende Wirklichkeitsanmutung. Darüber nachzudenken, dass etwas *möglich* sein *könnte*, dominiert nun das Erleben und zieht die Patienten in einen nahezu hypnotischen Bann, dem sie sich nur schwer entziehen können. Entlastende Gegenargumente werden am Ende immer wieder von folgendem Argument übertrumpft: „Aber es *könnte* doch sein!“	„Du hättest ja auch einen anderen Weg gehen können. Das hast du nicht getan. Man weiß doch, dass Pädophile auch vor Kindergärten stehen. Jetzt bist du hier, wie es auch Pädophile tun, also könnte es doch sein, dass du auch pädophil bist.“

Tabelle 5: Fortsetzung

Die Zwangssymptomatik im inferenzbasierten Ansatz		Fallbeispiel
	Mitverantwortlich für dieses intensive Erleben scheint die unmittelbare Empfindung einer intensiven emotionalen Reaktion, die sich in der Abfolge des Modells zwar erst später ergibt, in der realen Situation aber letztlich mit dem Auftreten des Zwangsgedanken erlebt wird.	
Die Konsequenz	Würde das mögliche Ereignis tatsächlich eintreten, wofür in der Folge des real anmutenden Narrativs im Erleben des Patienten vieles zu sprechen scheint, hätte es für den Patienten oder sein Umfeld existentiell bedrohliche Konsequenzen.	„Wenn ich pädophil wäre, dann wäre ich ein absolut verabscheuenswürdiger und schlechter Mensch, der keine Existenzberechtigung hat."
Das Gefühl	Die befürchtete Konsequenz führt unmittelbar zu einem intensiven Gefühl von Angst, Schuld, Ekel, Anspannung oder Unvollständigkeit, das die Patienten psychovegetativ sehr intensiv und belastend erleben.	Angst Panik Schuld
Die Zwangshandlung	Die Ausführung einer Zwangshandlung führt zu einer kurzfristigen Reduktion dieser Gefühle, stärkt dadurch die vermeintliche Korrektheit des Narrativs und wirkt zusätzlich im Sinne einer negativen Verstärkung.	Grübeln: Innere Disputation, Versuch der Entkräftigung des Narrativs, Beweise suchen, die die Unschuld belegen sollen – und nur weitere Zweifel erzeugen. In der Folge: Vermeidungsverhalten in Bezug auf antizipierte Auslösesituationen

kativen Charakter auf und führt den Patienten zunächst in das oben beschriebene Phasenmodell der Zwangssymptomatik ein. Die Autoren nutzen die Metapher einer Brücke, die die Realität auf der einen und das „Märchenland des Zwanges" auf der anderen Seite verbindet. Folgt der Patient dem zwanghaften Zweifel und dem Narrativ, so betritt er die Brücke, verlässt die Realität und begibt sich in das Märchenland des Zwanges. Dem Patienten soll bewusst gemacht werden, dass er hier „Geschichten" konstruiert, in denen jegliche Vernunft und physikalische Gesetze aufgehoben sind und die Argumentationen nur noch dem Prinzip einer vermeintlichen Plausibilität folgen, die an Kreativität und Einfallsreichtum kaum zu überbieten ist. O'Connor und Aardema beschreiben dezidiert die argumentativen Anstrengungen, die unternommen werden, um den vermeintlichen Wahrheitsgehalt des Zwangsgedankens gegen jede – oft genau gegenteilige Realität – zu verteidigen. Der Patient soll in die Lage versetzt werden, selbst den zwanghaften Zweifel zu erkennen und ihm nicht mehr weiter zu folgen. Dann, so die Autoren, erübrige sich auch das Nachdenken über die katastrophalen Konsequenzen. Sie verfassten ein Therapiemanual, das mithilfe von Erklärungen, Metaphern, Merkblättern, Verhaltensübungen und einem Verständnisquiz zum Ende jeder Therapieeinheit dem Patienten ein umfassendes Verständnis vom Ablauf seiner Zwangssymptome vermittelt (O'Connor & Aardema, 2012). In zehn Modulen, die 20 Sitzungen umfassen, werden folgende Inhalte vermittelt (Julien et al., 2016):

Modul 1: Der Unterschied zwischen einem normalen Zweifel, der durch konkrete Aspekte aus der Realität veranlasst wird, und einem pathologischen zwanghaften Zweifel wird erklärt.

Modul 2: Der Patient wird mit den Prozessen vertraut gemacht, die den zwanghaften Zweifel aufrechterhalten. Der Therapeut betont, dass die Annahmen, die zum zwanghaften Zweifel führen, nicht per se falsch sind (z. B. „Es kann passieren, dass ein Herd versehentlich angeschaltet bleibt."), aber sie stehen nicht in einem direkten Zusammenhang zum Kontext, in dem der Zwangsgedanke auftritt (z. B. „Der Herd wurde seit Tagen nicht benutzt.").

Modul 3: Der zwanghafte Zweifel hat keinen Bezug zu mit den Sinnen wahrgenommenen Informationen aus der Wirklichkeit. Die Argumente, mit denen der zwanghafte Zweifel begründet wird, unterscheiden sich vom normalen Zweifel, der auf realen Sinneseindrücken basiert. Wenn der zwanghafte Zweifel sich aber nicht auf etwas berufen kann, was in der Realität mit den Sinnen wahrnehmbar ist, dann ist er zu 100 % erfunden *(100 % imaginery)* und für das Hier und Jetzt ohne Bedeutung („100 % irrelevant").

Modul 4: Das Narrativ, das zu dem zwanghaften Zweifel führt, wird identifiziert. Der Patient entwickelt ein alternatives, aber realistisches Szenario, das sich aus dem ableitet, was im Hier und Jetzt tatsächlich wahrgenommen werden kann und in der Realität verankert ist. Das Ziel ist es, die Macht des Narrativs zu verdeutlichen und zu zeigen, wie sich eine Veränderung des Narrativs auf Gefühle und Verhalten auswirkt, auch wenn die Realität die gleiche ist.

Modul 5: Der Patient soll den Moment erkennen, an dem er von der Realität zu einer Möglichkeitskonstruktion übergeht, also die Brücke in das „Märchenland des Zwanges“ überquert.

Modul 6 + 7: Der Therapeut zeigt dem Patienten, mit welchen typischen Argumentationsfiguren der zwanghafte Zweifel genährt wird („Die Tricks des Trickbetrügers Zwang“).

Modul 8 + 9: Der selektive Charakter des zwanghaften Zweifels wird veranschaulicht, indem Situationen gesucht werden, in denen der Patient nicht zweifelt. Auf dieser Grundlage wird die individuelle Anfälligkeit für ein spezifisches Thema erarbeitet, dass immer wieder zum zwanghaften Zweifel führt („Das Selbst-Thema“).

Modul 10: Da die Ausführung von Zwangsverhalten viel Zeit in Anspruch nimmt, soll der Patient lernen, anstelle zwanghaften Verhaltens den Mangel an Vertrauen in die Sinne zu tolerieren.

Beispiele für Interventionen der inferenzbasierten Therapie

Ein Narrativ erfinden

Eine Methode ist das Bewusstmachen der Bedeutung eines Narrativs, in dem für eine absurde Alltagssituation, abseits der Zwangsthematik, ein begründendes Narrativ „erfunden“ wird. Ein junger Patient mit Zwangsgedanken, in der Vergangenheit eine schlimme Tat begangen zu haben, spielte leidenschaftlich gerne Fußball. Die Behauptung, an der die Funktion des Narrativs erläutert werden sollte, lautete: „Könnte es sein, dass ich am Wocheneden ein Tor geschossen habe, obwohl ich mich gar nicht daran erinnere?“. Dies ordnete der Patient sofort als völlig absurd ein und natürlich entsprach es nicht der Wahrheit, dennoch ließ sich ein Narrativ erarbeiten: „Auch wenn ich mich jetzt nicht daran erinnern, so gibt es doch sichere Indizien: Ich hatte Ballkontakt. Ich habe mich auch mehrmals in der Nähe des Tores aufgehalten und bin darauf losgestürmt. Aber es könnte ja sein, dass mich der Gegner so fest mit dem Ball am Kopf getroffen hat, dass ich für einen kurzen Zeitraum ohne volles Bewusstsein war. In diesem Moment habe ich dann das Tor geschossen. Zu vollem Bewusstsein bin erst wieder gelangt, als der Torjubel verklungen war. Daher kann ich mich an nichts mehr erinnern.“ Die Patienten erkennen an einem solchen Beispiel unmittelbar die Irrationalität des Narrativs und sollen dieses Muster auch bei ihren Zwangsgedanken erkennen.

Die Kugelschreiber-Übung

Ein weitere Methode, um zu verdeutlichen, welchen Einfluss ein Narrativ, eine Erzählung auf unsere Einstellung und unser Handeln hat, ist die „Kugelschreiber-Übung“. Der Therapeut nimmt einen Kugelschreiber und erzählt folgende

Geschichte dazu: „Ich habe diesen Kugelschreiber auf dem Weg zur Arbeit gefunden. Er lag in einem Haufen Hundekot, aber ich brauchte unbedingt einen neuen Kugelschreiber und das, was ich sehen konnte, gefiel mir auch. Daher habe ich ihn rasch mit einem Papiertaschentuch abgewischt und nutze ihn jetzt. Würden Sie den Kuli anfassen?" Dann erzählt der Therapeut eine andere Geschichte: „Ich habe diesen brandneuen Kugelschreiber heute Morgen mit der Post erhalten. Er war in Folie eingeschweißt und außer mir hat ihn noch niemand genutzt. Ich habe ihn sogar gerade nochmal abgewischt. Würden Sie den Kuli jetzt anfassen?"

Insgesamt bietet die inferenzbasierte Therapie einen vielversprechenden neuen Ansatz in der Behandlung von Zwangsstörungen, der sich durch eine hohe Spezifität hinsichtlich der Zwangsstörung auszeichnet. Patienten erkennen sich und ihre Zwangsstörung in den Konzepten wieder und erlernen eine spezifische und argumentativ fundierte Form der Distanzierung vom Zwangsgeschehen.

3.5 Inferenzbasierte vs. metakognitive Therapie

Der inferenzbasierte Ansatz verlässt, ähnlich der metakognitiven Therapie (Wells, 2009), die Ebene des konkreten Inhalts und betrachtet das gedankliche Geschehen gewissermaßen „von oben". Hier liegt eine Gemeinsamkeit mit der metakognitiven Therapie vor, die ebenfalls eine metakognitive Sichtweise einnimmt und zu dem Schluss kommt: „Content doesn´t matter" – „Der Inhalt ist nicht von Bedeutung". Die inferenzbasierte Therapie liefert zwar mit dem vulnerablen Selbst-Thema auch einen inhaltlich bedeutsamen Aspekt, dessen Bearbeitung aber nicht auf inhaltlicher Ebene (Objekt-Ebene) erfolgen soll. Vielmehr soll von einer Meta-Ebene die typische Struktur des Zwanges, die in dem zwanghaften Zweifel ihren Ursprung findet, erkannt werden und eine Distanzierung ermöglichen.

Der inferenzbasierte Ansatz zeichnet sich dabei durch eine hohe Spezifität hinsichtlich der Zwangsstörung aus, da der Entwicklung des Ansatzes klinische Beobachtungen an Zwangspatienten zugrunde liegen (O'Connor & Roubillard, 1995) und ein historisch betrachtet schon sehr früh erkanntes zentrales Merkmal der Zwangsstörung wieder in den Mittelpunkt rückt: den Zweifel. Die Metakognitive Therapie verfolgt einen transdiagnostischen Ansatz, bleibt daher mit den Konzepten allgemeiner und findet auch bei anderen Störungsbildern wie Angststörungen, posttraumatischen Belastungsstörungen oder Depressionen Anwendung. Die Stärke des inferenzbasierten Ansatzes liegt in seiner Spezifität und bewirkt, dass sich Zwangspatienten in diesem Konzept unmittelbar wiedererkennen. Gleichzeitig liegt darin vermutlich eine Ursache für die bislang geringe Verbreitung des Ansatzes im deutschsprachigen Raum. Im Unterschied zur metakognitiven Therapie, die zu erlernen durch ihre universelle Anwendbarkeit für den Therapeuten einen größeren Nutzen in der Behandlung verschiedener Störungsbilder verspricht, ist die inferenzbasierte Therapie nur für Zwangspatienten geeignet. Eine deutschsprachige Version des Therapiemanuals liegt bislang nicht vor, lediglich eine Beschreibung des Ansatzes findet sich bei O'Connor, Ecker, Lahoud und Roberts (2012). Empirische Befunde belegen die Wirksamkeit des inferenzbasierten Ansatzes, konnten aber in einer ersten vergleichenden Studie keine Überlegenheit z. B. gegenüber dem etablierten bewertungsbasierten kognitiven Ansatz feststellen (Aardema et al., 2022).

3.6 Die Bedeutung von Emotionen und Wirklichkeitsanmutung in kognitiven Erklärungsmodellen

Alle drei kognitiven Erklärungsansätze (kognitiv-behavioral – metakognitiv – inferenzbasiert) liefern schlüssige Modelle zur Genese von Zwangsgedanken, aus denen sich hilfreiche Interventionen zur Therapie ableiten. Sie verbleiben jedoch stark der kognitiven Ebene verhaftet, was der Komplexität des Phänomens aggressiver und sexueller Zwangsgedanken nicht gerecht wird. Taylor, Abramowitz und McKay (2007) kritisieren ein „weitgehendes Ignorieren" aufkeimender neurophysiologischer Forschungen zu Zwangsstörungen und den Einfluss genetischer Aspekte bei der Entstehung bestimmter kognitiver Eigenheiten. Auch die Bedeutung des emotionalen Erlebens in Form von Rückkoppelungseffekten für den gesamten Prozess wird in der Betrachtung vernachlässigt. Denn nicht wenige Patienten berichteten vom plötzlichen und unvermittelten Einschießen des ersten Zwangsgedankens, der mit einer verstörend intensiv anmutenden emotionalen Qualität, einen vorher nie erlebten psychischen Ausnahmezustand einleitet. Folgendes Zitat eines Patienten mit aggressiven Zwangsgedanken bringt ein zentrales Erleben auf den Punkt: „Wenn ich gedanklich und emotional in meine Zwangsgedanken verstrickt bin, fühlt sich das *wirklicher* an als die Wirklichkeit!" Wird auch die Irrationalität und Wirklichkeitsferne der Zwangsgedanken von den meisten Zwangspatienten prinzipiell erkannt, kann der Gedanke trotzdem nicht einfach „abgeschüttelt" werden. Der Gedanke löst mit seinem Auftreten, erklärt durch die beschriebenen kognitiven Muster, eine starke emotionale Reaktion in Form von Angst, Schuld, Ekel oder Anspannung aus. Diese verleihen dem Gedanken nun eine hohe Bedeutung und mit der intensiv empfundenen Wirklichkeitsanmutung einen immersiven Charakter. Ein bedeutsamer Gedanke, mit dem Hinweis auf eine existentielle Bedrohung, kann jedoch vom Gehirn nicht einfach ignoriert werden. Die Dissonanz zwischen der Einschätzung „Der Gedanke ist irrational!" und der intensiven körperlich-emotionalen Erfahrung und Wirklichkeitsanmutung strebt nach Auflösung. Da die emotionale Qualität nicht unmittelbar abnimmt, bleibt die Relevanzempfindung bestehen. Das Bestreben, die Dissonanz aufzulösen, besteht nun in dem Versuch, das Eintreten der Bedrohung, so irrational sie auch erscheinen mag, doch noch zu erklären. Es entstehen Narrative auf der Grundlage reiner Assoziativität ohne jeglichen Anspruch auf Bezugnahme zu physikalischen oder rationalen Gesetzmäßigkeiten. Da die Evidenz der Gefahr schon so intensiv gefühlt wird, ist eine Erklärung schon ausreichend, wenn sie als Gedanke nur gedacht werden kann und eine vermeintliche Plausibilität aufweist.

Beispiel

Ein Patient fuhr mit dem PKW über eine Brücke und hatte den *Eindruck,* dass sich etwas Großes am Brückenrand befunden haben *könnte.* Der Gedanke „Da könnte etwas Großes die Brücke herabstürzen und auf der darunter herführenden Straße einen schweren Unfall verursachen." ging unmittelbar mit einem intensiven Angst- und Schulderleben einher. Dieser Gedanke, der sich auf nichts stützte als einen flüchtigen visuellen Eindruck und manchmal nicht mal das, konnte aufgrund der massiven Angst- und Schuldempfindung und der damit verbundenen Wirklichkeitsanmutung nicht mehr als irrational beiseitegeschoben werde. Erst ein Anruf bei der Polizei und die Bitte, mit einem Streifenwagen diese Stelle zu inspizieren, führte zu einer vorübergehenden Erleichterung.

Diese emotions- und zweifelinduzierte Öffnung des kognitiven Suchraums könnte auch eine Erklärung für die mitunter bizarren und absurden Gedankeninhalte sein. Die gedachten Möglichkeiten stehen mit der Realität nur noch insofern im Zusammenhang, als dass sie allenfalls prinzipiell denkbar sind („Ich könnte mich beim Hinsetzen auf einen dort bereits sitzenden Menschen setzen.", „Ich könnte beim Müllwegwerfen ein Baby mitwegwerfen.") oder auch ohne jeglichen Realitätsbezug einfach nur denkbar sind („Ich könnte meine Mutter dem Teufel weihen.", „Ich könnte mein Lachen verkaufen."). Diese Gedanken verlassen die Welt der Realität und ihnen stehen im „OCD-Bubbleland" (O'Connor et al., 2012) im Bereich des Konjunktivs im Grunde endlose Kombinations- und Variationsmöglichkeiten zur Verfügung, die dann als bizarr beurteilt werden.

Im Bereich der normalen Intrusionen, gibt es ähnliche Denkmotive. Sie weiten sich aber selten aus, da aufgrund fehlender oder sehr geringer emotionaler Beteiligung der Bezug zur Realität sehr schnell hergestellt wird und der Gedanke als Fantasieprodukt eingeordnet und verworfen wird.

Bezieht man diese Überlegungen auf aggressive und sexuelle Zwangsgedanken, so wird deutlich, dass die intensive emotionale Qualität der Gedanken zusätzlich zur signifikanten Ich-Dystonie einen erheblichen Druck auf die Erklärungssuche auslösen kann und den Patienten zu immer wiederkehrenden Grübelschleifen antreibt, die nie zu einer Lösung führen, da kein wirklicher Bezug zur Realität existiert.

4 Diagnostische Verfahren

Im folgenden Kapitel werden deutschsprachige Messinstrumente vorgestellt, die zur Diagnostik von Zwangsstörungen eingesetzt werden. Dabei liegt ein besonderes Augenmerk auf den Skalen zu Erfassung aggressiver und sexueller Zwangsgedanken, die sich in Art und Umfang stark unterscheiden. Dies spiegelt sich auch in den Korrelationen einiger Testverfahren untereinander wider, die zur Bestimmung der konvergenten Validität als Testgütekriterium berechnet werden. So korrelieren die Zwangsgedankenskalen des *Multidimensionalen Zwangsstörungsinventars* (MZI; Gönner, Ecker, Leonhart & Limbacher, 2016) und des *Obsessive-Compulsive Inventory - Revised* (OCI-R; Foa et al., 2002) zwar signifikant, aber nur in einer Höhe von r=.57. Die Skalen, die jeweils Kontrollieren und Waschen erfassen, korrelieren hingegen mit r=.95 und r=.90. Dieses Gefälle findet sich auch im Vergleich des OCI-R mit dem *Padua Inventory* (Gönner, Ecker & Leonhart, 2010) und der *Dimensional Obsessive-Compulsive Scale* (DOCS; Abramowitz et al., 2010) im Vergleich mit dem OCI-R. Betrachtet man die einzelnen Skalen auf Itemebene wird deutlich, dass jedes Instrument eine etwas andere Facette betont. Ein weiterer Grund könnte in der Herausforderung liegen, einen Patienten mit stark schuld- und schambeladenen aggressiven oder sexuellen Zwangsgedanken zu einem „Eingeständnis" und damit zu einer Bejahung der Items zu bewegen. Es ist zu vermuten, dass mancher Zwangspatient Schwierigkeiten hat, einer Aussage zuzustimmen, die lautet „Ich habe verbotene oder perverse sexuelle Gedanken, Vorstellungen oder Impulse" (*Yale-Brown Obsessive Compulsive Scale* [Y-BOCS], Goodman et al., 1989a, b), während die Formulierung „Ich werde häufig von meinen unerwünschten Gedanken an bzw. Vorstellungen von sexuellen Handlungen beunruhigt." (MZI) vager bleibt und eine Zustimmung erleichtert. Eine weitere Variation zwischen den Fragebögen betrifft den inhaltlichen Detailgrad der Items. Dieser reicht von sehr abstrakt, wie z. B. „Ich fühle mich durch unangenehme Gedanken beunruhigt, die mir gegen meinen Willen in den Sinn kommen" (OCI-R), zu sehr konkret, wie etwa „Ich habe sexuelle Zwangsvorstellungen, in denen Kinder oder eigene enge Verwandte (Inzest) eine Rolle spielen." (Y-BOCS). Schließlich gibt es mit dem *Hamburger Zwangsinventar-Kurzform* (HZI-K; Klepsch, Zaworka, Hand, Lünenschloß & Jauernig, 1993) ein Instrument, in dem sexuelle Zwangsgedanken gar nicht erfasst werden. Im Folgenden werden die einzelnen Instrumente detaillierter beschrieben.

4.1 Yale-Brown Obsessive Compulsive Scale (Y-BOCS)

Die *Yale-Brown Obsessive Compulsive Scale* (Y-BOCS, Goodman et al., 1989a, b) ist ein zweiteiliges Instrument, das zum einen die qualitative Merkmalsausprägung der Zwangsstörung erhebt, und zum anderen den Schweregrad der Störung bestimmt. Eine deutsche Übersetzung liegt seit 1991 vor (Goodman et al., 1991). Die ursprüngliche Intention des Instruments war es, für Forschungszwecke den Schweregrad der Erkrankung unabhängig von der konkreten Merkmalsausprägung zu erfassen. Es wird seit Jahrzehnten international in nahezu allen Studien zu Zwangsstörungen eingesetzt und ermöglicht damit eine Vergleichbarkeit der Daten. Da das Instrument eine gute Veränderungssensitivität aufweist, hat es sich in der klinischen Praxis zur Therapieverlaufsmessung ebenfalls bewährt. Die Y-BOCS ist ursprünglich als halbstrukturiertes Interview konzipiert. Im Rahmen eines klinischen Interviews ordnet der geschulte Diagnostiker die Äußerungen des Patienten ein, bei einem Zeitaufwand von 30 bis 60 Minuten (Goodman et al., 1991). Die psychometrischen Eigenschaften der Fremdrating-Version sind gut untersucht und bestätigen in der Zusammenschau gute bis sehr gute Kennwerte (Schaible, Armbrust & Nutzinger, 2001). Seit 1993 liegt auch eine deutschsprachige Version zur Selbsteinschätzung durch den Patienten vor (Baer, 1993), um eine Ökonomisierung in der Erfassung von Symptomatik und Schweregrad zu ermöglichen. Die für die angloamerikanischen Varianten der Y-BOCS demonstrierte gute Übereinstimmung zwischen Fremd- und Selbstrating konnte auch für die deutsche Version bestätigt werden (Schaible et al., 2001).

Zur Erfassung der Symptomausprägung listet die Y-BOCS Symptom-Checkliste in 15 Oberkategorien mehr als 50 Symptombeispiele auf, die bei Vorliegen aktuell oder in der Vergangenheit bestätigt werden. Zu den Zwangsgedanken zählen neben Gedanken mit aggressiven, sexuellen und religiösen Inhalten auch Zwangsgedanken mit Bezug zu Verschmutzung, Sammeln und Aufbewahren von Gegenständen, Symmetrie und Genauigkeit, den eigenen Körper und eine Reihe verschiedener anderer Zwangsgedanken, wie der Furcht, Dinge zu verlieren. Der zweite Abschnitt bezieht sich auf Zwangshandlungen. Erfragt werden: Reinigungs-Wasch-Zwänge, Kontrollzwänge, Wiederholungszwänge, Zählzwänge, Ordnungszwänge, Sammel- und Aufbewahrungszwänge sowie verschiedene andere Zwangshandlungen, wie z.B. den Drang zu reden, zu fragen oder zu bekennen. Ein Messwert im eigentlichen Sinne wird nicht erhoben. Es ergibt sich ein qualitatives Bild der Symptomatik. Im Anschluss an die Identifizierung der zentralen Zwangsgedanken und -handlungen erfolgt eine Einschätzung des Schweregrades der Zwangsstörung auf einer fünfstufigen Ratingskala hinsichtlich der Bereiche:

a) Dauer der Ausführung von Zwangsgedanken/Zwangshandlungen,
b) Beeinträchtigung der Lebensführung,
c) Leidensdruck,

d) Widerstand gegen Zwangsgedanken/Zwangshandlungen und
e) Ausmaß der Kontrolle – Intensität des Dranges zur Handlungsausführung.

Diese Bereiche werden jeweils getrennt für Zwangsgedanken und Zwangshandlungen erhoben und können in der Gesamtsumme einen Maximalwert von 40 erreichen, ein Gesamtwert von 16 hat sich als kritischer Wert zur Identifizierung einer behandlungsbedürftigen Zwangsstörung etabliert (Jacobsen, Kloss, Fricke, Hand & Moritz, 2003). Weitere akzessorische Fragen, z.B. zum Ausmaß der Einsicht in die Zwangsgedanken und -handlungen oder zum Ausmaß eines übertriebenen Verantwortungsgefühls, erfassen weitere wichtige Aspekte der Zwangsstörung, ohne in den Summenscore des Schweregrades einzugehen. Insgesamt bietet eine komplette Bearbeitung aller Teile der Y-BOCS einen umfassenden Eindruck der jeweils vorliegenden Zwangsstörung.

Erfassung aggressiver und sexueller Zwangsgedanken in der Y-BOCS

Die Symptom-Checkliste in der Form der Selbstratingskala erfasst den Bereich „Aggressive Zwangsgedanken" mit neun Items. Diese beziehen sich auf die Befürchtungen,
a) sich selbst oder andere zu verletzen,
b) gewalttätige oder schreckenerregende Vorstellungen zu haben,
c) obszöne Gedanken oder Beleidigungen von sich zu geben,
d) etwas Peinliches zu tun,
e) aufgrund unkontrollierbarer Impulse zu handeln,
f) einen Diebstahl zu begehen,
g) aus Unvorsichtigkeit anderen Schaden zuzufügen,
h) Schuld daran zu sein, dass sich irgendetwas anderes Furchtbares ereignet.

Insgesamt wird der Begriff aggressive Zwangsgedanken weit gefasst und geht insbesondere bei der Nennung von Beispielen über aggressive Handlungen im engeren Sinne hinaus, z.B. „Ich könnte jemandem durch einen schlechten Ratschlag schaden". Bei genauerer Analyse erweisen sich zwei Items nicht kompatibel mit der Definition von aggressiven Zwangsgedanken. Das achte Item „Befürchtung andere zu verletzen, weil man nicht aufmerksam genug ist (z.B. Befürchtung jemand unbemerkt mit dem Auto angefahren zu haben und dann durch das Weiterfahren Fahrerflucht begangen zu haben)" beinhaltet keine Befürchtung einer absichtsvollen, bewusst amoralischen Tat, die man gegen den eigenen Willen durchführen könnte. Das einzige „Vergehen" ist eine absichtslose Unaufmerksamkeit, einen möglichen Unfall nicht registriert zu haben. Betrachtet man die „Symptomdynamik", so ist die Übereinstimmung mit Kontrollzwängen größer als mit aggressiven Zwangsgedanken. Der Zweifel an der eigenen Wahrnehmung steht im Vordergrund und explizite Kontrollhandlungen sind die Folge. Kontrollhandlungen finden sich auch bei Patienten mit der Befürchtung, einen Unfall verursacht zu haben. Zur Reduktion ihrer Zweifel wird die kritische Fahrstrecke noch einmal (oder mehrmals) abgefahren, mit der Befürchtung, im schlimmsten Fall noch Spuren von einem Unfall zu entdecken: einen Notarztwagen, Glassplitter, polizeiliche Kreidemarkierungen auf der Straße oder am Abend vielleicht schon ein Kreuz und Teelichter, die an das vermeintliche Unfallopfer erinnern. Auch das neunte Item „Befürchtung, dafür verantwortlich zu sein, dass etwas *anderes* Schreckliches passiert (z. B. Feuer, Einbruch)" spricht nicht den Patienten mit aggressiven Zwangsgedanken an. Stattdessen erkennt sich hier nahezu jeder Patient mit Kontrollzwängen wieder, da eine charakteristische Befürchtung darin besteht, z. B. durch eine mangelhafte Kontrolle des Herdes einen Brand zu verursachen oder durch unzureichende Kontrolle der Tür einen Einbruch zu ermöglichen. Pinto und Kollegen (2008) unterzogen die Items der Y-BOCS Symptom-Checkliste einer Faktorenanalyse und bestätigten, dass die beiden Items 8 und 9 signifikant auf dem Faktor „Zweifel/Kontrolle" laden und nicht auf dem Faktor „Tabuisierte Gedanken" *(Taboo Thoughts)*. Beide Items sind in der DOCS (vgl. Kap. 4.2) mit fast identischer Formulierung als Beispiele für die Kategorie 2 „Verantwortung für Schaden/Kontrollzwänge" und nicht in der Kategorie 3 „Inakzeptable Gedanken" aufgeführt. Diese mangelnde Konstruktschärfe der Y-BOCS Symptom-Checkliste ist Ursache für Fehleinschätzungen in der Häufigkeit aggressiver Zwangsgedanken, die mit diesem Frageinstrument erhoben werden. So finden Förstner und Kollegen (2011) bei einer Stichprobe von 75 stationär behandelten Patienten einen Anteil von 46,7 % mit aggressiven Gedanken, Pinto und Kollegen (2008) bei 293 Patienten eine vergleichbare Häufigkeit von 45,4 %. Dieser Wert geht deutlich über den Wert von 20 bis 30 % hinaus, der von Moulding und Kollegen (2014) für realistisch angenommen wird und zudem neben den aggressiven auch sexuelle und religiöse Zwangsgedanken enthält.

Sexuelle Zwangsgedanken werden dagegen deutlich konstruktschärfer in der gleichlautenden Unterkategorie der Y-BOCS Symptom-Checkliste erfasst. Dies ist ein deutlicher Unterschied zum im deutschsprachigen Raum ebenfalls seit den 90er Jahren verbreiteten *Hamburger-Zwangsinventar – Kurzform* (HZI-K), das diesen Bereich gar nicht erfasst, möglicherweise mit der Folge einer systematischen Nicht-Erfassung und Vernachlässigung dieser Untergruppe im deutschsprachigen Raum. Die vier Items in der Y-BOCS Symptom-Checkliste beziehen sich auf die Bereiche:

a) verbotene oder perverse sexuelle Gedanken, Vorstellungen oder Impulse zu haben,
b) sexuelle Zwangsvorstellungen, in denen Kinder oder eigene Verwandte (Inzest) eine Rolle spielen,
c) Zwangsgedanken, die Homosexualität betreffen,
d) Zwangsgedanken, die sich auf sexuelle Übergriffe gegen andere Personen beziehen.

Im Erläuterungskommentar zu den pädophilen und inzestuösen Zwangsgedanken sowie zu Zwangsgedanken, die Homosexualität betreffend, erfolgt ein Hinweis auf die Ich-Dystonie der Gedanken. Die Items erfassen somit zentrale Aspekte sexueller Zwangsgedanken, es erfolgt jedoch nicht durchgängig ein Hinweis auf den ich-dystonen Charakter der Zwangsgedanken. Patienten mit sexuellen Zwangsgedanken, die darunter leiden, dass sich diese Gedanken gegen ihren Willen und ihre moralischen Überzeugungen aufdrängen, könnten sich in der Frageformulierung nicht vollständig repräsentiert fühlen und eine Beantwortung vermeiden. Die Erfassung von aggressiven und sexuellen Zwangsgedanken durch die Y-BOCS Symptom-Checkliste unterliegt den genannten Schwächen und kann im Interview durch den Interviewer korrigiert werden, indem zum einen die Items 8 und 9 der Kategorie „Aggressive Zwangsgedanken" nicht gewertet werden und bei der Erfassung der „Sexuellen Zwangsgedanken" durchgängig auf den ich-dystonen Charakter hingewiesen wird. Wichtig ist es, bei der Erhebung des Schweregrades zu berücksichtigen, dass es sich bei aggressiven und sexuellen Zwangsgedanken in der Regel um „reine" Zwangsgedanken handelt. Liegt keine Kombination mit einem expliziten Handlungszwang vor, treten keine weiteren offenen Zwangshandlungen auf, die man erfragen könnte. Der Maximalwert bei ausschließlich aggressiven und sexuellen Zwangsgedanken kann daher nur 20 Punkte betragen und muss in der Interpretation und Dokumentation entsprechend berücksichtigt werden. Das Fehlen augenscheinlich offener Zwangshandlungen bedeutet nicht, dass keine Neutralisierungsbemühungen existieren. Diese finden aber primär auf gedanklicher Ebene oder in Form von Vermeidungsverhalten (vgl. Kap. 5.2.6) statt und werden mit der Y-BOCS nicht adäquat erfasst.

4.2 Dimensional Obsessive-Compulsive Scale (DOCS)

Die *Dimensional Obsessive-Compulsive Scale* (DOCS, Abramowitz et al., 2010) beruht auf den Ergebnissen faktorenanalytischer Untersuchungen zur Symptomstruktur von Zwangsstörungen. Die DOCS ist ein frei erhältlicher Fragebogen, der von der Arbeitsgruppe um Jon Abramowitz entwickelt und evaluiert wurde. Es liegen mittlerweile zahlreiche Übersetzungen sowie eine Evaluation der deutschsprachigen Version vor (Fink-Lamotte et al., 2021). Weitere Information über die DOCS sind erhältlich unter https://docs.web.unc.edu/.

Hinweis

Im Anhang findet sich ein vollständiger Abdruck der deutschen Version der *Dimensional Obsessive-Compulsive Scale* (DOCS) sowie der Zusatzskala „Kategorie 5: Sexuelle intrusive Gedanken". Eine Anleitung zur Auswertung und Beurteilung der DOCS sowie der Zusatzskala ist ebenfalls im Anhang aufgeführt.

Abramowitz und Kollegen (2010) nennen vier Symptombereiche der Zwangsstörung, die am häufigsten repliziert wurden und aus einem Zusammenspiel von Zwangsgedanken und anschließenden Zwangshandlungen bestehen:

1. Kontaminationsgedanken und Waschzwänge,
2. Zwangsgedanken über Verantwortung, einen Schaden zu verursachen oder einen Fehler zu begehen, und Kontrollzwänge,
3. Zwangsgedanken in Bezug auf Ordnung und Symmetrie und Ordnungszwänge,
4. abstoßende Zwangsgedanken hinsichtlich Sexualität, Religion und Gewalt, die mit mentalen Zwangsritualen und anderen verdeckten Neutralisierungsstrategien (z. B. Gedanken ersetzen) einhergehen.

Ausgehend von diesen Symptombereichen entwickelten die Autoren einen Fragebogen, der in einer deutschen Übersetzung vorliegt und validiert wurde (Fink-Lamotte et al., 2021). Die vier Subtypen werden nun als Kategorien nach den Inhalten der Zwangsgedanken benannt, ohne die zugehörigen Zwangshandlungen aufzuführen:

Kategorie 1: Befürchtungen bezüglich Keimen und Verunreinigung
Kategorie 2: Befürchtungen darüber, für Schaden, Verletzung oder Unglück verantwortlich zu sein
Kategorie 3: Inakzeptable Gedanken
Kategorie 4: Befürchtungen, die Symmetrie und Genauigkeit betreffen, und das Bedürfnis, das Dinge „genau richtig" sein müssen

Zu Beginn jeder Kategorie werden mehrere Beispiele genannt, die den Inhalt der Kategorie qualitativ spezifizieren. Anschließend erfolgte eine quantitative Einschätzung des Schwergrades auf einer fünfstufigen Skala anhand der Items:

- Zeitaufwand für Zwänge,
- Ausmaß des Vermeidungsverhaltens,
- Intensität der Angst bei Unterlassung der Zwangshandlung,
- Beeinträchtigung der Alltagsbewältigung und
- Schwierigkeit des Widerstandes gegen den jeweiligen Zwang.

Der Schweregrad wird somit ähnlich dem Vorgehen in der Y-BOCS mehrdimensional erfasst. Der Vorteil der DOCS liegt in der klaren Zuordnung des Schweregrades zu einem jeweiligen Symptombereich. Der Fragebogen ist als Selbstbeurteilungsbogen konzipiert und mit seinen insgesamt 20 Items ökonomisch zur Diagnostik sowohl im klinischen als auch wissenschaftlichen Kontext einsetzbar. Die Validierung der deutschsprachigen Version der DOCS weist akzeptable bis gute psychometrische Eigenschaften auf und ist vergleichbar mit der amerikanischen Originalversion (Fink-Lamotte et al., 2021). Für die Unterscheidung von Patienten mit Zwangsstörung von einer nicht klinischen Kontrollgruppe liegt der optimale Cut-off-Wert in der deutschen Stichprobe bei 16. Hierbei werden 72 % der Patienten mit Zwangsstörung und 71 % der Kontrollgruppe korrekt identifiziert (Fink-Lamotte et al., 2021). Auf der Internetseite zur DOCS (https://docs.web.unc.edu/)

werden Cut-off-Werte für amerikanische Stichproben berichtet, die auch anhand neuer Studien regelmäßig aktualisiert werden sollen.

Erfassung aggressiver und sexueller Zwangsgedanken in der DOCS

Die DOCS erfasst aggressive und sexuelle Zwangsgedanken im Verbund mit religiösen Zwangsgedanken in einer eigenen Kategorie „Inakzeptable Gedanken“. Zunächst werden beispielhaft fünf Merkmale genannt, die dem Patienten helfen sollen, sich in dieser Kategorie einzuordnen. Zwei Merkmale beziehen sich auf das Auftreten ungewollter aversiver Gedanken:

a) „Unangenehme Gedanken über Sex, Moral oder Gewalt, die Ihnen gegen Ihren Willen in den Sinn kommen“ und
b) „Gedanken daran, schreckliche, unanständige oder peinliche Dinge zu tun, die Sie eigentlich nicht tun wollen.“

Da vom Bearbeiter des Fragebogens keine Angabe erforderlich ist, welche der Gedanken auf ihn zutreffen, fehlt eine spezifische Aussage über die inhaltliche Ausrichtung der Zwangsgedanken. Die weiteren Merkmale beziehen sich auf das resultierende Vermeidungsverhalten in Form von

c) Handlungswiederholungen,
d) gedanklicher Handlungsausführung oder Gebete sprechen und
e) die Vermeidung jeglicher Auslöser, von denen befürchtet wird, dass sie die ungewollten Gedanken hervorrufen könnten.

Kann sich der Bearbeiter des Fragebogens in dieser Kategorie wiederfinden, erfolgt die Schweregradeinschätzung anhand von fünf Items, die in den Formulierungen den Besonderheiten der inakzeptablen Gedanken Rechnung tragen. So berücksichtigt die Frage nach dem Zeitaufwand, der aus der Existenz von Zwangsgedanken resultiert, auch den Umfang von Neutralisierungs- und Vermeidungsverhalten. Ein Aspekt, der in anderen Diagnostikinstrumenten fehlt und eine besondere Nähe zum Konstrukt und der Dynamik von aggressiven und sexuellen Zwangsgedanken darstellt.

Zusatzskala „Kategorie 5: Sexuelle intrusive Gedanken“

Wetterneck, Siev, Adams, Slimowicz und Smith (2015) bemängeln die unzureichende inhaltliche Differenzierung der Skala „Inakzeptable Gedanken“. Sie schlagen daher eine Erweiterung der DOCS um eine fünfte Kategorie vor: die Skala „Sexuelle intrusive Gedanken“. In ihrer Untersuchung an einer klinischen Stichprobe von 54 Zwangspatienten finden sie erwartungsgemäß Gemeinsamkeiten in den Korrelationen der vorhandenen Skala „Inakzeptable Gedanken“ mit der von ihnen konstruierten Skala „Sexuelle intrusive Gedanken“, aber auch Unterschiede. Sie plädieren für den Einsatz dieser detaillierten Skala, um für therapeutische Zwecke konkretere Hinweise auf die Symptomatik zu erhalten. Auch sei eine zuverlässige Aussage über einen Therapieerfolg nicht möglich, wenn ein relevanter Symptombereich nicht klar erfasst werde. Die Skala orientiert sich im formalen Aufbau an den vorhandenen Skalen.

***Kategorie 5:* Sexuelle intrusive Gedanken**

- Unangenehme Gedanken über jemanden des gleichen Geschlechts, wenn Sie heterosexuell sind,
- Gedanken über schreckliche, unanständige oder peinliche Dinge sexueller Natur, die Sie eigentlich nicht tun wollen (einschließlich sexueller Handlungen mit Kindern oder Autoritätspersonen),
- Gedanken daran, jemanden zu einer sexuellen Handlung zu zwingen oder zu einer sexuellen Handlung gezwungen zu werden,
- Wiederholen einer Handlung oder Befolgen eines speziellen Rituals aufgrund sexuell intrusiver Gedanken,
- in Gedanken eine Handlung ausführen oder Gebete sprechen, um einen unerwünschten oder unangenehmen sexuellen Gedanken loszuwerden,
- Vermeidung von Menschen, Orten, Situationen oder anderen Auslösern sexueller intrusiver Gedanken.

Diese Zusatzskala ist bislang nicht Bestandteil der DOCS, im Klinikalltag kann sie aber eine Orientierung bieten, in der Erfassung der Qualität und Intensität von sexuellen Zwangsgedanken und deren Veränderungen im Therapieverlauf.

4.3 Obsessive-Compulsive Inventory – Revised (OCI-R)

Das *Obsessive-Compulsive Inventory - Revised* (OCI-R; Foa et al., 2002) ist ein Selbstbeurteilungsinstrument, das lediglich 18 Items umfasst und mit jeweils drei Items folgende Symptombereiche der Zwangsstörung auf sechs Skalen misst: Kontrollieren, Waschen, Ordnen, Horten, Mentales Neutralisieren und Zwangsgedanken. Auf einer fünfstufigen Likertskala wird eingeschätzt, wie stark im vergangenen Monat die Beeinträchtigung oder der Leidensdruck durch ein bestimmtes Zwangssymptom war. Das OCI-R entstand als Kurzversion des 42 Items umfassenden OCI (Foa, Kozak, Salkovskis, Coles & Amir, 1998) mit dem Ziel, ein kurzes und trotzdem valides und reliables Messinstrument zu entwickeln, das sich im klinischen Alltag ökonomisch einsetzen lässt. Eine deutsche Übersetzung liegt vor, die eine gute bis exzellente konvergente und eine gute divergente Validität für die Gesamtskala und die Subskalen aufweist. Ebenso konnte die Faktorenstruktur der originalen englischsprachigen Version repliziert werden (Gönner, Leonhart & Ecker, 2007).

Erfassung aggressiver und sexueller Zwangsgedanken im OCI-R

Das OCI-R enthält eine Skala mit der Bezeichnung „Zwangsgedanken". Auf die Nennung konkreter Gedankeninhalte wird verzichtet und abstrakt nach „unangenehmen" und „abscheulichen" Gedanken gefragt. Der Aspekt der Ich-Dystonie wird mit der Formulierung „die mir gegen meinen Willen in den Sinn kommen" abgedeckt, der anhaftende Charakter der Zwangsgedanken findet sich in der Aussage „es fällt mir schwer, sie loszuwerden" wieder. Das dritte Item nimmt Bezug auf den bei Patienten mit aggressiven und sexuelle Zwangsgedanken stark ausgeprägten Wunsch, ihre Gedanken kontrollieren zu wollen. Es spricht vieles dafür, dass die abstrakte Beschreibung der Charakteristika von aggressiven, sexuellen, aber auch religiösen Zwangsgedanken ohne präzise Nennung von Inhalten, es den Betroffenen erleichtert, diesen Items zuzustimmen. Gleichzeitig scheint die Validität der Skala nicht zu leiden. Auch nach Entfernung von zwei Items mit inhaltlichem Bezug („sich selbst oder anderen Schaden zuzufügen" und „Angst, impulsiv peinliche oder schädliche Dinge zu tun") aus der Vollversion des OCI, konnte die Skala „Zwangsgedanken" weiterhin faktorenanalytisch repliziert werden. Das OCI-R bildet somit ein sehr ökonomisches Screeninginstrument, um Patienten mit aggressiven, sexuellen oder religiösen Zwangsgedanken zu identifizieren. Im Rahmen einer weitergehenden Exploration, unter Berücksichtigung der Besonderheiten zur Erfragung von unakzeptierbaren Zwangsgedanken, kann die inhaltliche Präzisierung der Zwangsgedanken erfolgen.

4.4 Hamburger Zwangsinventar – Kurzform (HZI-K)

Das *Hamburger Zwangsinventar - Kurzform* (HZI-K; Klepsch, Zaworka, Hand, Lünenschloß & Jauernig, 1993) ist ein im deutschen Sprachraum weit verbreitetes Selbstbeurteilungsinstrument zur Erfassung des Schweregrads und der Symptomatik von Zwangsstörungen. Es umfasst 72 Items und basiert auf der 1983 veröffentlichten Langversion (Zaworka et al., 1983). Je 12 Items decken sechs Unterkategorien ab: Kontrollieren, Waschen/Reinigen, Ordnen, Zählen/Berühren/Sprechen, Denken von Worten und Bildern und Gedanken, sich selbst oder anderen ein Leid zuzufügen. Die Subskalen besitzen eine gute zeitliche Stabilität und eine zufriedenstellende konvergente und divergente Validität. Die Antworten werden nicht in Form einer Likertskala graduiert erfasst, sondern im Forced-Choice-Format („stimmt"/"stimmt nicht") beantwortet. Eine Ausdifferenzierung des Schweregrades erfolgt über eine vierstufig graduierte Veränderung der Frageformulierung zum gleichen Grundinhalt. Diese Items werden nicht in direkter Abfolge, sondern zufällig verteilt an verschiedenen Positionen im Fragebogen aufgeführt. Dieses Vorgehen erklärt die hohe Itemanzahl und die Herausforderung für manche Zwangspatienten, die für sie „richtige" Formulierung zu identifizieren. So gilt es zu entscheiden, ob einem schon einmal ein bestimmter Gedanke gekommen ist, ob man sich manchmal von einem solchen Gedanken ablenkt, ob man sich trotz Ablenkung nicht von diesem Gedanken befreien kann oder ob es einen Tag gab, an dem man zu nichts anderem fähig war, als darüber nachzudenken. Die gute Absicht der Schwergraderfassung erweist sich bei manchem Zwangspatienten als Herausforderung. Gönner, Leonhart und Ecker (2007) blicken aus der Perspektive des Zwangspatienten und benennen zu Recht „übermäßigen Perfektionismus, überhöhte Verantwortlichkeitsgefühle, exzessive Sorgen um Exaktheit und Korrektheit der Antworten, störungsimmanentes Zweifeln und Entscheidungsunsicherheiten" als Ursache für mitunter deutlich längeren Bearbeitungszeiträume als die prognostizierten 15 bis 30 Minuten. Die Testgütekriterien werden als zumindest befriedigend für die klinische Einzelfallanwendung eingestuft (Backenstrass, Schaller & Jäntsch, 2012).

Erfassung aggressiver und sexueller Zwangsgedanken im HZI-K

Eine Hauptkomponentenanalyse des HZI-K verweist auf eine zweidimensionale Struktur der erfassten Zwangsphänomene im Sinne einer Unterteilung in Zwangshandlungen und Zwangsgedanken (Maß, Conradi, Moritz & Andresen, 1997). Dennoch ist voranzustellen, dass weder sexuelle noch religiöse Zwangsgedanken im Fragebogen Berücksichtigung finden. Aggressive Zwangsgedanken sind Gegenstand der „Skala F: Gedanken, sich selbst oder anderen ein Leid zuzufügen" des HZI-K. Sie besteht aus 12 Items, die inhaltlich folgende Aspekte erfragen:

- „Gedanken, jemand anderen umzubringen oder zu verletzen",
- „Gedanken, sich selbst umbringen zu können" und
- „Gedanken, etwas zu zerstören".

Dabei wird der Schweregrad der Beeinträchtigung durch den Gedanken durch eine vierfach abgestufte Variation der erfragten Beschäftigungsintensität erfasst. Bleibt es bei der Bejahung der Frage „Ist Ihnen schon einmal der Gedanken gekommen?", kann von einem normalen intrusiven Gedanken ausgegangen werden, der jedem Menschen einmal durch den Kopf schießen kann. In der Formulierung „Gab es einen Tag, an dem Sie zu nichts anderem mehr fähig waren, als darüber nachzudenken?" kann sich ein Patient mit intensiven Zwangsgedanken wiedererkennen. Untersuchungen sowohl an klinischen (Klepsch et al., 1993) als auch an einer nicht klinischen Stichprobe (Maß et al., 1997) weisen darauf hin, dass die beiden oberen und die beiden unteren Stufen zusammengefasst werden müssen, um einen graduellen Unterschied abzubilden. Normwerte liegen auf der Grundlage einer repräsentativen klinischen Eichstichprobe von $N=223$ Zwangspatienten vor. Im Rahmen einer Analyse der konvergenten Validität von HZI-K und OCI-R ergibt sich eine mittlere signifikante Korrelation von $r=.56$ der „Skala F: Gedanken, sich selbst oder anderen ein Leid zuzufügen" des HZI-K und der Skala „Zwangsgedanken" des OCI-R (Backenstrass et al., 2012).

Insgesamt liegt der Schwerpunkt auf der Erfassung von Gedanken mit aggressiven Inhalten sich selbst oder anderen gegenüber. Die Formulierungen lassen den Bearbeiter nicht erkennen, ob es sich um ich-dystone Gedanken handelt, die er gegen seinen Willen erlebt, oder ob die Gedanken einen aktuellen psychischen Zustand beschreiben. Insbesondere die Items zur Erfassung von „Gedanken, sich selbst umzubringen" könnten in der gleichen Form in einem Fragebogen zur Erhebung von Suizidgefährdung verwendet werden. Eine Korrelation dieser Subskala mit Werten des *Beck-Depressions-Inventars* (BDI) oder der *Hamilton Depression Skala* (HAMD) konnte allerdings nicht festgestellt werden, der HZI-K erwies sich im Vergleich zum OCI-R sogar als relativ „immun" gegen einen depressionsbasierten Bias (Backenstrass et al., 2012).

4.5 Multidimensionales Zwangsstörungsinventar (MZI)

Das *Multidimensionale Zwangsstörungsinventar* (MZI; Gönner, Ecker, Leonhart & Limbacher, 2016) ist eine deutsche Weiterentwicklung des *Vancouver Obsessional-Compulsive Inventory* (VOCI; Thordarson et al., 2004) unter Berücksichtigung von Items des *Symmetry Ordering and Arranging Questionnaire* (SOAQ; Radomsky & Rachman, 2004). Die Autoren gingen auf der Grundlage der in faktorenanalytischen Untersuchungen am häufigsten replizierten Dimensionen von einer Sechs-Faktorenstruktur aus und ordneten die Items des VOCI und des SOAQ zunächst aufgrund theoretischer Überlegungen zu und konnten die Faktorenstruktur empirisch bestätigen (Gönner, Ecker, Leonhart & Limbacher, 2010). Da die Dimensionen „Aggressive/schädigende Zwangsgedanken" und „Unmoralische Zwangsgedanken" einen starken Zusammenhang zeigten, wurde für die beiden Dimensionen ein übergeordneter Faktor „Zwangsgedanken" gebildet, so dass der Fragebogen fünf Dimensionen erfasst. Die übrigen vier Dimensionen lauten: Kontaminationsbefürchtungen/Waschzwänge, Kontrollzwänge, Zwanghaftes Horten und Symmetrie/Ordnungszwänge. Jeweils sechs Items decken einen Faktor ab, auf einer fünfstufigen Likertskala schätzt der Bearbeiter des Fragebogens ein, in welchem Ausmaß die formulierten Aussagen für ihn zutreffen. Diese Fragebogenkonstruktion mit insgesamt 30 Items ermöglicht eine gleichzeitige Erfassung von qualitativer und quantitativer Merkmalsausprägung. Der prognostizierte Zeitaufwand beträgt 10 Minuten und prädestiniert den Fragebogen für den Einsatz als diagnostisches Screeninginstrument, mit bereits aussagekräftigen Informationen zu den Hauptsymptombereichen und der Schwere der Symptomatik in klinischer Praxis und Forschung. Normwerte liegen vor und ermöglichen sowohl für den Gesamtscore als auch für die einzelnen Dimensionen eine Interpretation der Rohwerte. Die psychometrischen Eigenschaften des MZI können als gut bezeichnet werden. Die internen Konsistenzen für die Gesamtskala und die einzelnen Skalen fallen in klinischen Stichproben gut bis sehr gut aus, die hohe Retest-Reliabilität weist auf eine sehr hohe Homogenität und zeitliche Stabilität der MZI-Skalen hin. Hervorzuheben ist, dass das MZI ein höheres Diskriminationspotenzial besitzt als vergleichbare Messinstrumente. Ein definierter Cut-off-Wert konnte in der Evaluationsstichprobe bei 90 % der Zwangspatienten das Vorliegen einer Zwangsstörung korrekt diagnostizieren und bei 90 % der Gesunden eine Zwangsstörung korrekt ausschließen.

Erfassung aggressiver und sexueller Zwangsgedanken im MZI

Das MZI erhebt „Zwangsgedanken“ mit den Unterkategorien „Unmoralische Zwangsgedanken“ und „Aggressive Zwangsgedanken“. In der Unterkategorie „Unmoralische Zwangsgedanken“ werden mit je einem Item Zwangsgedanken erfragt, die sexuelle, religiöse oder nicht näher bezeichnete unmoralische Inhalte haben und jeweils als unerwünscht und beunruhigend erlebt werden. Die Unterkategorie „Aggressive Zwangsgedanken“ fragt nach

- „unerwünschten, beunruhigenden Gedanken, eine scharfe Waffe zu benutzen“,
- „einem erschreckenden, ungewollten Drang, in den entgegenkommenden Verkehr zu fahren oder in ein Auto zu laufen“,
- „einer Beunruhigung, durch ungewollte Impulse andere Menschen zu verletzen“.

Alle Items enthalten den Hinweis auf die Ich-Dystonie der Gedanken und die Beunruhigung, die mit dem Gedanken einhergeht. Gönner, Schmid, Gönner, Leonhart und Ecker (2013) weisen darauf hin, dass die Kriteriumsvalidität der Unterskala „Aggressive Zwangsgedanken“ im Vergleich zu den ausgezeichneten Werten der anderen Unterskalen deutlich abfällt. Es scheint inhaltliche Überschneidungen zu geben zwischen aggressiven Zwangsgedanken und -impulsen und Grübelgedanken und Handlungsimpulsen bei depressiven Patienten. Insbesondere dem Item „Mich erschreckt oft ein ungewollter Gedanken, in den entgegenkommenden Verkehr zu fahren oder in ein Auto zu laufen.“ werden auch viele depressive Patienten ohne Zwangsstörung zustimmen können. Dieses Item findet sich auch im HZI-K sowie als erläuterndes Beispiel in der Y-BOCS Symptom-Checkliste. Im Unterschied zum OCI-R, der mit drei sehr allgemein gehaltenen Formulierungen den Faktor „Zwangsgedanken“ erfasst, benennt das MZI die Themenbereiche auf einer konkreteren Ebene, ohne die Spezifität von Formulierungen zu erreichen, wie sie in der Y-BOCS Symptom-Checkliste zu finden sind (z. B. „Ich habe Zwangsgedanken, die die Homosexualität betreffen.“). Dieser mittlere Detailgrad ermöglicht eine etwas präzisere Erfassung der inhaltlichen Ausprägung der unakzeptierbaren Zwangsgedanken im Rahmen eines standardisierten Testverfahrens.

4.6 Auswahl eines Diagnoseinstruments

Welches Instrument ist geeignet, wenn es um die Frage der Erfassung aggressiver und sexueller Zwangsgedanken geht?

Das HZI-K erweist sich als wenig hilfreich, da es sexuelle Zwangsgedanken gar nicht erfasst. Aggressive Gedanken, sich selbst oder anderen etwas anzutun oder etwas zu zerstören, werden in der Skala „Leid zufügen" erhoben.

Die Y-BOCS Symptom-Checkliste fasst die Definition von aggressiven Zwangsgedanken sehr weit. So können Patienten einige Items bejahen, ohne unter aggressiven Zwangsgedanken im engeren Sinne zu leiden. Sexuelle Zwangsgedanken werden hingegen detailliert erfasst. In der Selbsteinschätzungsvariante erfolgt der Hinweis auf die Ich-Dystonie in den Erläuterungen, in der Anwendung als halbstrukturiertes Interview sollte der Interviewer darauf hinweisen. Bei der Interpretation der Y-BOCS Schweregraderfassung kann es zu Missverständnissen kommen. Der Schweregrad wird getrennt für „Zwangshandlungen" und „Zwangsgedanken" erfasst. Von dem Begriff „Zwangsgedanken" auf aggressive und sexuelle Zwangsgedanken zu schließen, wäre unzulässig, da sich die Fragen zur Schweregradbestimmung auf die Y-BOCS Symptom-Checkliste beziehen, mit der alle Arten von Zwangsgedanken erfasst werden.

Das OCI-R besticht durch seine Kürze. Die Aussagen sind abstrakt formuliert, so dass offen bleibt, ob es sich bei einem hohen Score um aggressive, sexuelle oder religiöse Zwangsgedanken handelt. Das Instrument bietet ein rasches Screening und bei hohen Scores auf der Skala „Zwangsgedanken" Anlass für eine gezielte Exploration.

Die DOCS beschreibt mit der Skalenüberschrift „Inakzeptable Gedanken" diesen faktorenanalytisch mehrfach replizierten eigenständigen Symptombereich und grenzt damit diese Untergruppe von den übrigen Zwangsgedanken ab. Eine Vermengung von z. B. Kontaminationsideen mit aggressiven oder sexuellen Zwangsgedanken ist damit ausgeschlossen. Vorbildlich bei der Bestimmung des Schweregrades ist die Berücksichtigung von mentalem Neutralisieren und Vermeidungsverhalten. Diese „nicht sichtbaren" Zwangshandlungen zur Reduktion der Angst und Anspannung sind ein Spezifikum aggressiver und sexueller Zwangsgedanken und werden in keinem anderen Messinstrument so explizit berücksichtigt. Die exakten Inhalte der Zwangsgedanken werden hingegen nicht abgebildet. Die von Wetterneck und Kollegen (2015) vorgeschlagene Zusatzskala „Sexuelle intrusive Gedanken" behebt dieses Manko für sexuelle Zwangsgedanken.

Das MZI unterteilt die Skala „Zwangsgedanken" in zwei Subskalen. Durchgängig wird der ich-dystone Charakter der Gedanken erwähnt, womit deutlich wird, dass die Skala der engen Definition von Zwangsgedanken folgt. Sexuelle Zwangsgedanken werden gemeinsam mit religiösen oder anderen unmoralischen Gedanken in der Subskala „Unmoralische Zwangsgedanken" erhoben, für aggressive Zwangsgedanken besteht eine gleichnamige eigene Skala. Eine erste inhaltliche Spezifikation wird also bereits über die Unterskalen ermöglicht.

Zusammenfassung

Besonders geeignet zur Diagnose sexueller und aggressiver Zwangsgedanken ist die DOCS in Kombination mit der Zusatzskala. Die Y-BOCS kann ebenfalls eingesetzt werden, wobei dort aber nur die sexuellen Zwangsgedanken detailliert erfasst werden. Das OCI-R ermöglicht ein sehr gutes erstes Screening. Das MZI kann sowohl zum Screening als auch zur detaillierteren Diagnostik eingesetzt werden, wobei es nicht die Spezifität aufweist, die die DOCS in Verbindung mit der Zusatzskala bietet.

5 Therapie aggressiver und sexueller Zwangsgedanken

Im Mittelpunkt des Therapieleitfadens steht die spezifische und direkte Behandlung der aggressiven und sexuellen Zwangsgedanken. Da sich die sexuellen und aggressiven Zwangsgedanken in einigen Punkten deutlich von anderen Zwangsgedanken bzw. Handlungszwängen unterscheiden, werden im Kapitel 5.1 die Besonderheiten dieser Störung, die es bei der Therapie und insbesondere bei der Exposition zu beachten gilt, vorgestellt. In der Therapiephase 1 „Diagnostik und Differenzialdiagnostik" (vgl. Kap. 5.2) werden Merkmale beschrieben, die an der Art der Schilderung der Symptomatik die Zwangsgedanken erkennen lassen. Typische mentale und verhaltensbezogene Neutralisierungshandlungen werden erläutert, die ebenfalls auf aggressive und sexuelle Zwangsgedanken schließen lassen. Die Bedeutung des zwanghaften Zweifels, der bereits diese Phase der Exploration und Diagnostik beeinflusst, wird hervorgehoben. In der Therapiephase 2 „Distanzierung von Zwangsgedanken" (vgl. Kap. 5.3) werden kognitive und metakognitive Methoden beschrieben, die helfen, ein alternatives Erklärungsmodell zur Existenz der Zwangsgedanken aufzubauen. Die Expositionsverfahren in sensu und in vivo werden schließlich in den Therapiephasen 3 und 4 detailliert dargestellt (vgl. Kap. 5.4 und Kap. 5.5).

5.1 Grundsätzliche Aspekte der Behandlungsrationale

Patienten mit aggressiven und sexuellen Zwangsgedanken haben in der Regel den Wunsch, eine Methode zu finden, mit der sie das Auftreten ihrer Zwangsgedanken unmittelbar unterbinden können. Da dies nicht möglich ist, liegt das primäre Ziel einer spezifischen Behandlung von aggressiven und sexuellen Zwangsgedanken darin, den Betroffenen zu unterstützen, sich von den Gedanken distanzieren zu können, den Zwangsgedanken mit immer weniger Angst zu erleben und sich in der Alltagsbewältigung immer weniger einzuschränken zu lassen. In der mittel- bis langfristigen Konsequenz kann dann auch die Häufigkeit der Gedanken tatsächlich abnehmen. Dabei gilt die Anwendung von Expositionsverfahren in der

Therapie von Zwangsstörungen als effektives und zentrales Behandlungselement. Liegen zahlreiche detaillierte Schilderungen zur Durchführung der Exposition bei Handlungszwängen vor, so sind die Ausführungen zur Exposition bei aggressiven und sexuellen Zwangsgedanken nicht selten unkonkret oder verweisen auf eine analoge Anwendung wie bei Handlungszwängen. In der Behandlung von aggressiven und sexuellen Zwangsgedanken gibt es jedoch Besonderheiten, die es im Aufbau der Expositionsbehandlung zu beachten gilt.

5.1.1 Der Zwangsgedanke ist der zentrale Trigger

Der Ausruf eines Patienten „Allein dafür, diesen Gedanken zu denken, gehört man ins Gefängnis!" macht die besondere Qualität der aggressiven und sexuellen Zwangsgedanken deutlich. Das bloße Auftreten des Gedankens wird bereits als intensive Bedrohung erlebt, die mit einem starken aversiven Angst- und Schuldgefühl einhergeht. Dies führt zu Versuchen, das Auftreten des *Gedankens* zu verhindern. Ein *Gedanke* aus dem Bereich der Kontaminationsbefürchtungen, z. B. „Wenn ich die Türklinke anfasse, könnte ich mich mit Aids infizieren.", wird hingegen nicht als verwerflich betrachtet, sondern als „wohlmeinender Hinweis" auf das Vorliegen einer Gefahr. Vermieden werden muss aus Sicht des Patienten nicht der Gedanke, sondern die Berührung der Türklinke (Ryan, 2004). Für die Gestaltung einer Exposition ergibt sich daraus, dass ein intensiver Kontakt mit dem aggressiven oder sexuellen Zwangsgedanken herzustellen ist, analog zur Exposition mit Auslösern wie Spinnen, Höhe oder engen Räumen bei entsprechenden phobischen Reaktionen. Hierfür ist eine Exposition in sensu, d. h. eine Konfrontation mit den Zwangsgedanken in der Vorstellung, besonders gut geeignet. Diese Form der imaginativen Exposition stellt eine primäre und unmittelbare Exposition dar (Abramowitz, Deacon & Whiteside, 2011). Sie ist abzugrenzen vom ebenfalls In-sensu-Exposition genannten Verfahren, bei dem sich die Durchführung einer Konfrontation in Gedanken vorgestellt wird (z. B. die Vorstellung einer Kontamination ohne anschließendes Händewaschen oder die Vorstellung, das Haus zu verlassen, ohne den Herd zu kontrollieren). Die Einordnung des Zwangsgedankens als phobischer Trigger findet sich bereits bei Rachman (1971):

> Nehmen wir an, dass die obsessiven Grübeleien (d. h. der Gedanke selbst) negativ konditionierte Reize sind. Darüber hinaus haben sie, soweit sie dem Patienten Ängste bereiten, eine gewisse Ähnlichkeit mit den bekannteren phobischen Stimuli. Wie belastende phobische Reize führen auch diese unangenehmen Gedanken dazu, dass sich die Patienten in Vermeidungsverhalten flüchten. (S. 230)

5.1.2 Das unmittelbare Zwangsverhalten ist ein mentaler Prozess

Formulierungen wie „reine Zwangsgedanken“ oder „Zwangsgedanken ohne offenes Zwangsverhalten“ suggerieren das Fehlen von neutralisierenden Verhaltensweisen, mit denen Angst und Schuldgefühle kurzfristig eine Linderung erfahren. Um dem auf gedanklicher Ebene einsetzenden Auslöser der Angst – dem inakzeptablen Zwangsgedanken – unmittelbar zu begegnen und die Angst zu reduzieren, erfolgen die ersten „Zwangshandlungen“ ebenfalls auf gedanklicher Ebene. Sie sind somit zunächst nicht sichtbar, wie offenes Zwangsverhalten bei Wasch- oder Kontrollzwängen. Verschiedene Formen der gedanklichen Neutralisierung (vgl. Kap. 5.2.6) sind charakteristisch und können auch als differenzialdiagnostische Hinweise genutzt werden. Sie dienen dem Versuch, den aufgetretenen Zwangsgedanken zu entkräften und als unzutreffend einzuordnen. Einer kurzfristigen Entlastung folgt jedoch rasch ein erneuter Anstieg der Angst. Hier gleicht die Dynamik den Zwangshandlungen bei Wasch- oder Kontrollzwängen. Einer kurzfristigen Angstreduktion durch Waschen oder Kontrollieren folgt ebenfalls ein erneuter Angstanstieg. Der grundlegende Zweifel kann nicht aufgelöst werden.

5.1.3 Auf Verhaltensebene dominiert das Vermeidungsverhalten

Neben den gedanklichen Neutralisierungsstrategien steht auf der Handlungsebene das zunächst unauffälligere, aber faktisch sehr ausgeprägte Vermeidungsverhalten im Vordergrund. Abhängig vom Inhalt der Zwangsgedanken werden auslösende Stimuli wie Messer, Kinder, Männer oder Frauen vermieden. Zwei Motive sind dafür verantwortlich. Zum einen befürchten Patienten in der Auslösesituation ein „garantiertes“ Auftreten der Zwangsgedanken, deren bloße Existenz starke Angst und Schuldgefühle auslöst. Zum anderen befürchten sie, in der Nähe der Auslösestimuli kurz vor der ungewollten Ausführung einer lebenzerstörenden, kriminellen Straftat zu stehen. Für die Exposition auf Verhaltensebene ergibt sich daraus ein besonderer Schwerpunkt. Während bei Handlungszwängen angestrebt wird, Wasch- oder Kontrollhandlungen ***ab***zubauen, bedeutet die Arbeit am Verhalten im Kontext aggressiver und sexueller Zwangsgedanken, Annäherungsverhalten ***auf***zubauen. Patienten sollen sich in gestufter Form den Zwangsgedanken auslösenden Reizen, z. B. Messer, Kinder, Männer, Frauen, annähern und die dabei auftretenden Zwangsgedanken und Ängste bis zur Angstreduktion tolerieren.

Die *Expositionsbehandlung* sowohl auf gedanklicher als auch auf Verhaltenseben ist somit ein Kernelement der spezifischen Therapie von aggressiven und sexuellen Zwangsgedanken. Diese ist einzubetten in ein Gesamtkonzept mit dem Ziel, den Betroffenen sensibel auf dem Weg zur Exposition zu begleiten. Auf *interakti-*

oneller Ebene gilt es, die Scham und Angst der Patienten zu berücksichtigen, überhaupt über diese Gedanken zu sprechen. Auf *psychoedukativer Ebene* sind die Bedeutung und der hohe Stellenwert, den Patienten Gedanken beimessen, zu relativieren und neu einzuordnen. Ziel ist es, den Gedanken nicht mehr als Ausdruck einer Gefahr, sondern lediglich als eine „neurophysiologische Aktivität des Gehirns" zu bewerten, ein Gedanke, der keine reale Aussage über Persönlichkeit oder Handlungsabsichten enthält.

5.1.4 Die Bedrohung des Selbst

O'Connor und Kollegen (O'Connor et al., 2005; Aardema & O'Connor, 2007; O'Connor & Aardema, 2012) nehmen mit der Betrachtung des „Selbst" ein in der kognitiv-verhaltenstherapeutischen Theoriebildung vernachlässigtes Konstrukt auf und erarbeiten einen vielversprechenden Ansatz zum Verständnis der aggressiven und sexuellen Zwangsgedanken (Aardema & Wong, 2020). Sie stellen die Bedrohung durch ein „Selbst, wie es sein könnte" in den Mittelpunkt. Die Patienten sind schockiert und zutiefst erschüttert über die Möglichkeit, dass tief in ihrer Persönlichkeit – „noch unentdeckt" – ein Mörder, Kinderschänder oder Vergewaltiger stecken könnte. Die sich immer wieder aufdrängenden Zwangsgedanken gelten ihnen als Beleg für diese Befürchtung. Der Verdacht, ein solcher Mensch sein zu können, löst starke Angst aus. Führt man diesen Gedanken weiter und wendet die Perspektive, so ist das Objekt der Bedrohung letztlich das „Selbst, wie es ist". Man kann die aggressiven und sexuellen Zwangsgedanken somit auch als einen fundamentalen Angriff auf das Selbst bezeichnen. So reagierte eine 69-jährige Patientin auf den Zwangsgedanken, sie könnte ihre Nichte unsittlich berührt haben, mit folgender Aussage: „Ich habe gedacht, *du bist das nicht mehr* – das hat eine wahnsinnige Angst ausgelöst." Ein 19-jähriger Patient mit pädophilen Zwangsgedanken äußerte: „Ich fühle richtig, wie mein Ich blockiert ist." Eine 22-jährige Patientin mit Zwangsgedanken bezüglich ihrer sexuellen Orientierung schilderte: „Das war nicht mehr ich selbst."

Sind zahlreiche aggressive und sexuelle Zwangsgedanken auf amoralische oder kriminelle Taten bezogen, deren Antizipation die Angst zusätzlich steigert, so lassen sich mit dem Modell von der Bedrohung des Selbst auch Fälle verstehen, in denen die vermeintlichen Taten nicht per se kriminell oder moralisch verwerflich sind. Zunächst sind hier die Zwangsgedanken zu nennen, man könne trotz bereits seit Jahren gelebter Heterosexualität homosexuell sein. Eine häufige Interpretation, hier liege eine homophobe Komponente vor, die dann Angst auslöse, greift zu kurz und wird von vielen Patienten glaubhaft verneint (Williams, 2008). Homosexualität wird in vielen Fällen nicht als verurteilungswürdig betrachtet. Trotzdem erfüllt es Betroffene mit tiefer Angst, ausgelöst durch die Vehemenz der Zwangsdanken, jemand anderes sein zu können, als sie es „eigentlich" sind.

In diese Logik passt auch die Befürchtung homosexueller Menschen mit dem Zwangsgedanken „Ich könnte heterosexuell sein." (Hezel, Rapp, Glasgow, Gridland & Simpson, 2022). Die Zwangsgedanken attackieren also das Selbstbild und Selbstkonzept des Patienten in fundamentaler Weise – ein Generalangriff auf das Selbst. Dieser Angriff besteht im Kern darin, dass ein Zwangsgedanke die Hypothese in den Raum stellt, man könne ein komplett anderer Mensch sein, als man sich selbst bislang erlebt hat. Hoffmann und Hofmann (2004) sprechen in diesem Zusammenhang treffend vom „Riss in der Ich-Kontinuität". Allein der Verlust des sicher geglaubten Ichs löst Angst aus. Dieses „Ich, wie es sein könnte" muss daher nicht zwingend „gefährlich" sein. In diesen Fällen mischt sich die Angstqualität mit der Antizipation negativer Konsequenzen wie soziale Ächtung und Haftstrafe. Es finden sich aber auch zahlreiche Fälle, in denen die „reine" Selbstverunsicherung bereits als existentielle Bedrohung mit starker Angst erlebt wird. Eine 25-jährige Patientin war beispielsweise von dem Zwangsgedanken gequält, sie könne einen älteren Mann lieben, obwohl sie das nicht wolle und befürchtete gerontophil zu sein. Weitere Beispiele sind: „Ich könnte die neue Frau meines Vaters, die ich nicht mag, lieben.", „Ich bin zwar seit 20 Jahren Jurist, aber es könnte sein, dass ich eigentlich Priester werden wollte.", oder, auch wieder mit Amoralität verknüpft: „Ich könnte ein Teufelsanbeter sein.", „Ich könnte ein Nazi sein.", „Ich könnte ein Ungeheuer sein." Die amerikanische Therapeutin Stacy Wochner (2019) berichtet schließlich von einem Patienten, der als Single den Zwangsgedanken hatte, er könne homosexuell sein, nach seiner Heirat den Zwangsgedanken, er könne seine Frau verletzen, und als das erste Kind geboren wurde den Zwangsgedanken, er könne pädophil sein. Insgesamt scheint die Fragilität und Unsicherheit im Erleben des eigenen Ichs eine Voraussetzung für die Anfälligkeit zu sein, persönlichkeitsinkompatible Identitätsvermutungen eindringen zu lassen und Zwangsgedanken zu entwickeln.

5.2 Therapiephase 1: Diagnostik und Differenzialdiagnostik

5.2.1 Die Zwangsgedanken ermitteln

Erscheint ein Patient erstmalig in der Behandlungssituation, so erweist sich für ihn bereits die Mitteilung seines Problems als große Hürde. Er stellt sich die Frage, wie der Therapeut auf seine Symptomschilderung reagieren wird, und befürchtet, dass dieser auch zu der Überzeugung gelangt, dass von ihm eine Gefahr ausgehe. Einige Patienten versuchen zunächst Andeutungen zu machen, erwähnen die Existenz quälender Gedanken, die ihnen starke Angst bereiten, ohne sie genau zu benennen. Wird eine Hemmung der Patienten deutlich, die Zwangsgedanken auszusprechen, so lassen sich zwei Vermeidungsmotive unterscheiden. Zum einen kann der

Patient befürchten, dass der Therapeut seine Gedanken für gefährlich hält und die schlimmste Befürchtung des Patienten bestätigen würde, ein potenzieller Mörder, Kinderschänder oder Vergewaltiger zu sein. Ein zweites Motiv ist der Umstand, dass bereits das Aussprechen zentraler Schlüsselbegriffe wie „lesbisch", „pädophil" oder „Mörder" bei einigen Betroffenen starke Angstreaktionen auslöst, deren Erleben sie vermeiden wollen. Kommen Anteile magischen Denkens hinzu, befürchten Patienten, dass bereits das Aussprechen bestimmter Gedanken negative Ereignisse auslöst.

5.2.2 Vermeidungsmotiv: Befürchtung vom Therapeuten verurteilt zu werden

Diese Befürchtung variiert in der Intensität. Sie kann aber beeindruckend stark ausgeprägt sein, wenn die Überzeugung, dass Gedanken Wirklichkeit repräsentieren, hoch ist. Mit der Frage „Was befürchten Sie, werde ich tun oder denken, wenn Sie mir von Ihren Gedanken berichten würden?" kann dieses Motiv erfasst und bearbeitet werden.

Beispieldialog

Th.: *Was glauben Sie könnte passieren, wenn Sie mir von Ihren Gedanken erzählen?*

Pat.: *Dann könnte es sein, dass Sie auch denken, dass ich hier gar nicht richtig bin, und mich nicht weiter behandeln wollen.*

Th.: *O.K., ich verstehe, dass Sie befürchten, ich könnte Ihre Gedanken abstoßend finden und Sie deswegen nicht mehr behandeln wollen oder schlecht über Sie denken. Mir ist diese Angst von anderen Patienten mit Zwangsgedanken bekannt - im Grunde geht es fast allen so wie Ihnen. Ich erinnere mich an die junge Mutter, die nach der Geburt den Gedanken hatte, ihr neugeborenes Baby mit dem Kissen zu ersticken, oder den Vater, der den Gedanken hatte, seine beiden Söhne mit dem Messer zu erstechen. Beiden fiel es schwer, diese Gedanken zu nennen, was ja auch erstmal verständlich ist. Wer kommt schon auf die Idee, dass es sich um Zwangsgedanken handelt, die immer das genaue Gegenteil von dem aussagen, was die Person eigentlich möchte. Darüber werden wir noch näher sprechen. Sie brauchen den Gedanken erst zu nennen, wenn es für Sie in Ordnung ist.*

5.2.3 Vermeidungsmotiv: Angstreaktion beim Aussprechen der Gedanken

Ein zweites Motiv beruht auf der Befürchtung, dass bereits das Aussprechen der Gedanken negative Folgen haben könnte.

Beispieldialog

Pat.: *Es fällt mir so schwer, dieses Wort (lesbisch) auszusprechen. Um mich zu beruhigen, sage ich mir selbst immer nur „Du bist nicht L."*

Th.: *Wie würden Sie sich fühlen, wenn Sie das Wort komplett aussprechen würden?*

Pat.: *Allein das Wort ist schon so schlimm für mich – obwohl es das ja eigentlich gar nicht ist. Aber ich weiß, ich würde sofort ein starkes Angstgefühl haben und glauben, dass ich das bin, wenn ich so etwas sage.*

Th.: *Ein Angstgefühl, das Sie gerne vermeiden möchten. Das kann ich nachvollziehen, und es zeigt, wie sehr allein Begriffe Ihre Angst auslösen können. Auch das Gefühl, schon das Aussprechen des Wortes könnte etwas in Ihnen verändern, ist mir bei dieser Art von Zwangsgedanken bekannt. Wir werden über diesen Zusammenhang noch weitersprechen. Sie brauchen das Wort auch jetzt nicht zu nennen, wenn es Ihnen noch zu schwerfällt. Wir werden aber noch darüber sprechen, welchen Sinn es haben kann, gerade dieses Wort immer häufiger auszusprechen, um die Angst davor zu verlieren.*

Der Patient soll auf der einen Seite das Gefühl entwickeln, dass der Therapeut die Symptomatik kennt und seine Angst, den Gedanken zu nennen, respektiert. Das Erfahren von Beispielen anderer Patienten wirkt entlastend. Auf dieser Grundlage kann sich der Patient entscheiden, die Gedanken auszusprechen, wozu ihn der Therapeut im weiteren Verlauf ermutigen sollte, ohne darauf zu beharren. Werden die Gedanken ausgesprochen, ist ein gelassener Umgang mit den Inhalten von großer Bedeutung und ermöglicht dem Patienten eine weitere Selbstöffnung. Dabei ist der schmale Grat zwischen angebrachter Aufklärung über das Phänomen Zwangsgedanken als Krankheitseinheit mit einem gewünschten entlastenden Effekt auf der einen Seite und einem möglichen Verlangen des Patienten nach Rückversicherung („Sie sind wirklich der Ansicht, dass ich kein Mörder bin?") auf der anderen Seite zu beachten.

5.2.4 Offene Mitteilung der Zwangsgedanken

Befindet sich ein Patient in einer akuten, durch ein massives Auftreten von Zwangsgedanken ausgelösten emotionalen, stark angst- und schuldgefärbten Krise, dominiert die Überzeugtheit vom Wahrheitsgehalt der Zwangsgedanken. Die Gedanken werden nicht mehr verheimlicht. Der Patient fühlt sich gewissermaßen verpflichtet, seine irreale Schuld einzugestehen und seine vermeintliche Gefahr für andere mitzuteilen. Auch das Aufsuchen einer Polizeistation, um sich selbst anzuzeigen für eine Tat, die niemals begangen wurde, kann die Folge einer solchen emotionalen Krise sein. In diesem Fall teilen die Patienten auch dem Behandler die Gedanken offen mit.

5.2.5 Merkmale in der Schilderung aggressiver und sexueller Zwangsgedanken

Aus der Art und Weise, wie ein Patient mit aggressiven oder sexuellen Zwangsgedanken seine Symptomatik schildert, von der er im Grunde weiß, dass sie nicht seinem Wesen und tatsächlichen Absichten entspricht, lassen sich für den Behandler bereits erste Erkenntnisse für die Diagnose ableiten. Die Hartnäckigkeit, mit der einige Patienten ihren Zweifel immer wieder zum Ausdruck bringen, verunsichert jedoch zahlreiche Behandler. Glazier, Calixte, Rothschild und Pinto (2013) legten Psychotherapeuten Fallvignetten von Patienten mit Zwangsgedanken vor. Die Fehlerquote lag bei Zwangsgedanken, die sexuelle Orientierung betreffend, bei 77 % und bei pädophilen Zwangsgedanken bei 43 %. Deutlich seltener kam es zu Fehleinschätzungen bei Kontaminationsgedanken (15,8 %). Auch Canavan (2022) fand bei 514 irischen Psychotherapeuten unter Verwendung der gleichen Fallvignetten eine signifikant schlechtere Erkennung sexueller und aggressiver Zwangsgedanken im Vergleich zu Kontaminationsbefürchtungen und symmetriebezogenen Zwängen. Die Frage, ob nicht vielleicht doch eine aggressive oder sexuelle Devianz vorliegt, stellt sich dem Behandler und er möchte selbst Sicherheit erlangen. Im Folgenden werden zunächst typische Erkennungsmerkmale aggressiver und sexueller Zwangsgedanken beschrieben, bevor differenzialdiagnostische Kriterien zur Abgrenzung von Zwangsgedanken zu tatsächlich devianten aggressiven oder sexuellen Störungen vorgestellt werden.

Angst, Schuld und Zweifel

Die massiven Angst- und Schuldgefühle der Patienten, die mit dem plötzlichen Auftreten dieser Gedanken einhergehen, sind ein zentrales Erkennungsmerkmal der Gedanken als Zwangsgedanken. Ein weiteres Merkmal ist der Zweifel, den die Patienten äußern. Die Frage, ob sie ganz sicher sind, dass sie die Taten, die mit den Gedanken verbunden sind, ausführen werden, oder ob sie sicher sind, dass sie ein Mörder oder pädophil seien, wird verneint. Sie fügen jedoch sofort hinzu, dass es aber sehr wahrscheinlich sei, dass doch vieles dafürspreche, dass es doch sein *könnte*. Begründet wird dies mit der Existenz der Gedanken, die im Sinn einer Zirkelargumentation auf die vermutete moralische Abweichung hinweisen: „Wenn man ein solcher Mensch ist, hat man derartige Gedanken. Ich habe diese Gedanken, also muss ich ein solcher Mensch sein." Zwangsgedanken, die sich auf vergangene Ereignisse beziehen, sind ebenfalls vom Zweifel durchzogen. Da keine reale Erinnerung existiert, aber der Zwangsgedanke im Kopf ist (z. B. „Ich könnte mich an einem Kind vergangen haben."), entwickeln die Patienten begründende Narrative für diese Unstimmigkeit, z. B. ein „medikamentenbedingter Erinnerungsverlust" oder eine Verdrängung von Erinnerungen – „wie man es doch auch nach traumatischen Erfahrungen kennt".

Suche nach Indizien in der Biografie

Der massive Zweifel stimuliert bei den Patienten mitunter lange Grübelphasen, in denen sie immer wieder nach biografischen Belegen für die Falschheit der Zwangsgedanken suchen. So betonte eine Patientin, bevor sie die konkreten Inhalte ihrer Zwangsgedanken mit der Befürchtung, sie könne lesbisch sein, nannte, ihre Affinität zu Männern, dass sie immer männliche Partnerschaften gehabt habe und sich noch sehr gut erinnern könne, wie sie sich mit sieben Jahren in einen Nachbarsjungen verliebt habe. Diese Suche nach „Entlastungsmaterial" ist dabei bereits als neutralisierendes Zwangsverhalten einzuordnen, da es kurzfristig zu einer Angstreduktion kommt. Man kann diese Art der Biografie- und Erinnerungs-„Kontrolle" vergleichen mit der Kontrolle eines ausgeschalteten Herdes durch Patienten mit einem Kontrollzwang. In beiden Fällen wird versucht, einen an sich klaren Sachverhalt zu klären. Da aber Zweifel, Angst- und Spannungsgefühle nicht verschwinden, wird die Kontrolle in beiden Fällen vielfach wiederholt. Anstelle der erwarteten Gewissheit steigen Zweifel und Ungewissheit jedoch immer mehr an. Ideen drängen sich auf, warum es doch anders sein könnte, als es eigentlich ist.

Es scheint so, als ob der unmögliche Versuch, etwas Evidentes über die Evidenz hinaus zu beweisen, das Gehirn stimuliert, Argumente zu formulieren, die die Gegenhypothese stützen: „Vielleicht deutet dieses Ereignis darauf hin, dass ich doch lesbisch bin." – „Vielleicht habe ich etwas übersehen und der Herd ist doch noch an." Ein sicherer Erkenntnisgewinn ist über eine Verifikation nicht möglich: „Ich habe mich bisher niemals lesbisch gefühlt oder verhalten, also bin ich nicht lesbisch". Stattdessen drängt das Gehirn nach einer Falsifikationsstrategie. Erst wenn ich einen Beweis für das Gegenteil gefunden habe, kann die Ausgangshypothese („Ich bin heterosexuell.") erkenntnistheoretisch sicher als unwahr erkannt werden (i.S. der von Karl Popper [1934/2005] formulierten Positionen, der Wissenschaftlern empfahl zu versuchen, ihre Theorien zu widerlegen). Erst wenn ich einen Beleg dafür habe, dass ich lesbisch bin, kann ich sicher sagen, dass ich nicht heterosexuell bin. Gleichzeitig will der Patient aber genau diese Schlussfolgerung *nicht* erreichen. Denn sie ist unwahr. Ein erkenntnistheoretisches Dilemma, das das Gehirn nicht auflösen kann!

Die Folge ist im Fall der aggressiven und sexuellen Zwangsgedanken das Auffinden von vermeintlichen Indizien, die für das Vorliegen der befürchteten Wesensamoralität zu sprechen scheinen. Ein erneuter Angstanstieg ist die Folge. Diese vermeintlichen Indizien sind ein weiteres Erkennungsmerkmal der Gedanken als Zwangsgedanken. Denn sie weisen zu der befürchteten moralischen Devianz oft nur eine „sehr weit hergeholte" assoziative Verbindung auf, die dem Zuhörer häufig absurd erscheint.

Beispiele

Eine Patientin mit der Befürchtung, lesbisch sein zu können, fand folgenden Beleg: Auf einer Taxifahrt während einer Auslandsreise hörte sie den Taxifahrer mit dessen Schwester laut telefonieren. Sie habe dann spontan zu ihrer Freundin gesagt „Hat *die* aber eine schöne Stimme!". Diese Episode, die eine Sympathie für etwas Weibliches beinhaltete, war ihr eingefallen und ließ den Zweifel wieder emporschnellen, sie könne doch lesbisch sein.

Eine Patientin mit der Befürchtung, sie könne in Folge eines unkontrollierbaren aggressiven Impulses ihr Kind töten, führte als Beleg ein Ereignis aus ihrer Kindheit an: Sie habe einer Schulfreundin, über deren Verhalten sie sich geärgert hatte, impulsiv ein Kaugummi ins Haar geschmiert. Dies sei ein Beleg, dass sie vielleicht auch impulsiv ihr Kind töten könnte.

Ein 21-jähriger Patient hatte beim gemeinsamen Anschauen einer Fußballübertragung vor Freude über ein Tor seiner Lieblingsmannschaft einem Freund auf den Oberschenkel geschlagen. Im Nachhinein erschien ihm dies als ein Beleg für eine mögliche, bislang unentdeckte homosexuelle Neigung.

Ein anderer Patient schließlich fand folgenden Beleg für einen vermeintlich bislang verborgenen Sadismus: „Ich habe mir schon früher darum Gedanken gemacht und das an mir selbst kritisiert: Ich kann mich nicht richtig für andere freuen, wenn denen etwas gelingt, was mir nicht so gut gelungen ist."

Erkennungsmerkmale sexueller und aggressiver Zwangsgedanken

Zusammengefasst lassen sich folgende Erkennungsmerkmale aus den Besonderheiten der Zwangsgedanken – Ich-Dystonie, Überbewertung der Bedeutung von Gedanken, Neutralisierungshandlungen und pathologischer Zweifel – ableiten:

1. Das Auftreten des Gedankens löst starke Angst oder Schuldgefühle aus.
2. Das Aussprechen der Gedanken wird vermieden, es sei denn der emotionale Druck und die Verzweiflung sind sehr hoch.
3. Es bleibt der Zweifel – das befürchtete Ereignis wird im Konjunktiv formuliert. Es heißt nicht „Ja, ich bin ohne Zweifel pädophil.", sondern es werden Variationen von „Es könnte doch wirklich sein.", „Es ist doch sehr wahrscheinlich, ja sogar ganz offensichtlich.", „Es spricht doch so vieles dafür!" formuliert. Oder: „Vielleicht ist dieses eine Detail, das ich noch nicht erzählt habe, das letzte Puzzlestück, das zu dem Gesamtbild führt, dass ich doch pädophil bin."
4. Grübelgedanken kreisen immer wieder um die Frage, ob die Patienten ein solcher Mensch sein könnten.

5. Es gibt keinen Beleg für eindeutig deviantes Verhalten in der Vergangenheit. Der Patient findet „Scheinbelege“ mit weit entfernter assoziativer Verbindung zum Thema oder nennt Erinnerungsverlust als Erklärung für das Fehlen von Belegen.
6. Bei sexuellen Zwangsgedanken können körperliche Empfindungen im Genitalbereich auftreten, die den Patienten als besonders aussagekräftiger Beleg für ihre vermeintliche Devianz erscheinen. Dies anzusprechen, ist oft ausgesprochen schambesetzt und wird häufig zunächst vermieden (vgl. Kap. 5.2.6.3).

5.2.6 Zwangsgedanken an den Formen der Neutralisierung erkennen

Zur Exploration der Zwangssymptomatik ist es hilfreich, die verschiedenen, mitunter subtilen Mechanismen zu kennen, die Menschen mit aggressiven und sexuellen Zwangsgedanken anwenden, um ihre Angst und Anspannung zu reduzieren. Kurzfristig führen diese kognitiven oder verhaltensbezogenen Maßnahmen zu einer Reduktion der empfundenen Angst, Schuld oder Anspannung, ohne aber den grundsätzlichen Zweifel zu lösen. Im Gegenteil: Alle Maßnahmen der Neutralisierung verstärken die Zwangssymptomatik. Ein therapeutisches Ziel liegt daher auch in der Identifikation, Reduktion und Aufgabe der Neutralisierungshandlungen.

Alle Neutralisierungshandlungen dienen dem Zweck, den Zweifel an der eigenen Persönlichkeit, der durch die Zwangsgedanken in die subjektive Erlebenswelt injiziert wurde, auszuräumen. Folgende Strategien kommen zur Anwendung:
1. Mentale Rekonstruktion
2. Suche nach Rückversicherung
3. Paradoxe Provokation – Kontrolle genitaler Reaktionen
4. Das „Ungewollte“ eingestehen
5. Gegengedanken denken
6. Aktives Vermeidungsverhalten

Alle Strategien können „verdeckt“ stattfinden, d. h. sie beschäftigen den Patienten in Form von inneren Grübelprozessen oder die aktive Vermeidung von bedrohlichen Orten wird geschickt inszeniert, ohne dass andere Menschen den wahren Grund für diese Vermeidung erfahren. Dieser Aspekt der Verheimlichung könnte fälschlicherweise zur Annahme geführt haben, dass bei Menschen mit aggressiven oder sexuellen Zwangsgedanken ein Zwangsverhalten nicht vorhanden sei (Bruce, Ching & Williams, 2018). Andere Patienten wiederum beziehen insbesondere Angehörige oder andere vertraute Personen in Neutralisierungshandlungen mit ein.

5.2.6.1 Mentale Rekonstruktion

Mithilfe der mentalen Rekonstruktion wird versucht, zu ermitteln, ob es Anhaltspunkte für ein mögliches Fehlverhalten in der Vergangenheit gibt.

Beispiele

Ein junger Rechtsreferendar mit der Befürchtung, er könne andere Menschen beschimpfen, fragte sich, ob er vielleicht beim Verlassen des Gerichtssaals den Richter „Du alter Nazi“ genannt habe. Er rekonstruierte, dass der Richter ihm ja noch freundlich zugenickt habe. Demzufolge könne er ihn wohl doch nicht beschimpft haben.

Ein junger Mann mit dem Zwangsgedanken, er könne eine Frau vergewaltigt haben, rekonstruierte den exakten zeitlichen Verlauf nach Verlassen einer Party. Vorsorglich rief er sich selbst auf dem Mobiltelefon an, wenn er zuhause eintraf, um so den Zeitpunkt im Nachhinein recherchieren zu können. Um sich zu vergewissern, wann er die Party verlassen hatte, rief er mitunter einen Freund an, um diesen unauffällig zu fragen, wann man sich denn gemeinsam auf den Heimweg gemacht habe. Führte die Rekonstruktion der Dauer des Heimweges zu einem Zeitraum, in dem eine Vergewaltigung nicht möglich gewesen wäre, trat eine Beruhigung ein. Diese war in der Regel nicht von Dauer, da wieder Teilaspekte der Rekonstruktion infrage gestellt wurden: „Hat sich der Freund vielleicht falsch erinnert? Er hat so schnell geantwortet. Vielleicht hat er nicht richtig nachgedacht.“ Die Rekonstruktion begann erneut.

Menschen mit pädophilen Zwangsgedanken reflektieren ebenfalls immer wieder gedanklich Situationen aus der Vergangenheit und fragen sich, ob sie sich Kindern gegenüber unpassend verhalten haben, z. B. „Habe ich beim Wickeln meiner Tochter etwa zu lange auf ihr Geschlecht geschaut?“

Eine junge Frau mit aggressiven Zwangsgedanken marterte ihr Gehirn immer wieder mit der Frage, ob sie den Sohn ihrer Freundin zu fest angefasst und ihm dabei Schmerzen zugefügt habe.

In allen geschilderten Beispielen gibt es keinerlei Erinnerung an irgendeinen der befürchteten Vorfälle. Die Rekonstruktionsversuche – „Wie war es genau?“ – kommen daher zu keinem Ergebnis und führen zu langen und quälenden Grübelphasen.

Neben der Beschäftigung mit einzelnen Ereignissen, können sich Grübelkaskaden auch an der Frage nach der eigenen moralischen Integrität entzünden, ohne je zu einer klaren Aussage zu gelangen.

Beispiel

Die Gedanken einer Mutter mit aggressiven Zwangsgedanken über ihr „Selbst, wie es ist“:

„Ich bin doch eine gute Mutter, die ihr Kind liebt und nicht zu einer solch aggressiven Tat fähig ist.“, stimulierte unmittelbar die assoziative Bildung von Scheinbelegen für die Gegenhypothese: „Aber neulich hast du dein Kind sehr fest am Arm gezogen, als es auf die Straße rennen wollte. Das war doch schon aggressives Verhalten. Also bist du auch zu anderen Aggressionen fähig und könntest dein Kind töten.“ Dieser Gedanke konnte zunächst entkräftet werden, da die Patientin weiter nach Belegen für ihre „Unschuld“ suchte: „Aber das tun andere Mütter doch auch und ziehen ihr Kind mal am Arm von der Straße weg.“ Doch auch hier behält der Zweifel das letzte Wort: „Ja, andere Mütter, die sind ja auch normal, mit denen kannst du dich nicht vergleichen. Dass mit dir etwas psychisch nicht stimmt, merkst du doch schon an deinen Zwangsgedanken!“

Aus diesem Kreislauf gibt es auf inhaltlich-argumentativer Ebene kein Entrinnen. Auch der Therapeut kann sich hier verstricken, wenn er einen Dialogpart übernimmt und den Patienten gutgemeint von dessen „Unschuld“ überzeugen möchte.

5.2.6.2 Suche nach Rückversicherung

Kann der Patient keine ausreichende Gewissheit über vermeintliches Fehlverhalten oder das eigene Wesen aus sich selbst heraus erzeugen, wird in der Außenwelt nach Rückversicherung und Bestätigung gesucht. Diese Suche nach Rückversicherung kann verschieden Ausprägungen haben. Zum einen werden Angehörige immer wieder gefragt, ob man z.B. tatsächlich kein potenzieller Mörder sei, wenn man diese Gedanken habe, oder ob man vor einem halben Jahr das Kind beim Spielen tatsächlich nicht verletzt habe. Dabei scheinen sich einige Zwangspatienten moralisch verpflichtet zu fühlen, diese Gedanken mitzuteilen, um Angehörige vor ihrer vermeintlichen Gefährlichkeit zu warnen (Bruce et al., 2018). Angehörige erkennen die Absurdität dieser Gedanken in der Regel schnell und geben zu Beginn meist bereitwillig die gewünschte Rückversicherung. Erst wenn sich diese Fragen über längere Zeiträume wiederholen und häufen, realisieren die Angehörigen, dass auch sie die Zweifel der Betroffenen nur kurzfristig lindern und das Problem langfristig verstärken. Schließlich werden diese Vergewisserungsfragen zu einer enormen Belastung für die familiäre oder partnerschaftliche Beziehung (Calvocoressi et al., 1995). Insbesondere wenn diese die Form eines Offenbarungszwanges annehmen, in dem das Verlangen nach externer Bestätigung, ein „guter Mensch“ zu sein, einen nahezu suchtartigen Charakter aufweisen kann.

Eine weitere Ausprägung ist das Einholen von Informationen über das vermeintliche eigene Störungsbild, bevorzugt über Recherche im Internet (Parsons & Alden, 2022).

Beispiel

Eine Patientin ging immer wieder für sich selbst die ICD-Kriterien für Pädophilie durch, um sich zu vergewissern, dass diese nicht auf sie zutreffen. Jedes Kriterium wurde dann aber wieder überprüft, ob es nicht vielleicht doch zutreffen könnte.

In der gleichen Weise gibt es Patienten, die Internetbeiträge oder Literatur zu Zwangsstörungen akribisch prüfen, ob diese Kriterien tatsächlich auf sie zutreffen. Nicht zuletzt kann auch der Therapeut direkt gefragt werden, ob er denn glaube, dass der Patient kein Mörder oder Mensch mit pädophilen Neigungen sei. Hier schwankt der Therapeut zwischen Aufklärung und Einordnung einerseits und dem Aussprechen einer Rückversicherung andererseits. Zu Beginn der Therapie ist diese Einordnung und auch das klare Benennen der Gedanken als Zwangsgedanken wichtig, um ein gemeinsames Verständnis vom Charakter der Zwangsgedanken aufzubauen. Werden diese Fragen im weiteren Verlauf der Therapie gestellt, bietet sich eine Gelegenheit das Thema der Vergewisserungsfragen an diesem Beispiel direkt auf der Meta-Ebene einzuordnen. Der Therapeut kann schlussendlich darauf verweisen, dass diese Frage bereits diskutiert wurde und er aus dem Grunde der Reduktion von Neutralisierungshandlungen diese Frage jetzt nicht erneut beantworten werde. Letztlich ist bereits der Kontakt mit einem Therapeuten, der die intrusiven Gedanken als Zwangsgedanken einordnet, eine Form der Rückversicherung, die sich nicht ganz vermeiden lässt und vielleicht auch für den Patienten wichtig ist. Dieser Aspekt kann aber thematisiert werden, um auch hier den Neutralisierungseffekt anzusprechen und aufzudecken.

5.2.6.3 Paradoxe Provokation – Kontrolle genitaler Reaktionen

Im Gegensatz zur Vermeidung steht die bewusste Annäherung an den Auslösereiz. Eine besondere Form der Neutralisierung, d.h. der Suche nach Belegen für die Falschheit der Zwangsgedanken, ist die absichtliche Annäherung an den Auslöser und steht damit im Gegensatz zur Vermeidung. Insbesondere Patienten mit sexuellen Zwangsgedanken wollen sich prüfen, ob es zu einer sexuellen Reaktion kommt, die ihre Befürchtungen bestätigen würde. Gleichzeitig erwarten sie eine Entlastung durch ein Ausbleiben dieser Reaktion. Die übertriebene und ängstlich-angespannte Fokussierung auf den Genitalbereich kann in der Folge zu einer tatsächlichen genitalen Empfindung führen, die von Patienten dann wiederum irrigerweise als Beweis für die schlimmsten Befürchtungen angesehen wird (Bruce et al., 2018).

Beispiele

Eine Patientin mit dem Zwangsgedanken, lesbisch sein zu können, spürte immer wieder ein „Zucken" im Genitalbereich, wenn sie unvermittelt eine attraktive Frau sah, und war über diese Reaktion verzweifelt, schien sie doch ihren Verdacht zu bestätigen. Erst als sie erlebte, dass dieses Zucken schließlich bei allen Frauen auftauchte und zum Schluss auch bei ihrer Oma, stellte sie die Aussagekraft dieser Reaktion infrage.

Aardema und O'Connor (2007) berichten von einem Mann mit dem Zwangsgedanken, homosexuell sein zu können. Er habe in Anwesenheit von Männern heimlich in der Hosentasche seinen Penis gerieben, um sich zu „prüfen", dass es keine Erregung gebe. Da sich durch die manuelle Stimulation doch eine Erregung ergab, führte dieser Prüfversuch zu einer weiteren Verunsicherung und erneut nicht zu dem Gefühl, seine Heterosexualität zweifelsfrei bewiesen zu haben.

Ein Vater mit pädophilen Zwangsgedanken könnte sich beim Wechseln der Windel seiner Tochter vollkommen auf eine mögliche Reaktion im Genitalbereich konzentrieren, um ebenfalls seine vermeintliche sexuell Devianz zu prüfen.

„Selbsttest" und „Prüfung" sind Begriffe, die Patienten wählen, um diesen Prozess zu beschreiben. Gleichzeitig ist das Mitteilen dieser genitalen Reaktionen auch im therapeutischen Setting häufig sehr angst- und schambesetzt. Die Patienten befürchten, dass auch die Therapeuten nach Schilderung dieser „letzten Evidenz" ins Zweifeln kommen und wieder von der Diagnose „Zwangsgedanken" abrücken. Daher ist es für Therapeuten von großer Bedeutung, diese Methode der „körperlichen Kontrolle" (Bruce et al., 2018) zu kennen, ggf. aktiv danach zu fragen und dem Patienten ein Erklärungsmodell zu bieten.

Beispieldialog

Th.: *Ich möchte noch auf ein Thema zu sprechen kommen, das für viele Patienten mit sexuellen Zwangsgedanken häufig besonders angst- und schambesetzt ist. Es geht um körperlich spürbare Reaktionen im Genitalbereich im Zusammenhang mit dem Thema Ihrer Zwangsgedanken. Im englischsprachigen Raum kennt man in diesem Zusammenhang den Begriff der „gronial response", ich übersetze es mal mit „Genitalreaktion" oder" Unterleibsreaktion".*
Diese Empfindungen in Form von Ziehen, Zucken, Pulsieren, Kribbeln, Anschwellen des Penis oder Feuchtigkeitsentwicklung im Vaginalbereich wird von Betroffenen dann fälschlicherweise als Ausdruck einer echten Erregung bewertet. Wenn auch viele erkennen, dass es sich nicht um eine echte und gewollte Erregung handelt, sind sie trotzdem irritiert und interpretieren das

Auftreten dieser Reaktionen als einen endgültigen Beweis für ihre vermeintliche Abweichung – bis hin zu Formulierungen wie: „Mein Körper weiß mehr als ich!" oder „Unbewusst ist es schon da!" Weitere Verzweiflung und Selbstzweifel sind die Folge. Kennen Sie selbst etwas in dieser Art?

Pat.: *Ja, das kenne ich auch und habe mich nicht getraut, das anzusprechen. Es ist aber doch auch ein Beweis, dass da etwas nicht in Ordnung ist mit mir.*

Th.: *Diese genitalen Reaktionen erklären sich aus der angstbesetzten Überfokussierung auf das Thema der Zwangsgedanken. Eine Erregung darf auf keinen Fall stattfinden, umso mehr wird der Genitalbereich wahrgenommen und die Aufmerksamkeit dorthin gelenkt. Im Zustand höchster Anspannung, ob dort irgendetwas stattfindet, wird jede kleinste Reaktion registriert. Hinzu kommt, dass die generelle Aktivierung von Themen mit irgendeinem beliebigen sexuellen Bezug im Gehirn reflektorisch eine genitale Empfindung auslösen kann, ohne einen Bezug zu unseren tatsächlichen Werten und sexuellen Präferenzen zu haben. So kann eine Erregung gespürt werden, ohne dass ein tatsächliches Verlangen vorliegt. Das ist ein Vorgang, der bei allen Menschen auftreten kann und wissenschaftlich mit dem Begriff „arousal non-concordance" bezeichnet wird, übersetzt etwa „Nichtübereinstimmung der Erregung". Ich möchte Ihnen ein Bespiel nennen, dass an sich sehr furchtbar ist, aber den Grundaspekt verdeutlicht. Man weiß, dass Frauen auch unter einer Vergewaltigung eine sexuelle Erregung spüren können, obwohl dieser gewaltsame Akt eindeutig nicht gewollt ist. Auch hier bleiben Scham, Verwirrung und ein Unverständnis über diese Reaktionen zurück, die so entgegen den tatsächlichen Wünschen und dem Willen der Betroffenen auftreten.*

Diese „Unterleibsreaktion" kann zum einen spontan bei Kontakt oder Gedanken an den kritischen Auslöser erfolgen. Eine Frau mit homosexuellen Zwangsgedanken verspürte beim Anblick einer anderen Frau eine solche Reaktion, die einer Schreckreaktion gleich unmittelbar auftrat. Tritt diese Reaktion in der Folge immer wieder auf, kann von einer Art „konditionierter Reaktion" gesprochen werden. Der Anblick des Auslösers löst automatisch eine Unterleibsreaktion aus.

Eine weitere Bedeutung hat die Unterleibsreaktion im Rahmen einer bewusst herbeigeführten Provokation und Testung der genitalen Reaktion als Teil einer Kontrollhandlung. Betroffene versuchen Aufschluss über ihre sexuelle Präferenz zu erhalten, indem sie bei einem bewussten Aufsuchen des kritischen Auslösers ihre körperliche Reaktion beobachten. Tritt keine Erregung auf, gilt ihnen das als Beruhigung, die aber nur kurz währt und keine Gewissheit geben kann.

Sie merken, all diesen Aspekten liegt immer wieder der Zweifel zugrunde, ob es so sein könnte. Es werden Indizien gesammelt, Prüfungen durchgeführt, um am Ende doch keine Gewissheit erlangt zu haben. Und hier liegt der zentrale Unterschied zum Menschen mit einer tatsächlichen Devianz oder einer ande-

ren sexuellen Orientierung als die bislang gelebte. Diese Personen wissen um ihre sexuelle Präferenz und müssen nicht immer wieder wochen-, monate- und bisweilen jahrelang mühsam nach vermeintlichen Indizien, Hinweisen oder „klaren Verdachtsmomenten" suchen.

Pat.: *Aber es gibt doch Menschen, die lange Jahre in einer heterosexuellen Beziehung gelebt haben und sich dann für einen gleichgeschlechtlichen Partner trennen.*

Th.: *Ich habe schon damit gerechnet, dass der Zwang sofort wieder ein Gegenargument auf Lager hat! Aber auch diese Menschen sind sich ihrer grundsätzlichen Orientierung gewiss und haben sie in vielen Fällen schon vor der Trennung heimlich ausgelebt. Aber ich rechne auch schon bei dieser Antwort mit einem neuen Gegenargument des Zwanges. Es ist dieser zwanghafte Zweifel, wir können ihn auch pathologischen Zweifel nennen, der immer wieder jegliches Argument angreift und dem wir auf inhaltlicher Ebene nicht beikommen können. Diesen zwanghaften Zweifel als grundlegendes Problem zu erkennen und zu benennen, ist daher ein wichtiger Bestandteil in der Bewältigung der Zwangsgedanken.*

5.2.6.4 Das „Ungewollte" eingestehen

In einigen Fällen steigert sich die permanente, quälende und immer wieder erfolglose gedankliche Beschäftigung mit einem Selbst-Thema zu einem als unerträglich empfundenen Zweifel. Dass es keine Erinnerung an eine vermeintliche Straftat gibt, ist für Zwangspatienten dabei kein Kriterium. Ein typisches Argument lautet: „Erinnerungen können vergessen werden." Der Zwangsgedanke und manchmal sogar eine bildhafte Vorstellung einer vermeintlichen Tat sind im Kopf vorhanden: „Könnte dies vielleicht eine Erinnerung an etwas Tatsächliches sein? Wie unterscheidet sich eine Erinnerung von einem bloßen Gedanken?" Mit diesen Fragen können sich Patienten immer mehr in eine gedankliche Konfusion hineinsteigern, die von starker innerer Anspannung und einem quälenden Gefühl des unaushaltbaren Zweifels begleitet wird. Um diese Ungewissheit zwischen zwei Zuständen, z. B. „harmloser, friedliebender Mensch" vs. „Mörder", in eine Richtung zu entscheiden und damit den Zweifel auszuschalten, wird mitunter behauptet, man sei die eigentlich abgelehnte Persönlichkeit oder man habe eine Tat begangen, an die es keine Erinnerung gibt und die auch niemals stattgefunden hat. Eine Möglichkeit, um den quälenden Zweifel zumindest zeitweise zu unterbrechen, ist die Annahme der eigentlich nicht zutreffenden Aussage: „Ja, ich habe diese Tat begangen." In diesem Zustand melden sich Patienten freiwillig bei der Polizei und bezichtigen sich einer Tat, die sie nie ausgeführt haben. Sind Polizeibeamte zu Beginn noch hellhörig, gehen sie rasch auf Abstand, wenn sie bei näherer Befragung keine Angaben zu Ort, Zeit oder konkreten Tatumständen in Erfahrung bringen können. Diese Entlastung ist aber nur von kurzer Dauer, da auch hier der Zweifel wieder einsetzt und das falsche Geständnis ohnehin nicht der Wahrheit entspricht.

Beispiel

Eine 22-jährige Patientin berichtete, dass sie schon seit ihrem 10. Lebensjahr unter ungewollten intrusiven Gedanken litt, die sie lange beschäftigten und von denen sie sich nicht lösen konnte. Mit 14 trat dann der immer wieder quälende Gedanke in den Vordergrund, sie könne vielleicht lesbisch sein. Als sie schließlich ihren Freund kennenlernte, mit dem sie mittlerweile eine seit drei Jahren bestehende Beziehung führte, wechselte der Zwangsgedanke. Sie spürte keine innere Gewissheit, nur den täglich auftretenden Zweifelgedanke „Könnte ich vielleicht bisexuell sein?“, der ihr inhaltlich-moralisch keine Probleme bereitete. Von der Permanenz des Zwangsgedankens zermürbt, entschloss sie sich, den Inhalt der Zwangsgedanken anzunehmen und zu behaupten, dass sie bisexuell sei. Sie teilte dies ihrer Familie und ihren Freunden mit, in der Hoffnung, nun den Zweifel ausgeräumt zu haben. Ihre Enttäuschung war groß, als sie feststellen musste, dass der Zweifel, ob sie denn wirklich bisexuell sei, nach kurzer Zeit ihren Alltag trotzdem weiter dominierte. Die Empfehlung der Therapeutin, doch mal mit einer Frau intim zu werden, um sich zu prüfen, ist letztlich als eine nicht hilfreiche therapeutisch motivierte Vergewisserungshandlung einzustufen, die die Patientin nur zusätzlich verwirrte.

5.2.6.5 Gegengedanken denken

Eine weitere Strategie, die sich einigen Patienten aufdrängt, ist das bewusste Denken von „Gegengedanken“, die häufig durch eine inhaltliche Spiegelung auf gedanklicher Ebene zum Gegenteil des Zwangsgedankens führen.

Beispiele

Ein Patient mit den intrusiv einschießenden und angstauslösenden Gedanken an Kollegen, die mit dem Besuch der Hamburger Reeperbahn eine aus seiner Sicht amoralische Tat begangen hatten, neutralisierte diese Bilder mit dem Gedanken an eine moralisch erhabene Person wie Mutter Theresa oder den Pabst.

Eine Patientin mit der Befürchtung, gerontophil zu sein, konterte das Bild eines alten Mannes immer mit dem Bild eines gleichaltrigen Mannes.

Bruce und Kollegen (2018) schildern den Fall eines Patienten, der beim Auftreten eines pädophilen Zwangsgedankens gegenüber seiner Tochter mehrfach das Wort „Facebook“ dachte, das für ihn mit positiven, familienbezogenen Gefühlen assoziiert war. Auch ein „Sicherheitsbild“, bei dem er sich seine

Tochter lächelnd auf einem Stuhl sitzend vorstellte, diente einer kurzfristigen Ablenkung und einem gedanklichen Ungeschehenmachen der Zwangsgedanken.

5.2.6.6 Aktives Vermeidungsverhalten

Die bisher genannten Neutralisierungsstrategien befassen sich vorrangig mit der Frage, ob die Zwangsgedanken eine Aussage über ein möglicherweise verborgenes, schlechtes und bislang nicht bekanntes Wesen treffen könnten. Es wird versucht, diesen Zweifel durch gedankliche Rekonstruktionen, Einholen von Rückversicherungen und Informationen, das Prüfen von körperlichen Reaktionen oder gar ein fälschliches Eingestehen einer Tat auszuschalten. Ordnet man dies dem theoretischen Erklärungsmodell der „Bedrohung des Selbst" zu, so dienen all diese Maßnahmen dazu, das „Selbst, wie es ist" zu konsolidieren und die Bedrohung durch ein „Selbst, wie es sein könnte" abzuwehren.

Ein weiterer Aspekt, der sich für die Betroffenen aus der Existenz der aggressiven oder sexuellen Zwangsgedanken ableitet, ist die Befürchtung, dass eine Ausführung der Taten als hochwahrscheinlich angesehen wird. Rachman (1997) nannte diesen Bewertungsfehler den *Probability Bias*. Auf diesem Hintergrund sind alle Maßnahmen einzuordnen, die Patienten unternehmen, um den realen Kontakt mit den Objekten der Zwangsgedanken auf ein Minimum zu reduzieren oder ganz zu vermeiden. Neben dem erneuten Auftreten der aversiv erlebten Zwangsgedanken, befürchten sie, sie könnten die abgelehnte Handlung gegen ihren Willen ausführen. Frauen und Männer mit pädophilen Zwangsgedanken vermeiden alle Orte, an denen Kinder zu erwarten sind: Spielplätze, Abteilungen mit Kinderkleidung im Kaufhaus, Kindergärten oder Wege zu Grundschulen. Sind eigene Kinder vorhanden, wird auch dieser Kontakt deutlich reduziert und Pflegeaufgaben werden an den Partner oder die Partnerin delegiert. Eine Patientin mit aggressiven Zwangsgedanken ihrem neugeborenen Kind gegenüber ließ sich vier Monate in einer psychiatrischen Klinik behandeln – die Angst, mit dem Kind allein zu sein und diese Tat gegen ihren eigenen Willen ausführen zu können, war für sie der Hauptgrund der freiwilligen Einweisung. Menschen mit Zwangsgedanken, homosexuell sein zu können, vermeiden den Kontakt zu gleichgeschlechtlichen Personen. In welchem Ausmaß man dieses Vermeidungsverhalten als das „eigentliche" Zwangsverhalten bei aggressiven und sexuellen Zwangsgedanken bezeichnen kann, wird noch diskutiert (Bruce et al., 2018). Offensichtlich ist jedoch, dass die Effekte hinsichtlich kurzfristiger Beruhigung und langfristiger Aufrechterhaltung und Verstärkung der zugrundliegenden Befürchtungen die gleichen sind wie bei aktivem Zwangsverhalten bei Wasch- und Kontrollzwängen.

In Tabelle 6 werden die verschiedenen Arten der Neutralisierung noch einmal anhand von Beispielen veranschaulicht.

Tabelle 6: Beispiele für Neutralisierungen

Art der Neutralisierung	Beispiel
Mentale Rekonstruktion	„Wann genau hatte ich heute Nacht die Party verlassen? Ich brauche von dort 15 Minuten bis nach Hause. War es länger? Hätte ich in dieser Zeit jemanden vergewaltigen können?“
Suche nach Rückversicherung • verdeckt	„Du, sag mal, als wir gestern von der Party nach Hause gegangen sind, dass muss doch so gegen 3:00 Uhr gewesen sein, oder?“
Suche nach Rückversicherung • offen	„Du bist dir ganz sicher, dass ich wirklich kein Monster bin, auch wenn ich solche Gedanken habe?“
Suche nach Rückversicherung • Recherche	„Wie lauteten noch einmal genau die ICD-Kriterien für Pädophilie? Treffen die wirklich nicht auf mich zu? Ich schaue besser nochmal im Internet nach.“
Paradoxe Provokation/ Kontrolle genitaler Reaktionen	„Ich werde jetzt ganz genau darauf achten, ob ich eine Erregung spüre, wenn ich einen Mann anschaue. Wenn ich da was spüre, dann ist das ja wohl der Beweis, dass ich doch schwul bin.“
Das „Ungewollte“ eingestehen	„Dann sage ich mir jetzt eben, ja ich bin das gewesen, ich habe mich vor 10 Jahren an meinem Kind vergangen, als es ein halbes Jahr alt war, und zeige mich jetzt selbst an!“
Gegengedanke denken	„Wenn ich den Gedanken an ein Kind habe, stelle ich mir sofort einen gleichaltrigen Menschen vor, um den anderen Gedanken zu neutralisieren.“
Aktives Vermeidungsverhalten	„Ich muss alle Orte vermeiden, wo sich Kinder aufhalten: Spielplätze, Kinderabteilungen im Kaufhaus, Wege zum Kindergarten, zur Grundschule ...“

5.2.7 Differenzialdiagnostik: Merkmale tatsächlich aggressiver oder sexuell devianter Neigungen

Das folgende Fallbeispiel verdeutlicht die Bedeutung, die dem Therapeuten zukommt, eine korrekte Einschätzung der Zwangsgedanken vorzunehmen und die Therapie in die richtigen Bahnen zu leiten.

Beispiel

Ein 28-jähriger Patient mit pädophilen Zwangsgedanken berichtete von einer tiefenpsychologischen Therapie, in der der Therapeut seine Zwangsgedanken als Ausdruck einer Pädophilie eingeschätzt hatte. Bereits als junger Erwachsener hatte er typische beziehungsbezogene Zwangsgedanken in Bezug auf seine erste Freundin gehabt, später Zwangsgedanken, er könne homosexuell sein, und schließlich Zwangsgedanken mit pädophilen Inhalten, als er eine Freundin kennenlernte, die ein Kind in die Partnerschaft mitbrachte. Da ihn diese Gedanken besonders belasteten, entschloss er sich, eine Therapie zu beginnen. Die Interpretation und Einschätzung des Therapeuten habe jedoch zu einer Verschlechterung seines psychischen Zustandes geführt und ihn veranlasst, eine Beratungsstelle des Präventivprojektes „Kein Täter werden" aufzusuchen. Hier führte man eine Diagnostik mit dem Resultat durch, dass keinerlei Hinweise auf eine pädophile Neigung vorlagen. Stattdessen informierte man ihn über das Störungsbild pädophiler Zwangsgedanken und empfahl einen Therapeuten- und Verfahrenswechsel.

Den pathologischen Zweifel berücksichtigen

Aggressive und sexuelle Zwangsgedanken sind differenzialdiagnostisch abzugrenzen von Gedanken, die auf eine tatsächliche Devianz, eine aggressive Persönlichkeit oder Paraphilien hinweisen. Der zentrale Unterschied besteht darin, dass ein Mensch mit z. B. pädophilen Zwangsgedanken *befürchtet,* eine pädophile Neigung zu besitzen, während der tatsächlich pädophile Mensch um die Existenz seiner sexuellen Neigung weiß. Betrachtet man den pathologischen zwanghaften Zweifel als Grundelement der Zwangsstörung, hilft der Vergleich mit einem Kontrollzwang die grundlegende Dynamik zu verstehen. Auch wenn ein Zwangspatient bei der Betrachtung des Herdes weiß, dass der Herd ausgeschaltet ist, kann er keine Gewissheit empfinden, dass es so ist. Der pathologische zwanghafte Zweifel dominiert die Situation. Schließlich fasst der Patient auf die Herdplatte, in der Hoffnung, damit sein Gefühl des Zweifels zu beenden und endgültige Gewissheit zu erlangen. Paradoxerweise geht in diese Handlung das doch vorhanden Wissen um den ausgeschalteten Zustand ein, sonst würde der Patient die Herdplatte nicht berühren - er weiß, dass er sich nicht verbrennen wird. Dennoch kann dieses Wissen nicht gefühlt werden. Dieses Phänomen, von Pierre Janet bereits 1903 als „Le sentiment d'inclomplétude" - das „Unvollständigkeitsgefühl" - benannt, beschreibt die Auswirkungen des massiven Zweifels auf ein an sich vorhandenes Wissen. Übertragen auf aggressive und sexuelle Zwangsgedanken bezieht sich der pathologische Zweifel auf die moralische Integrität und das Konzept vom eigenen Selbst. Der Zwangsgedanke lautet nicht „Der Herd könnte noch angeschaltet sein.", sondern „Ich könnte eine andere Person sein, als die ich mich bislang erlebt habe. Ich könnte ein Mörder sein, ein Vergewaltiger oder eine andere sexuelle Orientierung aufweisen.“ Obwohl die Person im Grunde weiß, dass es nicht so ist, dominiert der pathologische zwanghafte Zweifel die Situation und lässt sich durch Argumente nicht beruhigen. So wie Menschen mit einem Kontrollzwang ihren Herd mitunter jahrelang jeden Morgen 20 Minuten kontrollieren und immer die Erfahrung machen, dass der Herd nicht angeschaltet war, wiederholt sich das Ritual am nächsten Morgen auf der Grundlage des pathologischen Zweifels erneut. Diese Hartnäckigkeit des Zweifels liegt auch aggressiven und sexuellen Zwangsgedanken zugrunde und muss in der differenzialdiagnostischen Abklärung immer berücksichtigt werden. Es sollte nicht verwundern, dass Patienten auch den Ausschluss einer tatsächlichen Devianz nach anfänglicher Beruhigung immer wieder anzweifeln und vermeintliche Belege für eine doch vorhandene Devianz vorbringen. Gleichzeitig ist dieses Reaktionsmuster ein weiterer differenzialdiagnostischer Hinweis auf das Vorliegen einer Zwangsstörung.

5.2.7.1 Differenzialdiagnostik pädophiler Zwangsgedanken

Betrachtet man die Frage, ob eine Pädophilie vorliegt oder pädophile Zwangsgedanken, so lassen sich deutliche Unterscheidungsmerkmale identifizieren (vgl. Tab. 7). Menschen, die an einer Pädophilie leiden, verspüren eine deutliche sexuelle Anziehung durch Kinder. Sie suchen aktiv den Kontakt zu ihnen. Eine Angst leitet sich allenfalls aus der bestehenden gesellschaftlichen Verurteilung und möglichen strafrechtlichen Konsequenzen ab, aber nicht aus der Erkenntnis, durch Kinder sexuell erregt zu werden. Die Nähe von Kindern wird aktiv gesucht, es wird versucht, das Vertrauen der Kinder zu erlangen, um Nähe und schließlich auch sexuelle Kontakte, z. T. getarnt als spielerisches Verhalten, zu ermöglichen. Im Gegensatz dazu sind Menschen mit pädophilen Zwangsgedanken bereits über den Gedanken an sich zutiefst erschrocken und empfinden keinerlei Vergnügen oder sexuelle Lust am Inhalt der Gedanken. Der Kontakt zu Kindern wird eingeschränkt und wenn möglich gänzlich vermieden. Sollte der Therapeut unsicher sein, empfehlen Bruce und Kollegen (2018) folgende Fragen zu stellen:

- *Erzählen Sie mir von Ihrem letzten Kontakt mit einem Kind.*
- *Wie oft verbringen Sie Zeit mit Kindern?*
- *Wie ist es für Sie, Zeit mit Kindern zu verbringen?*

Patienten mit Zwangsgedanken werden von Vermeidung sprechen, unangenehmen Angst- und Spannungsgefühlen sowie Versuchen, nicht in die Nähe von Kindern zu gelangen.

Vella-Zarb, Cohen, McCabe und Rowa (2017) und Bonagura, Abrams und Teller (2022) nehmen zusätzlich Bezug auf Menschen, die versuchen, ihre pädophile Neigung nicht auszuleben, und von dieser Neigung gequält auch therapeutische Hilfe aufsuchen. Diese Gruppe von Menschen mit pädophilen Neigungen

Tabelle 7: Differenzialdiagnostische Kriterien: Pädophilie vs. pädophile Zwangsgedanken

	Pädophile Zwangsgedanken	Pädophilie
Zweifel an der Neigung	sehr ausgeprägt	fehlt
Reaktion auf den Gedanken	Angst, Schuld, Scham, sowohl unmittelbar als auch zeitlich verzögert	sexuelle Erregung unmittelbar, bei einigen später Schuldgefühle möglich
Detailgrad der Vorstellung	kurzer Gedanke	hoch ausdifferenziert
Ich-Nähe	Ich-dyston	Ich-synton
Funktion der Gedanken	keine → Ausdruck einer Zwangserkrankung	Erregung herbeiführen, Entlastung bei Stress
Genitale Reaktion	keine, ggf. ungewollte Reaktion (vgl. Kap. 5.2.6.3)	vorhanden und erwünscht
Sexuelle Erregung	keine	vorhanden und erwünscht
Weitere Zwangssymptome früher oder gleichzeitig	sehr häufig	selten
Nennung vermeintlicher Belege für pädophile Neigung	Schilderung von Ereignissen mit weit entferntem Bezug zur Thematik	eindeutiger Zusammenhang
Kontakt zu Kindern	wird aus Angst vor Auftreten des Gedankens und der Befürchtung einer ungewollten Tat vermieden	Kontakt zu Kindern wird aktiv aufgesucht, Grooming

unterscheidet sich von Menschen mit Pädophilie, die sich durch ihre pädophilen Gedanken nicht gestört fühlen und auch Handlungen nicht als schädlich für Kinder einstufen. Im Unterschied dazu erleben diese Menschen mit einer pädophilen Neigung ihre Gedanken an sexuelle Handlungen mit Kindern ebenfalls als belastend und ängstigend. Das wichtige Unterscheidungsmerkmal der Angstinduktion durch die Zwangsgedanken verliert somit auf den ersten Blick an Differenzierungskraft. Vella-Zarb und Kollegen (2017) differenzieren daher zusätzlich zwischen einer spontanen und unmittelbaren Reaktion und einer zeitlich verzögerten Reaktion auf den Gedanken mit sexuellem Inhalt. Menschen mit pädophiler Neigung erleben den Gedanken im ersten Moment als aufregend und erregend, erst im Nachhinein können Scham und Schuldgefühle auftreten. Menschen mit einer Zwangsstörung erleben in beiden Fällen eine starke Abneigung und einen panikartigen Schrecken über die Existenz eines solchen Gedankens. Ein weiterer entscheidender Unterschied ist der Detailgrad der Gedanken. Menschen mit pädophilen Zwangsgedanken erleben diese als einzelne Sätze wie „Ich könnte mich an meinem Kind vergehen." oder „Würde ich das Wickeln meiner Tochter erregend finden?" Schon bei diesen Gedanken erfolgt unmittelbar die Angstreaktion und gedankliche Neutralisierungsstrategien und Vermeidungsverhalten setzen ein. Es können auch einzelne kurze Bilder im Kopf des Zwangspatienten auftauchen, insbesondere wenn das bildliche Vorstellungsvermögen besonders ausgeprägt ist. In den von Vella-Zarb und Kollegen (2017) und Bonagura und Kollegen (2022) beschriebenen Fallbeispielen offenbaren die Patienten, die versuchen, ihre pädophile Neigung zu unterdrücken, einen zunehmenden Detailgrad der fantasierten sexuellen Inhalte, ein gelegentliches Masturbieren sowie ein gelegentliches gezieltes Aufsuchen von Orten mit Kindern, ohne aber übergriffig zu werden. Derartige Verhaltensweisen sind in der Summe mit der Diagnose einer Zwangsstörung nicht vereinbar und führten zur Diagnose einer pädophilen Störung und der Einleitung entsprechender therapeutischer Maßnahmen. Bruce und Kollegen (2018) schlagen vor, zur Klärung der sexuellen Erregung folgende Fragen zu stellen:

- *Beinhalten Ihre sexuellen Fantasien kleine Kinder?*
- *Werden Sie von Bildern mit Kindern oder mit Erwachsenen mehr sexuell erregt?*
- *Haben Sie jemals zu Gedanken oder Bildern mit Kindern masturbiert?*

Der Gebrauch von Kinderpornografie schließlich ist ein starkes Kriterium für das Vorliegen einer Pädophilie. Der Einsatz dieser Fragen sollte mit Sorgfalt erfolgen, denn sie lösen beim Zwangspatienten starke Beunruhigung aus. Er spürt unmittelbar, dass es um die Abklärung geht, ob er nicht vielleicht doch pädophil sei. Eine Frage, die sein Denken ohnehin schon seit dem ersten Auftreten der Zwangsgedanken immer wieder quält und sorgenvoll beschäftigt. Eine Mitteilung der diagnostischen Einschätzung wird der Patient daher gespannt erwarten und sie sollte auch vom Therapeuten vorgenommen werden. Im Rahmen der differenzialdiagnostischen Erhebung ist immer zu berücksichtigen, dass Zwangspatienten ihren pathologischen Zweifel nicht abstellen können und mitunter reflexhaft vermeintliche Indizien für die jeweiligen Kriterien, die für eine Pädophilie sprechen, vorbringen. Einige typische Argumente und Hinweise zur Einordnung werden in Tabelle 8 aufgelistet.

Eine explorative Studie von Schwartz und Abramowitz (2005) untersuchte mittels einer Befragung die Unterschiede von jeweils sechs Menschen mit sexuellen Zwangsgedanken und Menschen mit einer non-paraphilen Sexsucht. So berichten Menschen mit einer Sexsucht, dass sie immer wiederkehrende Gedanken an sexuelle Handlungen haben, die aber keine Angst auslösen, sondern mit sexuel-

Tabelle 8: Einordnung typischer Gegenargumente von Zwangspatienten

Äußerung	Erklärung
„Es heißt doch immer, dass viele Pädophile sehr freundlich zu Kindern sind. Man sagt mir oft, dass ich so freundlich und einfühlsam mit Kindern umgehe. Also könnte ich ja auch pädophil sein."	unzulässiger Analogieschluss (vgl. Kap. 5.3.4.4)
„Ich achte so sehr auf meinen Genitalbereich und dann spüre ich ja auch eine Art von Erregung. Das ist doch der ultimative Beweis!"	Einordnung und Erklärung als „Genitalreaktion" (vgl. Kap. 5.2.6.3)
„Die Zwangsgedanken quälen mich täglich immer wieder – das kann doch nur bedeuten, dass in mir dieser bislang verborgene und schlimme Anteil schlummert!"	Es handelt sich um die typischen Charakteristika der Zwangsgedanken, als permanent auftretend, anhaftend, intensiv und belastend sowie die Überbewertung von Zwangsgedanken.
„Der unerwünschte Zwangsgedanke kommt mir doch auch bei normalen sexuellen Handlungen in den Sinn. Das hat doch was zu bedeuten!"	Normale sexuelle Aktivitäten stellen assoziativ eine besondere Nähe zum Thema der Zwangsgedanken dar. Eine Aktivierung der Zwangsgedanken zu diesen Anlässen ist nahezu unvermeidlich.
„Manchmal denke ich, meine Tochter ist so süß. Das kann doch auch schon ein Hinweis darauf sein, dass mit mir etwas nicht in Ordnung ist!"	Normale und wünschenswerte Gefühle der Zuneigung und Liebe zum Kind werden vom zwanghaften Zweifel als vermeintlicher Beleg herangezogen.
„Ich weiß, dass ich nicht pädophil bin, aber die Gedanken treten täglich auf, das verunsichert mich enorm. Ich weiß nicht, ob ich jemals Vater/Mutter werden sollte, was ich mir eigentlich so sehr wünsche."	Zwanghafter Zweifel, katastrophisierende Befürchtung, eine Pädophilie könnte später noch auftreten, z. B. in Folge der permanenten Zwangsgedanken

ler Erregung einhergehen. Es wird nicht versucht, diese Gedanken zu vermeiden, eine Ausführung sexueller Handlungen wird angestrebt und erfolgt auch. Im Unterschied dazu berichten Zwangspatienten über ein hohes Ausmaß an Angst bei ihren Zwangsgedanken sowie einen starken Wunsch nach Unterdrückung der Gedanken. Die Taten werden nicht ausgeführt. Ein weiterer Unterschied bestand darin, dass fünf der sechs Zwangspatienten über weitere Zwangssymptome in der Y-BOCS Symptomliste berichten, in der Gruppe der Sexsüchtigen waren keine

Zwangssymptome festzustellen. Die Autoren fassen treffend zusammen: Bei einer Zwangsstörung beunruhigen die Inhalte der Gedanken den Betroffenen sehr stark, bei einer Sexsucht beunruhigen die Inhalte der Gedanken nicht den Betroffenen, sondern dessen persönliches Umfeld und Angehörige sehr stark. Auch ausgewiesene Fachleute in der Behandlung von Zwangsgedanken kommen mitunter in Entscheidungsschwierigkeiten. Williams (Williams & Wetterneck, 2019) schildert den Fall einer Patientin, sie nennt sie Claire, die unter pädophilen Zwangsgedanken litt und ihr nach einigen Diagnostiksitzungen eröffnete, sie habe einen kleinen Jungen im Lebensmittelladen der Familie sexuell missbraucht. Sie sei fest davon überzeugt gewesen und habe dieses Ereignis als Fakt dargestellt. Dies ist ein zentraler Unterschied zu Schilderungen von Patienten mit pädophilen Zwangsgedanken, die die Irrationalität ihrer Gedanken benennen können. Auch wenn sie manchmal glauben, dass das befürchtete Ereignis eintreten werde oder vielleicht gar schon eingetreten ist, so gibt es kein klares „Ja, es war so", das durchgängig und konsistent behauptet wird. Die Schwester der Patientin gab an, dass Claire diese Behauptung schon des Öfteren geäußert habe und sich diese bei näherer Untersuchung der Umstände als unwahr erwiesen habe. Da die Patientin von diesen Äußerungen nicht abließ, entschied sich die Therapeutin schweren Herzens, eine Meldung zu machen, zu der sie im Rahmen der Gesetze verpflichtet gewesen sei. Sie habe dabei auf die Zwangsstörung und eine mögliche psychotische Erkrankung hingewiesen. Wie Williams befürchtet hatte, kehrte die Patientin nach diesem als Vertrauensbruch empfundenen Ereignis nicht zu ihr zurück. Sie habe aber später erfahren, dass sie einen anderen Therapeuten aufgesucht habe und eine antipsychotische Medikation gut geholfen habe. Sie stelle aber bis heute ihre Entscheidung infrage, den Fall gemeldet zu haben. Sie sei zwar dem Buchstaben nach einer gesetzlichen Verpflichtung nachgekommen, im Nachhinein habe sie sich aber gewünscht, sie hätte mehr Vertrauen in ihr klinisches Urteil gesetzt, um Claire wirksam helfen zu können.

5.2.7.2 Differenzialdiagnostik von Zwangsgedanken die sexuelle Orientierung betreffend

In dieser Untergruppe der sexuellen Zwangsgedanken dominiert die Angst vor der Möglichkeit, eine andere Person mit einer bislang nicht gelebten sexuellen Orientierung zu sein. Differenzialdiagnostisch ist sie abzugrenzen von einer Verunsicherung hinsichtlich der sexuellen Orientierung, vorrangig in der Adoleszenz. Hier könnte eine solches Coming-Out ebenfalls von angstvollen Gefühlen begleitetet sein. In diesem Fall fürchtet die betroffene Person die Reaktionen der Umwelt, ist sich aber im Unterschied zu Patienten mit Zwangsgedanken ihrer sexuellen Orientierung bewusst. Zwangspatienten nennen mitunter als Argument, dass es auch Menschen gibt, die sich erst im höheren Alter zu ihrer Homosexualität bekennen, nachdem sie bereits viele Jahre in einer heterosexuellen Beziehung gelebt haben. Aber auch in diesen Fällen ist die Homosexualität nicht „über Nacht plötzlich aufgetreten", sondern dem Betroffenen lange bekannt und mitunter viele Jahre verheimlicht oder in Form eines Doppellebens ausgelebt worden.

5.2.7.3 Differenzialdiagnostik aggressiver Zwangsgedanken

Die Differenzialdiagnose bei Patienten mit dem Zwangsgedanken, eine Person oder ein Tier töten oder verletzen zu können, folgt dem gleichen Prinzip analog zur pädophilen Thematik. Auch hier dominiert der Zweifel und die Ableitung einer ungewollten Handlung aus der Existenz der permanent und mit großer Eindringlichkeit auftretenden Zwangsgedanken. Ein Vergleich mit einem Patienten mit einer aggressiv-impulsiven Persönlichkeitsstruktur verdeutlicht den zentralen Unterschied der klaren Absicht und inneren Übereinstimmung mit eigenen aggressiven Impulsen im Gegensatz zu Patienten mit aggressiven Zwangsgedanken (vgl. Tab. 9).

Tabelle 9: Vergleich aggressiv-impulsive Persönlichkeit vs. aggressive Zwangsgedanken

Aggressiv-impulsive Persönlichkeit	Aggressiver Zwangsgedanke
Betont immer wieder die moralische Berechtigung zur Aggression: „Der hat es verdient!"	„Überhaupt einen solchen Gedanken zu denken, ist schon ein Verbrechen!"
Der aggressive Gedanke scheint den Selbstwert zu stärken.	Starke Angst- und Schuldgefühle beim Auftreten des Gedankens
Klarer Wille zur Tat: „Wer mir in die Quere kommt, kann mit einer kräftigen Abreibung rechnen!"	Vermeidung jeglicher Kontakte mit möglichen Tatwaffen und möglichen „Opfern"
Aggressive Handlung wird ausgeführt.	Aggressive Handlung wird nicht ausgeführt.

5.2.7.4 Differenzialdiagnostik suizidaler Zwangsgedanken

Autoaggressive Zwangsgedanken, d.h. auch der Zwangsgedanken mit dem Inhalt, sich selbst töten zu können, bedürfen einer differenzialdiagnostischen Einordnung. Auch hier dominieren bei Zwangspatienten die nicht vorhandene Intention sowie die Irritation und Angst, die das permanente Auftreten des Zwangsgedankens nach sich zieht. Dies wiederum veranlasst den Zwangspatienten zu der Vermutung, dass er vielleicht doch suizidal sei, da die Gedanken immer wieder auftreten. Wetterneck, Williams, Tellawi und Bruce (2016) schlagen vor, den Patienten zu fragen, was er mit dem Gedanken an einen Suizid verbindet. Sie weisen darauf hin, dass Menschen mit einer tatsächlichen Suizidalität in der Selbsttötung einen ernsthaften Ausweg aus einer problematischen Lebenssituation sehen und diesen Zustand mit einer Art von Entlastung und Befreiung erleben. Menschen mit einer Zwangsstörung hingegen erleben diesen Gedanken als in höchstem Maße beunruhigend, da sie ihn nicht ausführen wollen. Die angstvoll erlebten, ich-dystonen Zwangsgedanken repräsentieren genau das Gegenteil: Wer den Zwangsgedanken hat, er könne sich gegen seinen Willen unter plötzlichem Verlust seines Verstandes impulsiv aus dem Fenster stürzen, „liebt das Leben und will mehr davon" (Seif & Winston, 2014).

Diese autoaggressiven Zwangsgedanken sind wiederum abzugrenzen von tatsächlichen Suizidgedanken und -absichten bei Menschen mit aggressiven und sexuellen Zwangsgedanken. In diesem Fall ist es der Umstand an sich, permanent quälende, unkontrollierbare und mit großer Dominanz auftretende Zwangsgedanken mit ich-fremden Inhalten erleben zu müssen, der zu Suizidgedanken führt. Hier bestünde das Motiv einer Selbsttötung darin, diese als unerträglich empfundene Lebenssituation zu beenden. Generell schildern Menschen mit aggressiven und sexuellen Zwangsgedanken häufiger Suizidgedanken als Betroffenen mit anderen Zwangsstörungen (Hellberg et al., 2022), da sie keine entlastende Zwangshandlung wie Waschen oder Kontrollieren zur Spannungsreduktion ausführen können. Eine imaginierte Selbsttötung bietet hier zumindest eine kurzfristige kognitive Flucht- und passagere Entlastungsmöglichkeit, ohne tatsächliche Ausführungsabsicht. Trotzdem ist insbesondere im Rahmen einer zusätzlichen depressiven Entwicklung die regelgerechte Exploration einer Suizidabsicht durchzuführen (z. B. Teismann & Dorrmann, 2021).

5.2.7.5 Zwangsgedanken im Rahmen einer schizophrenen Erkrankung

Treten im Rahmen einer schizophrenen Erkrankung mit einer deutlichen Störung der Impulskontrolle als zwanghaft empfundene Gedanken auf, so ist hier differenzialdiagnostisch an imperative Stimmen im Rahmen einer Psychose zu denken. Werden diese Gedanken als imperativ und „von außen kommend" erlebt, kann eine Ausführung nicht mehr ausgeschlossen werden. Fraglich ist, ob der Begriff „Zwangsgedanken" mit der in dieser Veröffentlichung vorgenommen Definition in diesem Fall noch zulässig ist, oder es sich bereits um eine andere Krankheitsentität handelt. Schirmbeck und Zink (2013) stellen differenziert die Befundlage zu obsessiv-kompulsiven Symptomen bei Schizophrenie dar und konstatieren ebenfalls:

> Die betroffenen Personen sollten erkennen, dass die Zwangsgedanken, -impulse oder -vorstellungen dem eigenen Denken zugehörig sind. Dies ermöglicht eine Abgrenzung gegen Halluzinationen und Ich-Störungen. Ruminationen, oder wiederkehrende egodystone stereotype Gedanken, die ausschließlich im Zusammenhang mit den psychotischen Inhalten stehen, sollten nicht als Zwangsgedanken gewertet werden. (S. 162)

Eine weitere psychiatrische Abklärung ist erforderlich und Ausgangspunkt für spezifische therapeutische Maßnahmen.

5.3 Therapiephase 2: Distanzierung von Zwangsgedanken

Ein wesentliches Ziel in der Behandlung aggressiver und sexueller Zwangsgedanken ist es, diese Gedanken nicht mehr als Beleg für eine ungewollte Absicht oder als Beweis für einen verborgenen, verabscheuenswürdigen Persönlichkeitsanteil zu erleben. Diese Gedanken sind Ausdruck einer Zwangserkrankung und das Ziel ist es, diese als solche einzuordnen und die emotionale Belastung durch die Gedanken zu reduzieren. Die Patienten stehen somit vor der großen Herausforderung, als authentisch erlebte kognitive und emotionale Prozesse infrage zu stellen und den unmittelbaren Reaktionsimpulsen – mentale Neutralisierung und Vermeidung – nicht mehr zu folgen. Es gilt eine Perspektive „von oben" auf diese Prozesse einzunehmen und die Bedeutung von Gedanken an sich zu relativeren. Es soll die Erkenntnis reifen:

Dieser Gedanke ist nur ein Gedanke, eine neurophysiologische Aktivität in meinem Gehirn, der nichts über meine Absichten oder meine Persönlichkeit aussagt. Er ist lediglich ein Beweis, dass ich noch immer unter einer Zwangsstörung leide.

Dieses Therapieziel ist in der Behandlung von Zwangsgedanken schon früh formuliert worden (z.B. Hoffmann, 1994). Schwartz (1996) brachte es mit der Formulierung „It's not me – It's my OCD." („Das bin nicht ich, das ist mein Zwang.") auf den Punkt. Damit wird diese zwangsspezifische Form der Distanzierung mit dem alternativen Erklärungsansatz verbunden, die Gedanken als Ausdruck einer Erkrankung zu verstehen und damit die Distanzierung zu begründen.

Im Folgenden werden Methoden, die eine Distanzierung von aggressiven und sexuellen Zwangsgedanken fördern, beschrieben. Das Ziel der Interventionen ist es, die bisherigen Annahmen der Patienten über die Bedeutung ihrer Zwangsgedanken als Hinweis auf hochgefährliche oder wesensfremde Aspekte ihrer Persönlichkeit zu entkräften. Informationen und Fakten ermöglichen auf inhaltlicher Ebene alternative Erklärungsmodelle mit dem Ziel, die Zwangsgedanken als harmlos einzustufen. Nach Formulierung der Therapieziele (vgl. Kap. 5.3.1) werden Antworten auf die immer wieder von Patienten geäußerte Frage „Warum habe ich solche Gedanken?" zusammengestellt (vgl. Kap. 5.3.2), die in den anschließenden Interventionen aufgegriffen werden. Die Geschichte „Besuch auf dem Kölner Dom" (vgl. Kap. 5.3.3) verdeutlicht die Überbewertung von normalen Intrusionen. Anhand von Beispieldialogen werden in Kapitel 5.3.4 drei zentrale Grundannahmen der Patienten disputiert:

1. Den Gedanken zu denken, macht mich zu einem schlechten Menschen.
2. Den Gedanken zu denken bedeutet, dass ich ihn auch ausführen werde.
3. Mein intensives Gefühl ist der Beweis, dass der Gedanke etwas Wahres über mein Wesen zum Ausdruck bringt.

In diesen Beispieldialogen wird neben den „klassischen“ Argumenten der kognitiven Ansätze auch eine metakognitive Haltung integriert. Die typischen argumentativen „Tricks“ des Zwanges, die sich aus dem zwanghaften pathologischen Zweifel als wesentliches Merkmal des Zwanges ableiten, werden bereits antizipiert und auf der Meta-Ebene benannt. Nur so kann eine argumentative Verstrickung vermieden werden. Schließlich soll auch der Patient lernen, mit dieser Haltung dem Zwang zu begegnen. In Kapitel 5.3.5 werden mehrere hilfreiche Metaphern vorgestellt. Die Metapher vom „Märchenland des Zwanges“ liefert eine bildhafte Inszenierung der Versuche des Zwanges, den Patienten immer wieder aus der Welt der Realität und der Fakten in die zweifeldurchsetzte Welt der unbegrenzten – und in ihrem Fall grundsätzlich negativen – Möglichkeiten zu entführen. Die Zug-Metapher verdeutlicht eine teilnahmslose und lediglich beobachtende Haltung gegenüber den Zwangsgedanken. Die „Wespenfalle“ nimmt Bezug auf das Gefühl, vermeintlich etwas Falsches zu tun, wenn man seine Zwänge nicht mehr ausführt. Die Metapher von der defekten Tankanzeige illustriert die Fehlinterpretation von intensiven Gefühlen als Beweis für den vermeintlichen Wahrheitsgehalt von Gedanken. Die Metapher „Zuschauer beim Ringkampf“ verdeutlicht den distanzierten, metakognitiven Blick auf den inneren Disput, der durch den zwanghaften Zweifel ausgelöst wird und auf inhaltlicher (Objekt-)Ebene keine Lösung finden kann. Alle kognitiven und metakognitiven Interventionen dienen dem Aufbau einer distanzierten Haltung gegenüber den Zwangsgedanken. In den Therapiephasen 3 und 4 werden diese oft mit Vorbehalten akzeptierten neuen Einsichten im Rahmen der emotionsfokussierenden Expositionsverfahren validiert und vertieft.

5.3.1 Die zentralen Therapieziele

Bei der Erarbeitung der Erwartungen an die Behandlung und der Therapieziele werden zunächst die Wünsche und Hoffnungen der Patienten erfragt. Häufig wird der Wunsch geäußert, dass die Zwangsgedanken nicht mehr auftreten sollen. Im Folgenden wird gezeigt, wie der Therapeut auf diesen Wunsch reagieren kann und wie die Therapieziele eingeführt werden können.

Beispieldialog

Th.: *Fast alle Patienten mit aggressiven oder sexuellen Zwangsgedanken wünschen sich, dass die Gedanken aufhören und sie dann auch nicht mehr belasten. Dieser Wunsch ist nur zu verständlich, aber leider im Sinne eines Schalters, den man umlegt, und danach ist der Gedanke verschwunden, nicht möglich. Was wir erreichen können, ist ein langsames Ausblenden der Bedeutung der Gedanken und besonders der intensiven Angst, Scham und Schuldgefühle. Wenn dies gelingt, tritt in der Folge der Zwangsgedanken tatsächlich immer seltener auf und verliert seine jetzige Dominanz.*

Pat.: *Gehen denn die Zwangsgedanken bei mir irgendwann ganz weg?*

Th.: *Da bin ich ehrlich und sage: Das kann ich für den Einzelfall nicht vorhersagen. Was Sie auf jeden Fall erreichen können, ist eine geringere emotionale Belastung durch die Zwangsgedanken. Sie können erreichen, dass die Gedanken Ihr Leben nicht mehr dominieren und Sie wieder Vertrauen in Ihr eigentliches Selbst aufbauen. Viele Patienten schildern, dass die Gedanken im Alltag immer seltener auftauchen und dann bei weitem nicht mehr mit der früheren Vehemenz. Und ja, in einigen Fällen gehen die Gedanken auch ganz weg. Diese Patienten berichten von längeren Zeiträumen ohne jegliche Zwangsgedanken.*

Pat.: *Wie kann ich denn eine Besserung erreichen?*

Th.: *Ziel aller therapeutischen Maßnahmen, sowohl der sogenannten „Zwangsdistanzierung" als auch der Exposition, ist es immer besser darin zu werden, den Gedanken mit der Gelassenheit und Gleichgültigkeit zu erleben und vorüberziehen zu lassen, wie es andere Menschen auch tun. Das fällt zugegebenermaßen bei Zwangsgedanken besonders schwer. Um dieses Ziel zu erreichen, werden wir auf folgende zentrale Erkenntnisse hinarbeiten:*

- *Meine aggressiven oder sexuellen Zwangsgedanke repräsentieren nicht mein Selbst, auch keinen verborgenen Anteil.*
- *Ich führe Handlungen nicht gegen meinen Willen durch.*
- *Mein intensives Gefühl von Angst oder Schuld ist kein Beweis für die Richtigkeit des Gedankens.*
- *Ich erkenne die zentrale Bedeutung des zwanghaften Zweifels, der mich mit seinen typischen „Tricks" immer wieder in die Verunsicherung führt.*
- *Ich kann den zwanghaften Zweifel nicht argumentativ auflösen, denn er ist das pathologische Grundproblem.*
- *Ich lerne, den Zweifel unbeantwortet stehen zu lassen und das quä-lende Gefühl der Unwissenheit und Unabgeschlossenheit zu tolerieren.*
- *Ich möchte zu meiner ursprünglichen Intuition und meinem eigentlich vorhandenen Wissen über mich selbst zurückkehren und mein Vertrauen in mich Selbst wiederfinden.*

5.3.2 Klärung der Frage: „Warum habe ich diese Gedanken?"

Eine immer wiederkehrende Frage der Patienten lautet: „Warum habe ich diese Gedanken?" Ihre eigene Antwort beruht auf der Überzeugung, dass diese Gedanken eine bedeutsame Aussage über ihre Persönlichkeit oder ihre Handlungsabsichten treffen, auch wenn sie ihnen bislang völlig fremd sind. Im Rahmen der Behandlung gilt es, ein Erklärungsmodell zu erarbeiten, das sich von dieser intuitiven Einordnung der Patienten unterscheidet und die Zwangsgedanken aus dem Zusammenspiel verschiedener Faktoren ableitet, die im Folgenden vorgestellt werden.

1. Es ist nicht ungewöhnlich, solche Gedanken zu haben.

Diese Art von ungewollten, plötzlich einschießenden Gedanken, die einen absurden, aggressiven oder sexuellen Inhalt haben, sind auch Menschen ohne Zwangsstörung bekannt. Zahlreiche Studien haben dies immer wieder belegt (Rachman & de Silva, 1978; Radomsky et al., 2014). Menschen ohne Zwangsstörung ordnen diese Gedanken als „gedanklichen Müll" ein und messen ihnen keine weitere Bedeutung bei. Der Gedanke verschwindet wieder im Strom des Bewusstseins.

2. Gedanken werden mit Ereignissen gleichgesetzt.

Zwangspatienten messen ihren Zwangsgedanken eine sehr hohe Bedeutung bei und setzen sie mit realen Geschehnissen gleich. Diese Gleichsetzung scheint ein entscheidender Faktor in der Entstehung von Zwangsgedanken zu sein und wird als „Gedanken-Handlungs-Fusion" bezeichnet (vgl. Kap. 3.1; Rachman, 1993; Wells, 2009). Wird ein Gedanke fast wie eine bereits begangene Tat erlebt, ist die starke emotionale Reaktion auf dem Hintergrund der hohen moralischen Standards von Zwangspatienten nachvollziehbar. Der Gedanke bleibt bestehen und weitet sich aus. Möglicherweise handelt es sich um eine Disposition, mit der die hier beschriebene Gruppe der Zwangspatienten ausgestattet ist.

3. Zwangspatienten verfügen über hohe moralische Prinzipien.

Diese Aussage zieht sich durch die meisten Veröffentlichungen zur Persönlichkeitsstruktur der Zwangspatienten. Es fällt ihnen häufig schwer, kleinste Abweichungen von persönlich relevanten moralischen Prinzipien zu tolerieren. Aggressive oder sexuelle Zwangsgedanken, verbunden mit dem o.g. Aspekt der Gedanken-Handlungs-Fusion, werden auf dem Hintergrund dieses Persönlichkeitsmerkmals daher als besonders belastend erlebt.

4. Die Inhalte der Gedanken stehen dem Wesen und den Werten des Patienten diametral entgegen.

Oft haben Patienten schon vor dem Ausbruch der Zwangsgedanken genau dieses Thema als besonders verabscheuenswürdig eingeordnet.

Beispiel

Ein erwachsener männlicher Patient schilderte, dass in seiner Schulzeit eine Lektüre mit dem Thema sexueller Missbrauch behandelt wurde. Schon damals habe er, emotional anteilnehmend, dieses Vergehen als das Schlimmste, was er sich vorstellen konnte, eingestuft. Beim ersten intensiven Ausbruch von Zwangsgedanken im Alter von 30 Jahren war es genau dieses Thema, das die „Psyche" gewählt hatte, um das schlimmste persönliche Katastrophenszenario heraufzubeschwören: Er selbst könne so etwas tun.

5. Die Verunsicherung des Selbst.

Eine Reihe bedrohlich empfundener Zwangsgedanken bezieht sich nicht primär auf gesellschaftlich verurteilte moralische Verfehlungen. Diese Zwangsgedanken sind besser zu verstehen, wenn sie als „Angriff" und Bedrohung auf das eigentliche Selbst des Patienten eingeordnet werden, z. B. Zwangsgedanken die sexuelle Orientierung betreffend.

6. Es gibt ein automatisches Gefahren-Entdeckungs-System (Freeston & Ladouceur, 1999).

Das Gehirn kreiert in sensiblen, außergewöhnlichen oder Gefahrensituationen blitzschnell eine Vorstellung vom *schlimmstmöglichen* Ausgang der Situation. Es sind „Vorschläge", die das Gehirn macht und um deren Verwerfung oder Ablehnung es nicht böse ist! So kommt dem Vater, der sein neugeborenes Kind zum ersten Mal im Treppenhaus im Arm hält, der Gedanke: „Was, wenn du das Kind jetzt fallen lässt?" Eine Warnung, sorgfältig zu sein, aber kein Hinweis auf Mordabsichten. Das schlimmste Szenario wird unmittelbar imaginiert, um dann wieder verworfen zu werden. In diese Kategorie ist auch ein verbreitetes Phänomen einzuordnen, an hohen Orten, einem Turm oder einer Klippe den Gedanken zu haben: „Ich könnte springen." oder „Spring doch!" Dieses sogenannte „High-Place-Phänomen" ist auch Gegenstand wissenschaftlicher Forschung. Die Autoren der ersten Untersuchung zu diesem Thema veröffentlichten ihre Studie unter dem Titel: „Der Drang zu springen, ist der Beweis für den Drang zu leben" (Hames, Ribeiro, Smith & Joiner, 2011). Die Verbindung zwischen dem High-Place-Phänomen und dem eigenen Angstbewusstsein war am stärksten bei denjenigen Teilnehmern, die nie oder kaum je mit dem Gedanken spielten, sich selbst zu töten. Ein Patient beschrieb diesen Vorgang mit einem profanen Beispiel einmal so: „Wenn ich eine wertvolle Salatschüssel in der Hand halte, habe ich sofort den Gedanken im Kopf ‚Nur nicht fallen lassen!'"

7. Das intensive Angst- und Schuldgefühl lässt die Gedanken wie Wirklichkeit erscheinen.

Es scheint so, als ob starke Gefühle eine wirklichkeitskonstituierende Wirkung haben. Patienten schildern immer wieder, dass ihre hohe emotionale Beteiligung dazu führt, dass das Gedachte so real erscheint. Auch die Äußerung, dass es sich realer anfühlt als die Wirklichkeit, ist zu hören und erklärt, warum es für Patienten so schwierig ist, dieses Erlebnis zu ignorieren.

8. Der Versuch der Unterdrückung führt zur Intensivierung der Gedanken.

Der Versuch, einen Gedanken zu verdrängen oder sich zu verbieten, ihn zu denken, bewirkt häufig das Gegenteil: Der Gedanken drängt sich noch mehr in den

Vordergrund. Der zur Veranschaulichung immer wieder zitierte Selbstversuch, *nicht* an einen rosa Elefanten zu denken, liefert hierbei eine nachvollziehbare Erfahrung der Gültigkeit dieser These. Die von Wegner (1989) formulierte Behauptung, „ein Zwangsgedanke kann entstehen von nichts als dem Wunsch, einen Gedanken zu unterdrücken" und damit die Bedeutung des Inhalts zu negieren, geht aber an der Komplexität des Phänomens Zwangsgedanken vorbei und versucht, einen möglicherweise relevanten Teilmechanismus als alleinverantwortlich herauszustellen. Denn kann ich tatsächlich einen pathologischen Zwangsgedanken entwickeln, wenn ich mir permanent verbiete, „Am Montag kommt der Weihnachtmann!" zu denken?

Zusammenspiel der Punkte 1 bis 8 bei der Entstehung von Zwangsgedanken

Führt man die Punkte 1 bis 8 zusammen, so ließe sich die Entwicklung eines pädophilen Zwangsgedankens bei einem werdenden Vater folgendermaßen erklären: Beim Gedanken an die bevorstehende Vaterschaft wird unmittelbar die schlimmstmögliche Situation, die auf dem Hintergrund des moralischen Systems des Betroffenen vorstellbar ist, generiert: Das ist der Missbrauch. Dieser Gedanke stößt nun auf einen kognitiven Verarbeitungsmodus, der jeden Gedanken für bedeutungsvoll hält (Gedanken-Handlungs-Fusion) und als Abbild einer realen Gefahr einordnet. Die emotionale Reaktion eines intensiven Angst- oder Schuldgefühls gibt nun diesem Gedanken zusätzlich eine starke Realitätsanmutung und der Patient hält sich selbst für extrem gefährlich. Verzweifelt über die Intensität dieser Erfahrung versucht er, sich immer wieder vom Gegenteil zu überzeugen, sich zu beruhigen oder diese Gedanken zu verbieten. Nach einer kurzfristigen Beruhigung setzt der Zweifel erneut ein und für jedes beruhigende Argument wird ein Gegenargument konstruiert, dass die Angst wieder ansteigen lässt. Wie bei den Handlungszwängen bewirkt die negative Verstärkung des Zwangsverhaltens die Aufrechterhaltung und Chronifizierung der Zwänge.

5.3.3 Die Zwangsgedanken als harmlos einordnen

Für die Patienten ist es gerade zu Beginn der Behandlung wichtig und hilfreich, vom Therapeuten eine erste Einschätzung zu erhalten, dass es sich bei ihren Gedanken um Zwangsgedanken handelt. Die Information, dass intrusive Gedanken, die unsinnige und ungewollte Inhalte aufweisen, auch von vielen anderen Menschen gelegentlich gedacht werden, ist für die meisten Betroffene zunächst eine Entlastung und bietet Raum für eine alternative Erklärung der Gedanken als ein verbreitetes Phänomen. Ein Hinweis auf zahlreiche Untersuchungen zu diesem Thema unterstützt diese Aussage zusätzlich. Auch eigene Beispiele des Therapeuten können die Existenz von „Gegenteilsgedanken" illustrieren. Manchen Patienten fällt es zunächst schwer, diese Information anzunehmen. In diesem Fall ist zu berücksichtigen, dass der Patient annehmen könnte, dass andere Menschen bei diesem Gedanken eine ebenso starke emotionale Reaktion erleben wie er selbst. In diesem Fall ist noch einmal zu betonen, dass diese Gedanken bei anderen Menschen allenfalls eine Irritation auslösen, der Gedanke aber rasch im Strom des Bewusstseins verschwindet. Die Geschichte vom Besuch auf dem Turm des Kölner Doms verdeutlicht noch einmal die Relevanz der übergroßen Bedeutung, die dem Gedanken von Zwangspatienten beigemessen wird.

Ein Besuch auf dem Turm des Kölner Doms

Fragen Sie Menschen auf der Aussichtsplattform des Kölner Doms in 97 Meter Höhe, ob sie vielleicht den Gedanken hatten, wie es wäre, von hier herunterzuspringen, so werden viele dies bejahen. Von 100 Menschen, die dies gedacht haben, gehen 95 die Treppenstufen wieder unbeeindruckt davon hinunter und überlegen, was man als nächstes machen könne, wo es etwas Leckeres zu essen gibt oder warum man hier eigentlich keinen Aufzug eingebaut hat.

Die übrigen fünf jedoch gehen sofort erschrocken einen Schritt zurück und denken: „Oh Gott, was hast du gerade gedacht? Du hast gedacht, du könntest da runterspringen? Bist du vielleicht insgeheim schwer depressiv, hochsuizidal und weißt es nur noch nicht? Denn warum sonst solltest du einen solchen Gedanken haben? Der kommt doch aus deinem Unterbewusstsein! Und wenn du das schon denkst, dann tust du es bestimmt bald. Nur gut, dass hier alles eingezäunt ist, sonst würdest du vielleicht schon nicht mehr leben." Noch zwei Stunden später denken sie in dysphorischer Stimmung über diesen Gedanken nach und was er wohl zu bedeuten hatte ...

Ein weiteres Beispiel, um die Struktur eines Zwangsgedankens zu verdeutlichen, ist ein Vergleich mit religiösen Zwangsgedanken. Der ungewollte Zwangsgedanke „Ich könnte denken, Gott ist ein Bösewicht." kann nur den in höchste Panik versetzen, der von seinen Grundüberzeugungen her sehr gläubig ist und zusätzlich die zwangstypische Überbewertung der Bedeutung von Gedanken aufweist. Viele Patienten können an diesem Beispiel aber nachvollziehen, dass der Zwangsgedanke nicht die wahre Motivation des Betroffenen abbildet, sondern im Gegenteil ein Beleg für den hohen Stellenwert ist, den der Glaube im Leben des Betroffenen einnimmt. Analog lassen aggressive und sexuelle Zwangsgedanken den Schluss zu, dass der Betroffene von den Zwangsgedanken so emotional aufgewühlt ist, weil sie seinen moralischen Grundprinzipien diametral entgegenstehen.

Handelt es sich bei diesen Gedanken also um Gedanken, die auch in der Allgemeinbevölkerung zu finden sind, so ist auch das Ziel vermessen, diese Gedanken nicht mehr haben zu wollen. Es hieße anders sein zu wollen als alle anderen Menschen (Freeston & Ladouceur, 1999).

Eine inhaltliche Interpretation des Zwangsgedankens als Ausdruck eines unbewussten Wunsches ist kontraproduktiv und bewirkt in der Regel eine Verschlechterung der Symptomatik (Hillebrand, 2019; Seif & Winston, 2014). Im Gegenteil geht es darum, diese Sichtweise, die der Patient selbst vornimmt und damit seine Angst weiter steigert, aufzugeben und alternative Erklärungsmodelle einzubringen, die dem Patienten helfen, die Bedeutungslosigkeit des Gedankens zu erkennen. Denn ein zentrales und vor allem realistisches Ziel in der Behandlung von Zwangsgedanken ist es nicht, das Auftreten des Gedankens abzustellen, sondern dem Zwangsgedanken mit einer veränderten, akzeptierenden Haltung zu begegnen (Förstner et al., 2011).

Akzeptanz bedeutet nicht gutheißen.

Manche Patienten glauben, dass ein Zulassen und Akzeptieren des Gedankens bedeuten könnte, dass sie den Gedanken damit auch inhaltlich akzeptieren: „Das würde ja bedeuten, dass ich Pädophilie akzeptiere. Das kann ich doch nicht!“ Eine solche Befürchtung ist letztlich ein Ausdruck, dass dem Gedanken noch immer ein zu hoher Stellenwert beigemessen wird. Die Grundüberzeugungen „Ich darf einen solchen Gedanken nicht denken, denn das ist bereits ein Vergehen.“ und „Ein Gedanke sagt etwas Bedeutsames über mich aus.“ sind noch wirksam und lassen ein Akzeptieren nicht zu. Ziel ist es, zu akzeptieren, dass diese Gedanken als Ausdruck einer Zwangsstörung weiter auftreten werden, ohne jedoch etwas über ihre Persönlichkeit auszusagen.

5.3.4 Disputation zentraler Bewertungsfehler

Drei Beispieldialoge sollen die Vermittlung von Wissen zu den typischen Bewertungsfehlern veranschaulichen. Dabei werden auch Einwände aufgegriffen, die Patienten mitunter äußern.

5.3.4.1 Bewertungsfehler „Weil ich das denke, bin ich ein schlechter Mensch.“

Der folgende Beispieldialog soll veranschaulichen, wie auf die Befürchtung des Patienten, ein schlechter Mensch zu sein, reagiert werden kann.

Beispieldialog

Th.: *Viele Patienten mit aggressiven oder sexuellen Zwangsgedanken glauben, dass es schon etwas Schlechtes sei, diesen Gedanken überhaupt zu denken. Ein Patient mit dem Zwangsgedanken, seine Kinder mit einer Schere zu erstechen, brachte es auf den Punkt und sagte mit tiefer Überzeugung: „Allein dafür, diesen Gedanken zu denken, gehört man ins Gefängnis." Ein anderer sagte: „Schon beim Denken des Gedankens lade ich Schuld auf mich." Wie geht es Ihnen mit Ihren Zwangsgedanken?*

Pat.: *Das kann ich sehr gut nachvollziehen. Es sind ja so furchtbare Gedanken, die will doch niemand haben! Und wenn man sie denkt, dann hat das doch etwas zu bedeuten. Ich kann mir auch nicht vorstellen, dass so etwas alle Menschen denken, wie ich es mal in einem Selbsthilfebuch gelesen habe.*

Th.: *Okay – was sie gelesen haben bezieht sich auf die Aussage, dass nahezu alle Menschen ungewollte intrusive, d. h. plötzlich einschießende Gedanken haben mit Inhalten, die sie selbst als anstößig, absurd oder wesensfremd erleben. Es gibt Studien, in denen man Menschen ohne Zwangsstörung nach ungewollten, plötzlich einschießenden Gedanken gefragt hat. Da kam ganz schön was zusammen! Hier einige Beispiele aus der ersten wissenschaftlichen Studie zu diesem Thema, die 1978 veröffentlicht wurde (Rachman & de Silva):*

- *Impuls, Kindern gegenüber gewalttätig zu sein, besonders Babys,*
- *Impuls, Menschen zu schubsen oder zu stoßen,*
- *Gedanken an unnatürlichen Sex,*
- *Gedanken, einer geliebten Person ein Unglück zu wünschen,*
- *den Impuls zu spüren, jemanden zu verletzen,*
- *den Impuls zu spüren, auf das Gleis zu springen, wenn ein Zug einfährt,*
- *Impuls, jemandem etwas Widerwärtiges zu sagen,*
- *Gedanke an gewaltvolle sexuelle Handlungen,*
- *Impuls, jemanden anzugreifen,*
- *Impuls, vor ein Auto oder einen Bus zu springen,*
- *Impuls, jemanden anzugreifen oder zu töten,*
- *Gedanke, ein Haustier zu töten.*

Also zum einen ist es ganz „normal" unnormale Gedanken zu haben, zum anderen haben Sie natürlich Recht, wenn Sie sagen, ich kann mir nicht vorstellen, dass alle Menschen das so erleben wie ich. Der Unterschied besteht darin, dass Menschen mit Zwangsgedanken diese in der Tat emotional wesentlich belastender, wesentlich intensiver und wesentlich häufiger und ständig wiederkehrend erleben. Was hier den Unterschied ausmacht, ist die Bewertung des intrusiven Gedankens. Während Menschen ohne Zwangserkrankung auf diese Gedanken vielleicht mit einer kurzen Irritation reagieren, wenn sie diesem Gedanken überhaupt weitere Aufmerksamkeit schenken, und ihn als gedanklichen Müll einordnen, ist dies bei Menschen mit einer Zwangsstörung anders. Sie messen dem Gedanken eine zu große Bedeutung bei. Die Tatsache, diesen Gedanken gedacht zu haben, der gegen die eigenen Werte verstößt, wird unmittelbar so empfunden, als sei dies ein signifikanter Ausdruck der eigenen Persönlichkeit. Einen solchen Gedanken zu denken, wird häufig so empfunden, als sei man dieser Gedanke. Diese übertriebene Bewertung macht aus einem abwegigen, aber nicht ungewöhnlichen intrusiven Gedanken eine persönliche Katastrophe.

Pat.: *Das verstehe ich. Aber wenn es nichts mit mir zu tun hätte, warum fühle ich mich trotzdem so schlecht?*

Th.: *Nun, das liegt daran, dass Ihre falsche Bewertung nach wie vor aktiv ist: „Dieser Gedanke sagt etwas Bedeutsames über mich aus und das ist furchtbar." Also erschrecken Sie und fühlen sich schlecht.*
Aber wenn wir genauer hinschauen: Was heißt es denn, wenn Sie sich aufgrund der übertriebenen Bewertung des Gedankens schlecht fühlen und Schuld oder Angst dabei spüren? Dies geschieht, weil der Gedanke gegen Ihre Werte verstößt. Die Tatsache, dass Sie Angst haben, zeigt, dass Ihr wahres Selbst gewissermaßen Ihre Werte verteidigt. Deutlich wird es bei Menschen mit gotteslästerlichen Zwangsgedanken, z. B. „Ich könnte denken, Gott ist ein Schurke." Diese Menschen sind davon tief erschüttert. Nicht weil sie Atheisten sind, sondern weil sie tiefgläubig sind! Einen Zwangsgedanken angstvoll zu erleben, sagt also nur im Gegenteil etwas über mich aus. Habe ich den Gedanken, meinem Kind etwas antun zu können, und dabei panische Angst, liebe ich mein Kind. Befürchte ich, jemanden zu töten, und habe massive Angst dabei, ist das Gegenteil mein Wesen: Ich bin friedliebend und harmoniesuchend. Ein Mensch hingegeben, der tatsächlich eine unmoralische Tat begehen will, wird bei dem Gedanken daran keine Angst haben.

Pat.: *Das kann ich verstehen, aber jetzt habe ich schon eine neue Befürchtung. Wenn ich nämlich im Rahmen der Therapie meine Angst vor den Zwangsgedanken verliere, würde das bedeuten, dass ich es dann doch will? Dann habe ich ja keine Angst mehr und ich tue das Schlimme vielleicht tatsächlich.*

Th.: *Okay – das ist wieder eine raffinierte Finte des Zwanges. In jedem Argument findet er einen neuen Ansatzpunkt für einen Zweifel. Es ist wichtig, auch das über den Zwang zu wissen. Er hat immer das letzte Wort und lässt sich argumentativ nicht „besiegen", da er am Ende einer Argumentation einfach fragt: „Aber was, wenn doch?" – Sie kennen das vermutlich von Ihren eigenen Versuchen, mit dem Zwang zu diskutieren.*
Aber zurück zu Ihrer Frage: Führe ich den Zwangsgedanken aus, wenn ich die Angst davor verliere? Wir hatten gesagt, dass viele Menschen mal abwegige intrusive Gedanken haben und diese ohne emotionale Beteiligung erleben. Würden diese Menschen alle danach handeln, da sie keine Angst verspüren, sähe die Welt anders aus …
Und kommen wir wieder auf den Aspekt der Intention. Es ist nicht Ihre Absicht, diese Handlung zu begehen. Dies bleibt bestehe, auch wenn Sie sich im Rahmen der Therapie immer mehr von der emotionalen Wucht der Zwangsgedanken lösen, was ja auch Ihr Ziel ist. Ein Gedanke wie „Ich gehe gleich ins Kaufhaus und sage allen Kunden, denen ich begegne ‚Ich wünsche Ihnen einen besonders schönen Tag!'" löst vermutlich keine Angst aus. Trotzdem gehen Sie nicht in das Kaufhaus, wenn es nicht Ihre Absicht ist.

5.3.4.2 Bewertungsfehler „Weil ich das denke, tue ich es bald."

Ein wesentlicher Ansatzpunkt zur Disputation dieses Bewertungsfehlers besteht darin, zu verdeutlichen, dass ohne Absicht keine Handlung erfolgt. Allein der Gedanke reicht nicht aus, um unmittelbar eine Handlung oder ein Ereignis folgen zu lassen. Patienten sind bezüglich ihrer Zwangsgedanken von dieser Annahme aber sehr überzeugt. Zum einen ist dies auf die innere Dynamik der intensiv und massiv bedrohlich erlebten Zwangsgedanken zurückzuführen, die unmittelbar nahelegen, eine Tatausführung befürchten zu müssen. Zum anderen zeigen Patienten mit diesen Zwangsgedanken eine erhöhte Neigung, Gedanken sehr wichtig zu nehmen (Berry & Laskey, 2012), so dass die Befürchtung der Tatausführung nur aufgrund des Gedankens auf fruchtbaren Boden fällt. Disputiert man mit Patienten diesen Aspekt, sollte zunächst die grundsätzliche Haltung des Patienten zu diesem Thema in Erfahrung gebracht werden. Im Anschluss kann ein kleines Verhaltensexperiment durchgeführt werden.

Beispieldialog

Th.: *Sie befürchten, dass Sie Ihre Zwangsgedanken in die Tat umsetzen, einfach aus dem Grund, dass diese Gedanken da sind. Als ich Sie gefragt habe, ob Sie Ihrem Kind etwas antun wollen, haben Sie sofort – sehr überzeugend – geantwortet, dass Sie das selbstverständlich nicht wollen. Was lässt Sie trotzdem befürchten, dass es geschehen könnte?*

Pat.: *Weil ich diesen schlimmen Gedanken im Kopf habe! Ich habe mal von einem Gesetz der Anziehung gelesen. Hier heißt es, dass man mit seinen Gedanken Gleiches erschafft. Wer sich gedanklich immer wieder mit einem Lebenstraum, z.B. einem Haus am See, beschäftige, werde dieses Ziel auch erreichen. Und dann gibt es doch dieses berühmte Zitat, angeblich aus dem Talmud: „Achte auf deine Gedanken, denn sie werden Worte, achte auf deine Worte, denn sie werden Handlungen." Das Zitat geht noch weiter, aber das reicht doch schon: Aus Gedanken werden Handlungen. Und schließlich wird im Rahmen von Coaching und Lebensberatung mit positiven Affirmationen gearbeitet. Menschen sollen sich ihre Ziele immer wieder gedanklich oder ausgesprochen vor Augen führen. Auch hier ist doch eine Umsetzung in die Realität das Ziel. Wenn ich also immer wieder meine Zwangsgedanken habe, dann werden sie eines Tages Wirklichkeit und das könnte heute Abend sein!*

Th.: *Das klingt ja wirklich überzeugend. Aber was ist damit gemeint? Es geht bei Affirmationen um Absichten, die man hat und die man willentlich gedanklich wiederholen soll, um den gewünschten Effekt in der Realität zu erreichen. Natürlich gehen Handlungen Gedanken voraus. Wenn ich den Wunsch habe, einen Urlaub in Italien zu verbringen, habe ich dies zunächst als einen Gedanken im Kopf. Aber erst wenn ich die Absicht habe, es zu tun, werde ich es tun. Der Gedanke allein macht noch keinen Urlaub. Wie viele Dinge, Pläne und Ideen hatten Sie schon im Kopf, ohne Sie umzusetzen. Finden Sie Beispiele?*

Pat.: *Ja, schon.*

Th.: *Entscheidend für die Umsetzung von Gedanken in die Tat ist die Absicht. Wir können dies sofort an einem kleinen Experiment nachweisen. Ich habe einen Kugelschreiber in der Hand und denke nun: „Den Kugelschreiber werfe ich Frau M. jetzt vor die Füße." Ich spreche es sogar laut aus: „Ich werfe den Kugelschreiber Frau M. vor die Füße!" Was passiert? Nichts. Und jetzt denke ich: „Ich lasse den Kugelschreiber vor mir auf den Teppich fallen." (der Kugelschreiber fällt zu Boden). Und es ist passiert. Ich weiß, das mag trivial erscheinen. Aber was ist der Unterschied? In beiden Fällen habe ich einen Gedanken gehabt. Aber nur, wenn er sich mit der Absicht verbindet, kommt es zu einer Handlung. Probieren Sie das auch einmal aus.*
Nehmen Sie den Kugelschreiber und denken Sie, ohne dass es Ihre Absicht ist: „Ich werfe den Kugelschreiber Herrn T. vor die Füße."

Pat.: *Okay – das geht.*

Th.: *Gut, dann erhöhen wir den Einsatz! Denken Sie jetzt: „Ich werfe den Kugelschreiber Herrn T. mit voller Wucht an den Kopf."*

Pat.: *Da bin ich jetzt schon etwas angespannt. Ich könnte ja ganz vorsichtig werfen, das wäre dann ja nicht so schlimm für Sie. Aber das Schlimme wäre, dass ich es dann getan hätte. Wenn das passiert, dann stimmt das nämlich doch, dass nur der Gedanke eine Handlung auslöst. Das wäre dann der Beweis, dass ich auch meine Zwangsgedanken ausführen könnte. Das macht mir jetzt am meisten Angst. Angst, dass ich es doch gegen meinen Willen tue.*

Th.: *Wollen Sie es trotzdem versuchen? Den Gedanken denken und auch aussprechen?*

Pat.: *Na gut, ich versuche es.*

Th.: *Nichts passiert. Wie geht es Ihnen jetzt?*

Pat.: *Besser. Eigentlich weiß ich ja auch, dass da nichts passiert. Aber es fühlt sich eben anders an.*

Th.: *Gut, dann lassen Sie es uns noch an zwei, drei weiteren Gedanken wiederholen. Was fällt Ihnen noch ein?*

Pat.: *Ich könnte den Kugelschreiber gegen das Fenster werfen.*

Diese Übung soll im Rahmen der Zwangsdistanzierung die zentrale Bedeutung der Absicht thematisieren und bewusst machen. Sie kann im Rahmen einer expliziten Expositionsübung auch so weit geführt werden, dass der Patient einen gefährlichen Gegenstand wie ein Messer oder eine Vase in der Hand hält und neben dem Therapeuten stehend den Gedanken denkt, den Therapeuten damit zu verletzen (vgl. Kap. 5.5.6: Ist es in Ordnung, den Therapeuten als „Opfer" zu nutzen?).

5.3.4.3 Emotionale Beweisführung – Das Gefühl als Beweis

Die ausgeprägte emotionale Intensität, mit der die Zwangsgedanken einhergehen, wird von den Betroffenen immer wieder als Beleg für den Wahrheitsgehalt der Gedanken interpretiert und - mehr noch - erlebt. Aaron T. Beck (1976) beschrieb diesen Sachverhalt als „emotional reasoning" - als „emotionales Schlussfolgern". Er sah diesen Prozess als Resultat einer irrationalen Überzeugung, zu glauben, dass Gefühle ein Beweis seien für eine bestimmte Überzeugung: „Ich fühle mich schuldig, also bin ich schuldig." Dieser Rückschluss ist unzulässig und muss korrigiert werden. Diese Zielsetzung gilt auch für den Umgang mit den Emotionen im Rahmen aggressiver und sexueller Zwangsgedanken. Auch hier sind es die bereits erwähnten Bewertungen der Zwangsgedanken als hochsignifikant bedeutsam in ihrer Aussagekraft hinsichtlich der eigenen Persönlichkeit oder des eigenen Handelns, die eine emotionale Reaktion nach sich ziehen und den Gedanken als so gefährlich erscheinen lassen. Diese oft tief verankerten Grundannahmen zu verändern, ist das Ziel der beschriebenen Disputationsstrategien. Nimmt die „fehlerhafte" Bewertung der Zwangsgedanken für die Genese eine zentrale Rolle ein, so erleben die Patienten in der akuten Situation zunächst die Gleichzeitigkeit der Gedanken und der emotionalen Reaktion. Daher erscheint es hilfreich, den Patienten in seinem realitätsnahen Erleben der Gedanken zunächst zu validieren. Anschließend soll die bislang ausschließliche Verbindung „Gefühl = Wirklichkeit" infrage gestellt werden und eine alternative Erklärung für das intensive Gefühl entwickelt werden.

Beispieldialog

Pat.: *Der Gedanke muss doch etwas Reales bedeuten, wenn er mich so stark emotional beschäftigt.*

Th.: *Sie haben recht, wenn Sie sagen, dass es sich so real anfühlt. Mir scheint, intensive Gefühle haben eine Art „wirklichkeitskonstituierende" Wirkung. Ereignisse, die mit intensiven Gefühlen verbunden sind, werden von uns als besonders real erlebt. Wenn wir verliebt sind, dann gehen wir davon aus, dass es real ist, wenn wir tiefe Traurigkeit verspüren nach dem Tod eines geliebten Menschen, erleben wir dies als real und zweifeln nicht an unseren Gefühlen. Die intensive Angst oder Schuld, die Sie bei Ihren Zwangsgedanken fühlen, sind als Gefühle ja auch real und im Hier und Jetzt spürbar. Dieses reale Erleben der Angst untermauert nun scheinbar den Wahrheitsgehalt der Gedanken. Doch dieser Rückschluss ist nicht zulässig. Es ist wichtig, zu der Erkenntnis zu gelangen, dass Gefühle keine Aussage über die Realität treffen, auch wenn wir das in anderen Lebensbereichen weiter so leben sollen. Aber wenn Zwangsgedanken im Spiel sind, sind unsere Gefühle keine guten Ratgeber mehr, sondern führen uns in die Irre. Daher lautet die Formel: „Das Gefühl ist real - Die Bedrohung nur konstruiert".*

Nehmen wir ein Beispiel dafür, dass Gefühle nicht die Wirklichkeit abbilden. In den siebziger Jahren war der Kinofilm „Love Story“ ein großer Publikumserfolg. Doch am Ende des Films, als die Hauptdarstellerin an Krebs verstirbt, blieb kein Auge trocken und so manches Taschentuch wurde hervorgeholt. Viele Zuschauer empfanden ein intensives und echtes Gefühl der Trauer – doch war die Hauptdarstellerin deshalb tatsächlich verstorben? Nein, nach Ende des Drehs ging sie vielleicht mit den Kollegen in eine Bar und man nahm noch einen Drink zu sich. Das Beispiel mag trivial klingen, aber darum geht es: Intensive Gefühle können auch ohne Bezug zur Realität entstehen.

Pat.: *Aber woher kommt denn dann meine starke Angst?*

Th.: *Da sind wir wieder bei den Bewertungen Ihrer Zwangsgedanken. Die starke Angst entsteht, weil Sie einem „ungewollten intrusiven Gedanken“ mit abwegigem Inhalt, den auch Menschen ohne Zwangserkrankung einmal haben können, eine so große Bedeutung beimessen. Zur Veranschaulichung nochmal ein Beispiel: Viele Mütter erleben unmittelbar nach der Geburt ihres Kindes spontane und ungewollte Gedanken, dem hilflosen Säugling Schaden zufügen zu können. Das Gehirn stellt die Hypothese dessen, was in dieser Situation schlimmstenfalls passieren könnte, ungefragt und ohne tiefere Bedeutung in den Raum. Bei den meisten Müttern lautet die Bewertung des Gedankens: „Erstaunlich, was für Gedanken einem so in den Kopf kommen können. Das ist ja wirklich Unsinn.“ Es folgt eine kurze Irritation oder Befremden, dann verliert sich der Gedanken im Strom des Bewusstseins und gerät in Vergessenheit. Menschen mit einer Neigung zur Entwicklung einer Zwangsstörung denken: „Was ist das für ein furchtbarer Gedanken? Das heißt doch, dass du deinem Kind etwas antun möchtest! Du könntest dieses junge Leben zerstören. Was wärst du für ein Mensch, wenn du das tun würdest. Du wärst eine Mörderin! Oh Gott, wie furchtbar – eine Katastrophe!“ Eine solche Bewertung des intrusiven Gedankens führt nicht zu kurzer Irritation oder Befremden, sondern stimuliert unmittelbar eine intensive Angstreaktion und nun schließt sich leider der Kreis: Die starke, real empfundene Angst lässt Sie nun den Gedanken ebenfalls als real erleben und die Angst wird noch intensiver. Die Gedanken wiederholen sich nun ständig, sind in ihrer Qualität zunehmend intensiver, anhaftender, quälender und belastender. Der Versuch, diese Gedanken nicht zu denken, erweist sich rasch als wirkungslos und trägt zusätzlich zur Intensivierung der Gedanken bei.*

5.3.4.4 Der Unzulässige Analogieschluss

Im Rahmen der Erörterungen mit dem Patienten gilt es vorbereitet zu sein, dass Argumente auf der inhaltlichen Ebene immer wieder infrage gestellt werden. Eine typische Argumentation tritt im Rahmen der begründenden Narrative auf. Der Patient versucht, die Aussage des Zwangsgedankens, der sich gegen seinen Willen immer wieder ins Bewusstsein drängt, zu erklären. Er bezieht dabei Fakten, die nur vage und allgemein in Beziehung zu seiner Zwangsthematik stehen, als Beweis für die Richtigkeit des Zwangsgedankens für seine Person heran. Sprechen O'Connor und Kollegen (2012) von „Out-of-nowhere-facts", so wäre die deutsche Formulierung des „unzulässigen Analogieschlusses" vielleicht treffender, da sich für die Patienten der Bezug nicht immer aus heiterem Himmel ergibt. Der grundlegende Fehler besteht darin, von wahren Aussagen in einem anderen Zusammenhang über einen gemeinsamen Nenner die wahre Aussage auf sich zu beziehen.

Beispiele

Patientin, 24 Jahre: „Ich habe in einer Dokumentation gesehen, dass ein pädophiler Mensch auch Angst vor diesen Gedanken hatte, und ich habe auch Angst, also bin ich vielleicht doch pädophil."

Vom gemeinsamen Attribut „Angst", das natürlich auch bei der Patientin vorhanden war, wurde auf die Möglichkeit eigener Pädophilie geschlossen.

Patientin, 28 Jahre: „Meine Schwester sagt, ich sei doch so lieb und freundlich. Das liest man doch auch von Menschen, die ihre Kinder missbrauchen, dass die Nachbarn sagen ‚Der war so freundlich und unauffällig.' – Also kann ich doch auch pädophil sein."

Vom gemeinsamen Attribut „Freundlichkeit und gerne etwas mit Kindern unternehmen und diese mögen", das auch bei der Patientin vorhanden war, wurde auf die Möglichkeit eigener Pädophilie geschlossen.

Eine weitere Variante ist es, von einem realen Ereignis, das unmittelbar vor einem Zwangsimpuls aufgetreten ist, auf den vermeintlichen Wahrheitsgehalt auch der nachfolgenden Zwangsidee zu schließen.

Beispiel

Patient, 31 Jahre: „Meine Sohn Leon hat seinen kleinen Bruder Paul geärgert. Das war doch wirklich so. Also ist auch mein Zwangsgedanke, dass ich Paul mehr liebe als Leon, wahr."

Die therapeutische Intervention besteht darin, diesen unzulässigen Analogieschluss aufzuzeigen, zu benennen und als einen weiteren typischen „Trick" des Zwanges einzuordnen, den Zweifel aufrechtzuerhalten. Eine Übertragung dieser Argumentationsstrategie auf eine neutrale Alltagssituation kann hilfreich sein, den „Denkfehler" zu verdeutlichen: „Ich trage eine Brille. Neulich sah ich das Foto eines Amokläufers. Der trug auch eine Brille. Also könnte ich auch ein Amokläufer sein?"

5.3.5 Hilfreiche Metaphern

5.3.5.1 Das Märchenland des Zwanges (O'Connor et al., 2012)

Die intensiv und dominant auftretenden Zwangsgedanken veranlassen den Betroffenen an seinen eigentlichen Wahrnehmungen und dem Wissen über seine eigene Persönlichkeit zu zweifeln. Es folgen andauernde Grübelketten, Erklärungsversuche und Argumentationsschleifen mit dem Ziel, den Zwangsgedanken zu entkräften. Auf eine allenfalls kurze Beruhigung folgt wieder der Zweifel und die Grübelkaskade beginnt erneut. Der inferenzbasierte Ansatz ordnet diesem argumentativen Eingehen auf den Zweifel eine zentrale Bedeutung in der Entstehung und Aufrechterhaltung der Zwangssymptomatik zu (vgl. Kap. 3.4). Der Patient verlässt mit dem Eingehen auf den Zweifel die Welt der Sinne und der Realität und folgt dem Zweifel in das „OCD-Bubbleland"- das „Märchenland des Zwanges" (O'Connor et al., 2012). In dieser Blase ist der Patient „verloren", denn der zwanghafte Zweifel wird jedes entlastende Argument wieder infrage stellen. Dem Patienten soll mit dem Bild einer Brücke dieser Prozess greifbar gemacht werden: Über diese Brücke verlässt er die Realität und begibt sich in das Märchenland des Zwanges. Der Sinn der Metapher liegt darin, Patienten dafür zu sensibilisieren, wann sie dem zwanghaften Zweifel folgen. Ein aktives inneres Benennen dieses Vorgangs ist einer von vielen Schritten, die typischen Tricks des Zwanges zu identifizieren und sich von ihm zu distanzieren. Im Idealfall kann er sich dafür entscheiden, von dieser Brücke wieder in Richtung Realität zu gehen und dem ersten Eindruck zu folgen, der - wenn auch nur kurz - existierte, bevor der Zweifel auftrat.

Einführung der Metapher „Märchenland des Zwanges"

Th.: *Ein wesentliches Merkmal des Zwanges ist der zwanghafte Zweifel, mit dem der Zwang Ihr eigentliches Wissen über sich selbst oder das, was Sie mit Ihren Sinnen eigentlich wahrgenommen haben, infrage stellt. Wir haben also auf der einen Seite die Realität und auf der anderen Seite das „Märchenland des Zwanges", wie es ein kanadischer Psychologe bezeichnete. Es ist der zwanghafte Zweifel, der sich im Zwangsgedanken äußert und uns aus der Realität in dieses Märchenland hinüberführt. Dem zwanghaften Zweifel zu folgen, d.h. darüber nachzudenken, ob es sein könnte, was der Zweifel sagt, ist schon ein Schritt zu weit auf einer Brücke, die in dieses Märchenland führt. Befinde ich mich erst einmal in diesem Märchenland, dann drehe ich mich argumentativ immer wieder im Kreis. Im Märchenland des Zwanges sind nämlich alle Gesetze der Physik aufgehoben und geringste Wahrscheinlichkeiten spielen keine Rolle. Wir müssen Gefahren nur denken können, das reicht schon aus, sie ernst zu nehmen. Sollte es Ihnen doch einmal gelungen sein, einen Zweifel ausgeräumt zu haben, lässt der Zwang Sie nicht los. Denn es folgt das Lieblingsargument des Zwanges, das alles wieder infrage stellt: „Aber was, wenn doch?"*

Ein Beispiel soll es verdeutlichen: Ein Patient befürchtete den Kontakt mit Keimen und Bakterien, wenn er an einem Wäschehaufen in seiner Wohnung vorbeiging. Er ging mit einem Abstand von einem Meter an diesem Wäschehaufen vorbei und wusste, dass er ihn nicht berührt hatte. Was sagt der zwanghafte Zweifel? Er stellte nach wenigen Sekunden das nackte Gegenteil in den Raum: „Vielleicht hast du ihn mit deiner Hose doch berührt?" Dann folgen typischerweise Begründungsversuche, warum es doch so gewesen sein könnte, obwohl es der Realität nicht entspricht. Wir nennen das ein „begründendes Narrativ". In diesem Fall etwa: „Vielleicht war ich einen Moment unaufmerksam, habe nicht richtig hingeschaut und dabei den Wäschehaufen doch berührt. Das wäre schlimm! Ich könnte mit Keimen und Bakterien in Kontakt gekommen sein. Ich verspüre auch schon eine deutliche Angst. Ich gehe besser auf Nummer Sicher und wechsle meine Hose sofort." Kommen Ihnen Aspekte dessen, was ich gerade erzählt habe, bekannt vor?
Dieses Bild von der Brücke in das Märchenland des Zwanges soll Ihnen helfen, zu erkennen, wann Sie die Realität verlassen und dem zwanghaften Zweifel zu folgen beginnen. Sie erkennen ihn an Formulierungen, die mit einem „Vielleicht ..." oder „Es könnte doch sein, dass ..." beginnen. Wenn Sie dann dem begründenden Narrativ gedankliche Aufmerksamkeit widmen, sind Sie schon im Märchenland. Versuchen Sie zurückzukehren in die Welt der Realität. Denn es gibt einen allerersten Eindruck, der Ihren tatsächlichen Wahrnehmungen und Ihrem tatsächlichen Wissen entspricht – nur den kann nämlich der Zweifel infrage stellen! So wie der Patient in dem Beispiel zunächst wusste, dass er den Wäschehaufen nicht berührt hatte.

5.3.5.2 Die Zug-Metapher (Wells, 2009)

Ein zentrales und anspruchsvolles Ziel im Umgang mit Zwangsgedanken ist es, ihnen keine weitere Aufmerksamkeit zu schenken und sich erst gar nicht auf innere Argumentationen einzulassen. Eine Patientin beschrieb diesen Effekt mit den Worten: „Der Gedanke darf nicht Gestalt annehmen. Ich muss ihn vor der Schwelle stehen lassen". Die „Zug-Metapher" soll den Effekt einer teilnahmslosen Haltung gegenüber einem Ereignis verdeutlichen. Diese Haltung gelingt am ehesten bei permanent auftretenden Gedanken, je stärker das emotionale Arousal ist, desto schwerer fällt eine derartige Distanzierung.

Einführung der Zug-Metapher

Th.: *Stellen Sie sich vor, Sie stehen an einem Bahngleis. Ein Intercity-Zug fährt ein, hält vor Ihnen und öffnet die Türen. So verhält es sich mit Ihrem Zwangs-*

gedanken. Er tritt unvermittelt auf und lädt Sie ein, näher über ihn nachzudenken. Zurück zum Bahnsteig: Sie betrachten den Zug von außen und obwohl die offenen Türen zum Einstigen einladen, bleiben Sie stehen. Sollten Sie einsteigen, schließen sich die Türen und der Zug fährt mit Ihnen irgendwohin, wohin Sie gar nicht wollen. Sie aber betrachten den Zug nur weiter von außen, bleiben stehen und steigen nicht ein. Nach einer Weile schließen sich die Türen, der Zug fährt weiter, Sie stehen weiter am Bahnsteig. Diese beobachtende, aber nicht eingreifende Haltung gilt es auch dem Zwangsgedanken entgegenzubringen. Wenn das gelingt, wird er nach einer Weile verschwinden.

5.3.5.3 Die Wespenfalle: Fliege durch die Dunkelheit! (Weg, 2011)

Versuchen Zwangspatienten, ihr Zwangsverhalten nicht mehr auszuführen und sich entgegen den gewohnten, aber dysfunktionalen Abläufen zu verhalten, entsteht mit der Angst auch das Gefühl, etwas Falsches zu tun. Ein Patient mit aggressiven Zwangsgedanken hat bei dem Versuch, sein Vermeidungsverhalten aufzugeben und das scharfe Messer in Anwesenheit seines Sohnes auf den Tisch zu legen, das Gefühl, etwas Falsches zu tun. Richtig fühlt es sich an, das Messer wieder wegzulegen. Diesen Impuls gilt es zu überwinden, um mit der Aufgabe des Vermeidungsverhaltens das eigentlich Richtige zu tun, um den Zwang zu bewältigen. Die Metapher „Wespenfalle" versucht diesen Prozess mit einem Beispiel aus der Tierwelt zu fokussieren und einen Erinnerungsanker zu schaffen.

Einführung der Metapher „Wespenfalle"

Th.: *Wie kann man aus einer Plastikwasserflasche eine Wespenfalle bauen? Man nehme die Flasche und halte sie mit der Öffnung nach unten. Mit schwarzem Isolierband wird nun die gesamte Flasche beklebt, bis etwa zwei Zentimeter unterhalb des Flaschenbodens. Mit einem Stab wird durch die Öffnung etwas Honig am Flaschenboden angebracht. Die Flasche wird aufgehangen, mit der kleinen Trinköffnung unten, dem noch unbeklebt gelassenen Flaschenboden nach oben. Eine Wespe nimmt den Honiggeruch wahr und fliegt durch die Öffnung in die Flasche. Nachdem sie den Honig aufgenommen hat, versucht sie wegzufliegen. Dabei fliegt sie instinktiv in Richtung Licht, der Flaschenboden verhindert jedoch die Flucht. Die Wespe versucht immer wieder „das Richtige" zu tun und verendet schließlich aus Erschöpfung.*
Wie würde sie in die Freiheit gelangen? Indem sie gegen ihren Instinkt nach unten durch die Dunkelheit und das Ungewisse fliegt. Dieses „durch die Dunkelheit fliegen" und vermeintlich etwas Falsches zu tun, ist auch die Devise, wenn es darum geht, das Vermeidungsverhalten aufzugeben.

5.3.5.4 Die Tankanzeige

Diese Metapher soll helfen, emotionales Erleben und gedankliche Bedrohungsszenarien zu trennen. Die Existenz eines intensiven Angstgefühls beim Auftreten eines aggressiven oder sexuellen Zwangsgedankens ist kein Beweis für die Existenz einer realen Bedrohung durch den Patienten.

Einführung der Metapher „Tankanzeige"

Th.: *Wir hatten bereits darüber gesprochen, dass eine bestimmte Gehirnregion verantwortlich ist für unser Erleben von Angst und Bedrohung, man nennt sie „Amygdala". Wenn wir eine starke Angst empfinden, dann haben wir unmittelbar den Eindruck, dass auch tatsächlich eine reale Gefahr vorliegen muss. Diese Übereinstimmung von intensivem Angstgefühl und tatsächlicher Gefahr ist natürlich gegeben, wenn ein Auto mit hoher Geschwindigkeit auf uns zufährt oder jemand mit erhobenem Messer vor uns steht. Bei einer chronischen Angstreaktion, wie Sie sie im Rahmen der täglich auftretenden Zwangsgedanken erleben, hat sich die Amygdala gewissermaßen verselbstständigt, lässt Sie Angst spüren und glauben, dass da wirklich eine tatsächliche Gefahr vorliegt. Ich möchte mit einer kleinen Geschichte verdeutlichen, dass wir vom Erleben einer starken Angst oder Schuld nicht auf ein tatsächliches Ereignis schließen können.*
Neulich erzählte ein Nachbar, dass ihm Folgendes passiert sei: Seine Frau habe ihn gebeten, bei nächster Gelegenheit zu tanken, da der Tank leer sei. Der Nachbar habe sich gewundert, da er selbst noch am Tag zuvor den Wagen vollgetankt hatte. Er überprüfte die Tankanzeige und tatsächlich: Die Anzeige stand auf „Null". Er überprüfte den Kilometerstand, aber seit dem Vortag waren nur wenige Kilometer hinzugekommen. Auch ein Leck unter dem Auto war nicht zu entdecken. Nach einigem Überlegen kam die Lösung: Die Tankanzeige war defekt! Der Tank war voll, aber die Anzeige, die ein eigenes Instrument darstellt und einen Schaden aufweisen kann, funktionierte nicht mehr. So können wir uns auch den Zusammenhang zwischen unserem Angsterleben und dem gedanklichen Bedrohungsszenario vorstellen. Die Anzeige, sprich die Amygdala, ist überaktiv und zeigt eine Bedrohung an, die aber gar nicht existiert. Es gilt zu trennen zwischen dem Instrument, das etwa anzeigt, und der Realität an sich. Auf eine eingängige Formel gebracht: Das Gefühl der Angst oder Schuld ist ohne Zweifel real, die Bedrohung aber nur konstruiert!

5.3.5.5 Zuschauer beim Ringkampf

Die folgende Metapher verdeutlicht eine übergeordnete und distanzierte Haltung gegenüber dem vergeblichen inneren Disput, den Patienten führen, um auf einer inhaltlichen Ebenen die durch die Zwangsgedanken induzierten Zweifel am Wesen ihrer Persönlichkeit zu entkräften. Im Unterschied zu „Wolken am Himmel" oder „Blättern auf einem Fluss", die vorüberziehen und missliebige Gedanken symbolisieren sollen, liegt diese Metapher mit ihrer Bildsprache näher am Erleben von aggressiven und sexuellen Zwangsgedanken.

Einführung der Metapher „Zuschauer beim Ringkampf"

Th.: *Stellen Sie sich eine Sporthalle vor, in der zwei Ringer miteinander kämpfen, die sich immer wieder verknäueln und versuchen die Oberhand zu gewinnen. Hat es der eine fast geschafft, seinen Gegner auf dem Rücken zu fixieren und damit den Kampf zu gewinnen, gelingt es dem anderen doch wieder, sich mit einer geschickten Bewegung zu befreien und nunmehr den anderen in Bedrängnis zu bringen. So geht das stundenlang, ohne dass ein Sieger hervorgeht, und es ist kein Ende in Sicht.*

Diese Kämpfer symbolisieren die zwei Stimmen in Ihnen, die immer wieder darum kämpfen, wer nun recht hat. Die Stimme des zwanghaften Zweifels: „Allein die Existenz des Zwangsgedankens beweist doch, dass tief in dir drin ein verdorbener Persönlichkeitsanteil steckt." Der Verteidiger des Ichs: „Aber ich habe so etwas doch noch nie getan. Ich bin ein friedliebender Mensch und habe noch nie einem Menschen einen Schaden zugefügt." – „Ja bisher nicht, aber wie kannst du dir sicher sein, dass du nicht morgen diese grausame Tat ausführst und dich an deinem Kind vergehst?" – „Ich will das doch gar nicht, ich liebe mein Kind." – „Das sagen doch pädophile Straftäter auch, dass sie Kinder mögen, also könnte das bei dir auch der Fall sein."

So in etwa verläuft auch Ihr innerer Dialog und Sie haben mittlerweile die Erfahrung gemacht, dass diese Diskussion in Form von Grübelphasen Sie jeden Tag von neuem quält und kein Ende findet. Wir haben diesen Prozess als Resultat des zwanghaften Zweifels erkannt und wissen mittlerweile, dass wir auf inhaltlicher Ebene zu keinem Ende kommen werden. Wie können wir das lösen? Stellen wir uns uns selbst nicht mehr als einen der Kämpfer vor, sondern als einen Zuschauer. Dieser Zuschauer symbolisiert unseren „weisen Verstand", der den beiden Anteilen in uns übergeordnet ist. Sie sind dieser Zuschauer, der die beiden Akteure jetzt vom Mattenrand aus betrachtet und erkennt, dass dieser Kampf, dieser Disput aussichtslos ist. Warum weiter zusehen? Zu Beginn ist der Zuschauer ganz nah am Mattenrand und fiebert noch intensiv mit. Dann aber löst er sich und beobachtet das Treiben von der Zuschauertribüne. Ganz zum Schluss – und wenn Ihnen das gelingt, haben Sie es geschafft – verlässt er die Sporthalle. Die beiden kämpfen vielleicht noch weiter, aber die Eindrücke und Geräusche des Kampfes werden immer schwächer. Der Zuschauer tritt auf die Straße und widmet sich seinem Leben.

5.3.6 Stellenwert Dritter-Welle-Methoden

Verfahren der dritten Welle der Verhaltenstherapie wie die Akzeptanz- und Commitmenttherapie (ACT), die metakognitive Therapie und achtsamkeitsbasierte Verfahren vermitteln dem Patienten, nicht mehr auf die Inhalte ihrer Gedanken zu reagieren, sondern sich von ihnen zu lösen und ihnen damit den emotionalen Einfluss zu nehmen. Dabei beziehen sich diese Verfahren auf alle Arten von Gedanken und berufen sich nicht auf ein Krankheitsgeschehen als Distanzierungsargument („It´s not me – it´s my OCD"). Es soll vielmehr deutlich werden, dass ein Kontext problematisch ist, „in dem sprachlich-gedankliche Reaktionen mit besonderer Autorität ausgestattet sind und ihr Inhalt vorbehaltlos für bare Münze genommen wird" (Wengenroth, 2012). Die konzeptionelle Übereinstimmung der Vorgehensweise und grundlegende Bedeutung der Distanzierung auch für Zwangspatienten lässt einen therapeutischen Einsatz dieser Methoden auch in der Behandlung der Zwangsstörungen plausibel herleiten. Es klingt verführerisch, auf diese Weise einen therapeutischen Effekt herbeiführen zu können und auf die Mühen der Exposition, sowohl für den Patienten als auch für den Therapeuten, zu verzichten: „Folglich ist keine lang andauernde oder ausgedehnte Exposition wie bei traditionell kognitiv-verhaltenstherapeutischen Ansätzen erforderlich" (Wells, 2011, S. 196). Ein Versprechen, das übrigens auch schon von Verfahren der zweiten Welle, bei denen die bewertungsorientierte-kognitive Behandlung von Zwängen im Vordergrund stand, formuliert wurde: „No prolonged exposure and no necessity to leave the office" (Wilhelm & Steketee, 2006). Eine Übersichtsarbeit, die zwölf bislang erfolgte randomisierte kontrollierte Studien zur Effektivität von Verfahren der dritten Welle in der Behandlung von Zwangspatienten analysierte, fasst den Stellenwert dieser Verfahren dagegen bereits in der Artikelüberschrift zusammen: „Ein vielversprechender Ansatz, wenn er mit Exposition kombiniert wird" (Trent, Guzick, Viana & Storch, 2021). Die Verfahren der dritten Welle zeigten sich in der Behandlung von Zwängen einer Warteliste-Kontrollgruppe oder z. B. einem Entspannungsverfahren gegenüber überlegen. Eine Kombination von Verfahren der dritten Welle mit Exposition und Reaktionsverhinderung zeigte jedoch keine Verbesserungen gegenüber der alleinigen Anwendung von Exposition. Dies führt zu dem Schluss, dass die Exposition das zentrale therapeutische Agens darstellt und weiter in der Behandlung von Zwangsstörungen anzustreben ist. Insgesamt steckt die Forschung zu diesen Verfahren noch in den Anfängen, auch die in der Übersichtsarbeit aufgenommenen Studien weisen methodische Mängel auf, wie z. B. kleine Stichproben. Eine Untersuchung zur spezifischen Wirksamkeit bei aggressiven und sexuellen Zwangsgedanken steht noch gänzlich aus. Die Autoren bemerken abschließend, dass die Popularität und Anwendungshäufigkeit der Verfahren mit den empirischen Belegen in der Behandlung von Zwangsstörungen nicht Schritt halten könne. Die revidierte Fassung der S3-Leitlinie zur Behandlung von Zwangsstörungen (DGPPN, 2022) formuliert vorsichtig, dass „Akzeptanz- und Commitmenttherapie (ACT)", „Achtsamkeitsbasierte kognitive Therapie als Gruppenangebot" und „Metakognitive Therapieansätze" zur Behandlung der Zwangsstörung „in Erwägung gezogen" werden können. Der „inferenzbasierte Ansatz" erhält den gleichen Empfehlungsrad, verbunden mit dem Hinweis, besonders für einen Einsatz bei Patienten mit geringer Einsicht geeignet zu sein. Auch in den S3-Leitlinien werden diese Verfahren nicht als Alternative zur Expositionsbehandlung eingestuft.

Ein Grund für die mangelnde Durchschlagskraft der genannten Methoden könnte darin liegen, dass sie als transdiagnostische Verfahren und nicht originär zur Behandlung aggressiver und sexueller Zwangsgedanken entwickelt wurden. So beziehen sich z. B. ACT-Methoden in der Regel auf Gedanken, die als ich-synton erlebt werden und vom Patienten zunächst akzeptierte Selbstbeschreibungen enthalten. Diese sind zwar hinderlich und führen zu belastenden Gefühlen, z. B. „Ich bin ein Versager.", „Niemand mag mich.", „Ich bin unsportlich." (Wengenroth, 2012), dennoch sind es Gedanken, die im Bewusstseinsstrom des Betroffenen auftauchen und als ich-zugehörig erlebt und „geglaubt" werden. Mithilfe von Defusionstechniken soll die Macht, die diese Gedanken auf das eigene Erleben und Fühlen haben, reduziert werden. Ziel ist es, eine Distanz zu den eigenen Gedanken aufzubauen und diese gewissermaßen aus der Ferne zu beobachten. Dieses Rational lässt sich unmittelbar auf den therapeutisch angestrebten Umgang mit aggressiven und sexuellen Zwangsgedanken übertragen. Dennoch unterscheiden sich aggressive und sexuelle Zwangsgedanken von den vorgenannten Gedanken im Ausmaß der Ich-Dystonie und der emotionalen Intensität. Aversive Zwangsgedanken fallen sofort aus dem Gedankenstrom heraus und unterbrechen ihn. Sie dominieren im Verbund mit der ausgeprägten emotionalen Reaktion das weitere Denken und bewirken eine besonders intensive Fusion von Gedanken und Wirklichkeit. Manche Patienten berichten von einer Wirklichkeitsanmutung, die die eigentliche Realitätswahrnehmung noch übertrifft. Der Gedanke ist somit keine akzeptierte, wenn auch ungeliebte, Selbstbeschreibung, sondern eine ausgesprochene Gefahr und mit dem eigenen Selbstkonzept unvereinbar. Das Fusionserleben ist auf diese Gedanken bezogen sehr stark ausgeprägt und unmittelbar für die Bedrohlichkeit des Gesamterlebens verantwortlich. Betrachtet man die bisherigen empirischen Befunde, so können die Methoden der achtsamkeitsbasierten Verfahren das Rational einer distanzierten Haltung zu seinen Gedanken offenbar gut vermitteln. Die besondere Intensität, Anhaftung, Beharrlichkeit und Belastung ihrer Zwangsgedanken macht es aber den meisten Patienten schwerer, einen Erfolg ausschließlich mit diesen Methoden zu erreichen. Um eine substanzielle Veränderung in Bezug auf Zwangsgedanken zu erreichen, ist die Exposition weiter von zentraler Bedeutung. Dabei kann die Erfahrung am Ende einer Exposition in sensu, in der sich Patienten auch innerlich gefühlt von ihren Gedanken distanzieren können, wiederum in der ACT-Terminologie als „ultimative Defusion" bezeichnet werden.

5.4 Therapiephase 3: Exposition in sensu

5.4.1 Ziele der Exposition

Die Methoden der Zwangsdistanzierung dienen dem Ziel, dem Gedanken keine weitere Aufmerksamkeit zu widmen und insbesondere auf die zahlreichen kognitiven Neutralisierungsversuche (vgl. Kap. 5.2.6) zu verzichten. Die Anspannung zu tolerieren und nicht zu versuchen, die gesamte Situation noch einmal zu rekonstruieren, Argumente für seine Unschuld zu suchen oder sich bei anderen Menschen rückzuversichern, stellt dabei die besondere Herausforderung für Patienten dar. Diese Methoden folgen der Argumentation, dass Zwangsgedanken keine Aussage über den wahren Kern der Persönlichkeit treffen, dass sie kein Vorläufer von Handlungen sind und keine Tötungsabsicht enthalten, auch wenn der Gedanke derartiges zum Inhalt hat. Patienten können im Rahmen der Therapie durch Einsicht und Verstehen dieser Argumentation folgen und mit der Zwangsdistanzierung Erfolge erzielen. Die Praxis zeigt, dass nicht wenige Patienten, diese Argumentation zwar nachvollziehen können, dennoch aber letzte Zweifel, ob es nicht doch so sei, verspüren. Die Gefahr, wieder in gewohnte Neutralisierungsmuster zu verfallen und damit den Zwang weiter zu festigen, ist groß. Um sich diesem letzten Zweifel zu stellen, gilt es die vermeintliche Kraft des Zwangsgedankens mit Hilfe der Exposition auf die Probe zu stellen. Das Kernprinzip der Exposition in sensu ist dabei, den Gedanken explizit zuzulassen und ohne jegliche Form der gedanklichen Vermeidung aufzuschreiben und auszusprechen. In Form einer Geschichte wird die Ausführung der kritischen Tat beschrieben und auf jegliche Form der Neutralisierung verzichtet (Williams & Wetterneck, 2019). Die in Therapiephase 4 beschriebene Exposition in vivo (vgl. Kap. 5.5) zielt auf ein Unterlassen von Vermeidungshandlungen und ein aktives Aufsuchen der vermeintlichen Gefahrensituationen ab. Beide Verfahren werden häufig kombiniert angewendet und je nach Ausmaß der antizipierten Anspannung in der Auslöserhierarchie eingeordnet. Dabei erzielt eine Exposition in sensu, die eine offensive Beschreibung des schlimmstmöglichen Ereignisses enthält, in der Regel höchste Anspannungslevel. Gleichzeitig fokussiert sie direkt auf einen zentralen Wirkmechanismus der Zwangsgedanken, nämlich die übermäßige Bedeutung, die reinen Gedanken zugemessen wird. Diesen Zusammenhang zu entkräften und die Gedanken im Verlauf der In-sensu-Expositionen immer angstfreier zu erleben, ist das Ziel und eine geeignete Vorbereitung der In-vivo-Expositionen. Das Vermeiden von kritischen Situationen erfolgt teilweise aus dem Grund, dem bloßen Auftreten der Zwangsgedanken auszuweichen. Dieses Motiv ist somit bereits bearbeitet. Das weitere Vermeidungsmotiv, die Befürchtung, man könne eine ungewollte Tat ausführen, steht weiter im Mittelpunkt der Exposition in vivo, in der Patienten ermutigt werden, die aus Sicht der Zwangsgedanken „kritischen“ Situationen aufzusuchen. Die Patienten erleben auch hier ein Nachlassen der Angst und eine Entkräftigung ihrer zentralen Befürchtungen.

Abfolge von Expositionen in sensu und in vivo

Zur Abfolge von In-sensu-Expositionen und In-vivo-Expositionen findet sich in verschiedenen Einzelfallstudien und Therapiemanualen in der Regel eine Einordnung der In-sensu-Exposition im Rahmen der Auslöserhierarchie. Erwartet der Patient für eine In-sensu-Exposition eine Belastung von 80, so werden zunächst „leichtere" In-vivo-Expositionen durchgeführt, bevor die Exposition in sensu erfolgt. Dieses Vorgehen entspricht dem schrittweisen Bearbeiten der Auslöserhierarchie im Rahmen des Habituationsparadigmas. Es hat sich in zahlreichen Studien zur Behandlung von Handlungszwängen als effektiv erwiesen und ist in der Praxis bewährt. Der Erklärungsansatz des inhibitorischen Lernens zur Wirksamkeit von Exposition stellt jedoch die Notwendigkeit einer schrittweisen Bearbeitung der Auslösesituationen infrage und stellt vielmehr eine gezielte Vermischung verschiedener Intensitäten als besonders zielführend dar (Craske, Liao & Vervliet, 2012). Letztlich gibt es über Einzelfallstudien hinaus keine systematischen empirischen Studien zur Anordnung von In-sensu- und In-vivo-Expositionen hinsichtlich der Effektivität bei der Behandlung von aggressiven und sexuellen Zwangsgedanken. Daher wird im Folgenden aufgrund sachlogischer Argumente vorgeschlagen, die In-sensu-Exposition der In-vivo-Exposition voranzustellen. Im Rahmen einer primären Exposition in sensu können Patienten zunächst isoliert und therapeutenbegleitet die übermäßige Bedeutung, die sie allein dem Auftreten des Gedankens beimessen, konfrontieren und bewältigen. Dies geschieht in einer neutralen Situation im Therapieraum ohne Bezug zu einer möglichen direkten Tatausführung. Der „zweite" Bewertungsfehler nach Rachman „Wenn ich diesen Gedanken habe, stehe ich kurz vor der Tatausführung." kann seine volle Wirkung nicht entfalten. In keiner Weise sollte allerdings der Eindruck entstehen, man vermeide aus therapeutischer Sicht die In-vivo-Exposition, da man selbst die Befürchtung habe, der Patienten könnte doch aktiv werden. Dass Patienten im Vorfeld sehr wohl Befürchtungen formulieren, wie „Aber wenn ich nach Hause kommen, werde ich es nach der In-sensu-Exposition erst recht tun.", sollte den Therapeuten nicht überraschen, sondern als eine typische Finte des Zwanges eingeordnet werden. Die Ausarbeitung und Durchführung von Expositionen in vivo, der Aufbau von Annäherungsverhalten an den kritischen Auslöser, erfolgt im Anschluss (vgl. Kap. 5.5).

5.4.2 Empirische Befunde zur Exposition in sensu

Der Nutzen von Expositionsverfahren in der Behandlung von Zwangsstörungen ist in den letzten Jahrzehnten im Rahmen zahlreicher randomisierter und kontrollierter Studien immer wieder nachdrücklich belegt worden (Rosa-Alcázar, Sánchez-Meca, Gómez-Conesa & Marín-Martínez, 2008; Skapinakis et al., 2016). Die Anzahl der Studien, die sich ausschließlich mit der Behandlung von aggressiven und sexuellen Zwangsgedanken befassen und Formen der In-sensu-Exposition evaluieren, ist jedoch gering. Von Freeston und Kollegen (1997) stammt eine der ersten Untersuchungen einer Therapie mit verschiedenen Behandlungskomponenten. Kernstück bildete eine individualisierte In-sensu-Exposition mittels Anhören einer sich wiederholenden Audioaufnahme *(tape-loop-exposure)*. Im Vergleich mit der Wartegruppe ergaben sich signifikante Reduktionen in der Intensität der Zwangsgedanken, den selbstberichteten Zwangssymptomen, dem Ausmaß der Angst und eine Verbesserung des Funktionsniveaus. Eine detailliertere Beschreibung des therapeutischen Vorgehens im Rahmen einer Exposition in sensu und in vivo lieferten Freeston und Ladouceur (1999). Sie stellt bis heute eine Grundlage für die Behandlung von Zwangsgedanken dar. O'Connor und Kollegen (2005) kombinierten kognitive Therapie mit Methoden der Exposition (Audioaufnahmen und In-vivo-Exposition) und verglichen den Effekt einer individualisierten Durchführung mit einer Gruppenbehandlung. Beide Formate führen zu einer signifikanten Reduktion der Zwangssymptomatik (erfasst mit der Y-BOCS). Dabei erzielte die individuelle Behandlung eine größere Reduktion der Y-BOCS-Werte. Whittal und Kollegen (2010) verglichen eine kognitive Therapie mit einem allgemeinen Stressbewältigungstraining und fanden keine signifikanten Unterschiede zwischen den beiden Methoden. Der Verzicht auf Methoden der Exposition könnte eine Erklärung für die fehlende Überlegenheit einer an sich spezifischen Behandlungsmethode sein. Bruce und Kollegen (2018) dokumentierten die Veränderungen der Y-BOCS-II-Schweregrad-Werte von 25 Patienten ihrer Behandlungseinrichtung mit hauptsächlich pädophilen Zwangsgedanken. Die Behandlung umfasste im Durchschnitt 35 Sitzungen, mit einem Schwerpunkt auf Expositionen in sensu und in vivo. Die Werte veränderten sich von 31,2 vor der Behandlung auf 13,6 (Grenzwert zur Diagnose einer Zwangsstörung: 13) nach der Behandlung.

Eine Reihe von Fallstudien geht in der Dokumentation präziser auf Durchführungsmodalitäten der Expositionen ein. Purdon (2004) schildert die Behandlung eines 64-jährigen Mannes, der unter aggressiven Zwangsgedanken litt, sein Enkelkind mit einem Messer zu erstechen. Neben verhaltensbezogenen Übungen, die einen Abbau von Vermeidungsverhalten zum Ziel hatten, erfolgten Expositionen in sensu. Diese wurden wie folgt aufgebaut: Der Patient schrieb alle Gedanken im Zusammenhang mit dem Erstechen des Kindes auf ein Blatt Papier. Beginnend mit weniger angstauslösenden Gedanken („ein Messer nehmen") bis hin zum furchterregendsten Gedanken „Töte y" (Name des Enkelkindes). Der Patient las im Beisein des Therapeuten zunächst den ersten Satz so häufig, bis nach 15 Wiederholungen eine deutliche Angstreduktion erkennbar war. Anschließend wurde der nächste Satz vorgelesen bis hin zum schwierigsten Satz auf der Liste. Auf die Frage, was dazu geführt habe, dass er am Ende der Sitzung die aggressiven Gedanken ohne nennenswerte emotionale Belastungen habe vorlesen können, antwortete der Patient, dass er begonnen habe zu glauben, dass diese Gedanken tatsächlich nicht mehr als „nur Gedanken" seien und kein prophetisches Warnsignal (wie er es im Film „The Shining" gesehen hatte) oder Hinweis auf eine

Charakterschwäche. Eine weitere Steigerung stellte das laute Lesen der Zwangsgedanken im häuslichen Umfeld dar. Die neue Befürchtung, er könne durch das laute Lesen erst recht „auf den Geschmack" kommen, die Taten auszuführen, wurde therapeutisch aufgegriffen und durch weitere Expositionen bearbeitet. Am Ende der Behandlung befindet sich das Ausmaß der Zwangssymptomatik (Y-BOCS) im nicht klinischen Bereich. Williams und Kollegen (2011) behandeln einen 51-jährigen Patienten mit dem Zwangsgedanken, er könne homosexuell sein. Neben einer schrittweisen Annäherung an angstauslösende Reize (von „Anschauen von neutralen Männerbildern in einer Zeitschrift – Anspannung bei 25" über mehr als 15 Zwischenschritte bis hin zu „Besuch einer Gay-Bar – Anspannung bei 100") wird mit dem Patienten eine Exposition in der Vorstellung *(imaginal exposure)* durchgeführt. Er sollte zuhause eine Geschichte verfassen, die seine Ängste schwul sein zu können, beinhalten sollte. Diese Geschichte wurde dann in der Sitzung von ihm vorgelesen und zwischen den Sitzungen täglich zuhause. Am Ende der Behandlung führen alle Behandlungsschritte zu einer nahezu vollständigen Symptomfreiheit. Ferris und Kollegen (2012) dokumentieren die Behandlung einer 28-jährigen Patientin mit aggressiven Zwangsgedanken und aufdringlichen Bildern. Die Hierarchie der angstauslösenden Gedanken beginnt mit der Befürchtung, sich selbst zu töten. Es folgen Bilder, den Vater sterben zu sehen, Bilder von Verletzungen und Sterbeszenarien der Kinder. Am meisten belasten Bilder, in denen sie selbst ihre Kinder verletzt. Die Exposition beginnt mit den Gedanken, sich selbst töten zu können. Der einzelne Gedanke wird in der Therapiesitzung laut vorgelesen. Als Hausaufgabe soll sie diesen Satz jedes Mal zehnmal aufsagen, wenn sie das Badezimmer betritt. Nachdem die Anspannung im Zusammenhang mit diesem Gedanken deutlich nachgelassen hat, werden die Bilder vom Sterben des Vaters imaginiert und genau beschrieben, anschließend die Bilder der Kinder. Die Patientin habe eine neue Haltung gegenüber den Zwangsgedanken und Bildern entwickelt, die sich auf das Wissen stützt, dass diese Gedanken an sich nicht ungewöhnlich sind, nicht ihren wahren Charakter widerspiegeln und mit der Zeit verschwinden. Wetterneck und Kollegen (2016) beschreiben den komplexen Fall eines Lehrers, der mit Mitte 40 von dem Zwangsgedanken gequält wird, er könne sich selbst gegen seinen Willen umbringen und damit seine Familie in ein großes Unglück stürzen. Die Behandlung umfasst neben In-sensu-Expositionen zahlreiche weitere Interventionen, die in der Summe eine deutliche Symptomreduktion bewirkten.

5.4.3 Wirkmechanismen der In-sensu-Exposition

Das Erarbeiten und Lesen einer In-sensu-Geschichte stellt durch das Aufschreiben und Aussprechen eine unmittelbare Exposition mit dem zentralen Auslösereiz „Zwangsgedanke" dar. Eine derart gestaltete In-sensu-Geschichte zielt neben dem Aussprechen des Gedankens an sich auf weitere angstauslösende Momente ab, die sich aus den von Rachman (1993) beschriebenen Bewertungsfehlern ableiten lassen. Der *Probability Bias* besagt, dass die Patienten befürchten, dass das Denken des Gedankens die Ausführung der Tat wahrscheinlicher werden lasse. Die In-sensu-Geschichte enthält dieses Element in der beschriebenen Tatausführung als Folge des zuvor aufgetretenen Zwangsgedankens. Der *Moral Bias,* die Befürchtung, ein schlechter Mensch zu sein, weil man diesen Gedanken denkt, wird zum einen bereits durch das Anfertigen der Geschichte selbst, zum anderen durch die in der Geschichte enthaltenen ablehnenden Reaktion und Strafen des sozialen Umfeldes stimuliert. Die Aspekte Tatausführung und moralisches Versagen werden in der Geschichte explizit und vor allem im Indikativ ausgesprochen. Der vom Patienten gedachten Konjunktivkonstruktion „Ich *könnte* mein Kind erstechen." wird so im deutlichen Kontrast eine zu 100 % intendierte und erfolgte Verhaltensausführung entgegengesetzt. Diese Formulierung im Indikativ „Ich tue das." löst zunächst besonders viel Angst aus. Die Absurdität und Falschheit dieser Aussage scheint aber gerade als Folge dieser „Provokation" erkennbar zu werden. Gemeinsam mit dem Nachlassen der Angst im Rahmen der Habituation erlebt der Patient: „Das bin ich doch gar nicht." Die Absurdität der befürchteten Wesensveränderung scheint auf einer tieferen Ebene bewusst zu werden (Ecker, 2014). Dieses Erleben ist von großer Bedeutung für das Erreichen der Erkenntnis, dass die Existenz der Zwangsgedanken tatsächlich kein Ausdruck der eigenen im Verborgenen liegenden Schlechtigkeit ist, sondern auf eine andere Art und Weise erklärt werden muss (vgl. Kap. 5.3). Neben den Effekten der Habituation sind auch Aspekte des Inhibitionslernens (Craske et al., 2012; Pittig et al., 2015) von Bedeutung. Freeston und Ladouceur (1999) weisen darauf hin, dass ein „endgültiges moralisches Auseinanderbrechen", das Patienten insbesondere infolge einer Exposition in sensu häufig befürchten, sowie eine dauerhafte, unaushaltbare Anspannung nicht eintreten. Dieser Effekt entspricht somit einer Erwartungsverletzung, der im Rahmen des Erklärungsansatzes des Inhibitionslernens ein hoher Stellenwert beigemessen wird. Ein weiterer, vermutlich nicht unbedeutender Effekt scheint darin zu liegen, dass der Therapeut die im Erleben des Patienten hoch schambesetzte Geschichte mit anhaltender Freundlichkeit, gelassen und ohne Anzeichen einer Verurteilung anhört und den Prozess der Entängstigung und Distanzierung damit unterstützt.

5.4.4 Aufbau der In-sensu-Geschichte

Die Exposition in sensu stellt eine zentrale therapeutische Intervention dar, die dem Patienten eine direkte Auseinandersetzung mit den kritischen Gedanken ermöglicht. Die in der Literatur beschriebenen Durchführungsmodalitäten variieren, z. B. hinsichtlich der Frage, ob der Patient die In-sensu-Geschichte als Hausaufgabe erstellt (Williams et al., 2011) oder im Beisein des Therapeuten in der Therapiesitzung (Purdon, 2004). Eine größere Übereinstimmung besteht in dem

Aspekt, dass der Patient die In-sensu-Inhalte im Beisein des Therapeuten in der Therapiesitzung vorliest. Variationen ergeben sich wieder bei der Art der In-sensu-Inhalte. Dies reicht von der Auflistung einzelner Gedanken (Ferris et al., 2012) über die schrittweise Annäherung an bedrohliche Sätze (Purdon, 2004) bis hin zum Verfassen einer „Geschichte", in der ohne Zwischenschritte das bedrohliche Szenario ausführlich beschrieben wird (Williams et al., 2011).

Im Folgenden werden Durchführungsmodalitäten konkretisiert, die sich aus den verschiedenen bisherigen Publikationen ableiten lassen.

1. Die In-sensu-Geschichte umfasst die Darstellung der bedrohlichsten Szenarien, die sich aus den Inhalten der Zwangsgedanken ableiten lassen. Diese Beschreibung erfolgt aus der Ich-Perspektive und im Indikativ („Ich tue das.").
2. Die Erstellung der Geschichte erfolgt in der Therapiesitzung. Für die Patienten ist das aktive Aussprechen oder Aufschreiben der Zwangsgedanken bereits eine Exposition, die einer Begleitung durch den Therapeuten bedarf. Dies lässt sich aus der Analogie zu einer Spinnen- oder Schlangenphobie leicht nachvollziehen. Auch hier würden therapeutische Aufforderungen, sich zuhause mit einer Spinne oder Schlange zu befassen, in der Regel nur einen begrenzten Erfolg haben oder einen Therapeutenwechsel nach sich ziehen.
3. Der Patient wird intensiv begleitet. Es hat sich bewährt, das Erstellen der Geschichte und die Exposition zeitlich konzentriert in einem Block von 3 x 2 Therapiestunden innerhalb einer Woche durchzuführen. Die Patienten haben während der Doppelsitzung (100 Minuten) genügend Zeit, ein Nachlassen der Angst zu erleben. Die Wiederholung der Exposition an Folgetagen bestätigt und intensiviert diese Erfahrung, in manchen Fällen zeigt sich erst in der Folgeexposition eine signifikante Veränderung in der Angstqualität. Im Vergleich zu einer ausschließlich einmaligen Exposition werden überhöhte und mitunter kontraproduktive, unrealistische Erwartungen an einen therapeutischen Effekt vermieden. Eine abschließende Betrachtung der erzielten Veränderungen erfolgt erst am Ende der dreitägigen Expositionsphase. Ein weiteres Argument für eine konzentrierte Blockbehandlung liegt in der Unterstützung und Begleitung des Patienten in der für ihn emotional belastenden Expositionsphase. Die Verbindlichkeit und der Umfang des vereinbarten Settings helfen dem Patienten, sich auf dieses aus seiner Sicht „Experiment mit ungewissem Ausgang" einzulassen. Neben dieser intensiven Blockbehandlung, die im Weiteren beschrieben wird, sind auch Variationen in Abhängigkeit von Symptomintensität und Offenheit des Patienten der Methode gegenüber möglich. Nach einer initialen Sitzung könnte ein Telefonkontakt am nächsten Tag eingerichtet werden und ein bereits fest eingeplanter Termin für die Folgeexposition in größtmöglicher zeitlicher Nähe stattfinden.
4. Der Patient übt mit der in der Therapie erstellten Geschichte zuhause weiter, um den Effekt der Angstreduktion zu trainieren und zu stabilisieren. Für den Therapieerfolg ist die eigenständige Weiterführung und auch Anpassung der In-

sensu-Exposition an neue Angstauslöser von zentraler Bedeutung. Zu diesem Zweck wird die Geschichte aufgenommen und angehört. Alternativ kann die Geschichte auch weiter zu Hause gelesen werden, wenn der Patient keine Audiodatei anfertigen möchte. Die Geschichte soll so lange angehört werden, bis sich wieder eine deutliche Angstreduktion ergibt. Diese Zeitdauer ist individuell verschieden und kann 30 bis 40 Minuten in Anspruch nehmen. Im Rahmen der Therapie ist dieser Prozess zu begleiten und die Dauer des eigenständigen Anwendens der In-sensu-Geschichte im Abgleich mit den Therapiefortschritten zu bestimmen.

5.4.5 Formale Kriterien der In-sensu-Geschichte

Die In-sensu-Geschichte, die der Patient zu Beginn der Expositionsphase selbst erstellt, enthält formale Kriterien, auf deren Umsetzung im Rahmen der therapeutischen Unterstützung zu achten ist.

Formale Kriterien der In-sensu-Geschichte

Die In-sensu-Geschichte wird verfasst
- im Indikativ,
- im Präsens,
- in der Ich-Form,
- detailreich,
- emotional.

Betrachtet man von Patienten ohne besondere Vorgaben intuitiv verfasste In-sensu-Geschichten, so findet sich häufig folgende inhaltliche Gliederung:
- *Einleitung:* Beschreibung einer alltäglichen Lebenssituation.
- *Wendung:* Der aggressive oder sexuelle Zwangsgedanke erscheint plötzlich im Bewusstsein.
- *Tatausführung:* Die Tat wird ausgeführt und im Detail beschrieben.
- *Konsequenzen:* Die befürchteten Auswirkungen der Tat auf das weitere Leben werden beschrieben, z. B. Festnahme, Abwendung des gesamten sozialen Umfeldes, Suizidversuche, Suizid.

Ebenso schließen Patienten von sich aus häufig den Text mit einer zentralen, globalen Selbstabwertung ab, z. B. „Ich bin eine von diesen Müttern, von denen man in der Zeitung liest, die ihre Kinder umbringen." oder „Ich bin ein Mörder."

Diese Kriterien werden dem Patienten erläuternd mitgeteilt, danach wird das Schreiben der Geschichte dem Patienten zunächst selbst überlassen. Bemerkt der Therapeut hier beim Patienten ein Zögern oder Stocken während des Schreibens, sollte er dies ansprechen und die Motive erfragen. Ist die Aufgabenstellung noch nicht ganz verstanden, kann diese wiederholt werden. Stellen sich bereits beim Verfassen der Geschichte deutliche Angstreaktionen ein, wird das Verfassen stärker begleitet und dieser Prozess bereits als Teil der Exposition markiert.

5.4.6 Vorbereitung und Durchführung der Exposition in sensu

5.4.6.1 Vermittlung des Therapierationals der Exposition in sensu

In Vorbereitungsstunden vor dem Expositionsblock wird dem Patienten das Grundprinzip der Exposition in sensu erläutert, um anschließend Fragen und Befürchtungen zu besprechen.

Einführung der Exposition in sensu

Th.: *Wir betrachten die Zwangsgedanken als Auslöser für die Angst, wie es bei einem Spinnenphobiker die Spinne ist. So wie sich ein solcher Patient mit einer Spinne konfrontiert, werden Sie sich mit Ihren Gedanken konfrontieren. Sie werden vielleicht denken: „Diese Gedanken habe ich doch schon jeden Tag. Ich konfrontiere mich doch schon täglich!" Daher möchte ich Ihnen den Unterschied erläutern. Ihre täglichen Zwangsgedanken blitzen kurz auf. Sofort versuchen Sie, nicht weiter daran zu denken, sie zu neutralisieren und am besten Auslösesituationen ganz zu vermeiden. Sie bemerken, wie Angst und Anspannung zuerst ein wenig nachlassen, um dann aber in der Folge wieder deutlich anzusteigen. Im Rahmen der Exposition werden Sie sich ganz intensiv und langandauernd auf diese Gedanken konzentrieren und sich nicht davon abwenden. Zu diesem Zweck werden wir daher nicht nur den Gedanken an sich konfrontieren, sondern auch das gesamte Szenario drumherum. Zunächst werden Sie die schlimmste von Ihnen befürchtete Situation als Geschichte aufschreiben. Ein weiterer Unterschied zu den täglichen Zwangsgedanken wird sein, dass Sie die Gedanken nicht mehr im Konjunktiv formulieren („Ich könnte mein Kind erstechen."), sondern im Indikativ: „Ich ersteche mein Kind." Das löst vielleicht schon jetzt Unbehagen aus. Das Ziel ist es, zu lernen, diese Geschichte als das zu begreifen, was sie ist: nicht mehr als eine grausame Erzählung, wie sie in jedem Kriminalroman zu lesen ist.*
Da bereits das Aufschreiben der Geschichte für Sie eine Exposition darstellt, werde ich Sie hier im Therapieraum dabei begleiten und unterstützen. Es wird so sein, dass ich Ihnen einen Block geben werde, auf dem Sie die Geschichte aufschreiben können. Ich werde im Raum bleiben und stehe Ihnen für Fragen zur Verfügung. Die Geschichte kann mit einer Einleitung in die kritische Si-

tuation beginnen, etwa: „Ich stehe gerade in der Küche und bereite das Mittagessen vor. Ich öffne die Küchenschublade und sehe das große Schneidemesser ..." Danach beschreiben Sie das Schlimmste, was sich abspielen könnte und den Kern Ihrer Befürchtungen ausmacht. Zum Schluss können Sie auf die Folgen eingehen, die diese Aktion für Sie und Ihr Leben hätte.
Wir wählen also einen völlig anderen Umgang, als Sie es sonst gewohnt sind. Sie vermeiden die Gedanken nicht mehr und „fliehen" nicht vor den Gedanken, sondern Sie werden genau das Gegenteil tun - den Stier bei den Hörnern packen!
Können Sie sich das vorstellen? Wie wirkt das auf Sie, was ich Ihnen gerade geschildert habe?

5.4.6.2 Gezielte Abfrage von Erwartungen und Befürchtungen

Im Rahmen der Vorbereitung der Exposition wird aktiv nach den Befürchtungen des Patienten gefragt. Diese leiten sich aus den zentralen Befürchtungen ab, die das intensive Vermeidungsverhalten begründen, oder aus der Angst und Scham, eine intensive emotionale Reaktion erleben zu können.

Mögliche Befürchtungen

- „Ich könnte die Tat nun erst recht begehen, da ich durch das Aussprechen enthemmt werde."
- „Es tritt vielleicht eine sexuelle Erregung auf, die meine sexuelle Devianz endgültig beweisen würde."
- „Sie könnten als mein Therapeut nun doch zu der Erkenntnis gelangen, dass ich keine Zwangsstörung habe, sondern dass tatsächlich meine befürchtete Störung vorliegt."
- „Mein Selbsthass könnte sich ins Unermessliche steigern, und ich könnte gar nicht mehr in den Spiegel schauen."
- „Meine Grübelgedanken und meine Anspannung könnten noch intensiver werden und nicht mehr auszuhalten sein!"
- „Ich könnte eine intensive Angst spüren und weinen müssen."
- „Ich könnte tatsächlich meine Angst vor den Gedanken verlieren. Aber was passiert dann? Werde ich dann nicht doch zu einem solchen Menschen? Führe ich dann die Taten nicht erst recht aus, weil ich keine Angst mehr davor habe?" (vgl. „Backdoor-Spike", S. 143)

Diese Befürchtungen aussprechen zu können und eine gelassene und validierende Reaktion des Therapeuten zu erleben, erleichtert es dem Patienten, sich auf die Exposition einzulassen. Nach dem Expositionsblock werden die genannten Befürchtungen von Seiten des Therapeuten wieder in Erinnerung gerufen und mit dem tatsächlichen Erleben abgeglichen. Diese Erwartungsverletzung gilt es den Patienten noch einmal bewusst zu machen und das Bedrohungserleben durch die Zwangsgedanken weiter zu minimieren.

Beispiel

Eine 28-jährige Patientin hatte jahrelang vermieden, bestimmte Worte mit aggressivem Inhalt auszusprechen. Diese Worte auszusprechen, sollte einen Teil der Exposition darstellen. Ihre größte Befürchtung war es, dass sie nach der Exposition diese Worte erst recht, unmittelbar nach der Sitzung, in der Öffentlichkeit ausrufen würde. Bereits am Ende der ersten Expositionssitzung, die mit intensiven Angstgefühlen begann, realisierte und spürte sie, dass ein derartiger Kontrollverlust nicht eintrat. Sie erlebte sich erstmals wieder als selbstwirksam gegenüber ihren Zwangsgedanken. Sie konnte die Worte aussprechen und kein unüberwindbarer Drang trat auf, sondern das Gefühl, wieder Herr über sich selbst sein zu können. Eine entscheidende Lernerfahrung, die durch eine rein kognitive Argumentation nicht hätte erzielt werden können.

5.4.6.3 Darstellung des Expositionsblocks

Der Expositionsblock umfasst im Idealfall drei Sitzungen als Doppelstunde (ca. 100 Minuten), die innerhalb einer Woche stattfinden (vgl. Kap. 5.4.4).

1. Sitzung, Doppelstunde

Die bereits in der Vorbereitung gegebene Erläuterung der Therapierationale kann zu Beginn des Expositionsblocks noch einmal wiederholt werden. Der Therapeut bespricht mit dem Patienten die Planung für die heutige Sitzung.

Die In-sensu-Geschichte schreiben

Th.: *Wie bereits in der letzten Sitzung besprochen, werden wir heute mit dem Schreiben der In-sensu-Geschichte beginnen. Wie hoch ist Ihre Anspannung jetzt? Wenn Sie diese bitte auf einer Skala von 0 bis 10 einschätzen würden. ... Okay. Fühlen Sie sich bereit zu beginnen? ... Dann beschreiben Sie nun alles, was Sie befürchten, was passieren könnte. Bitte formulieren Sie aber im Indikativ, z. B. „Ich tue das.“ Sie können einfach beginnen, wir können später schauen, ob wir noch etwas verändern oder ergänzen sollen.*

Der Patient beginnt, die Geschichte aufzuschreiben. Aufkommende Fragen werden beantwortet. Dem Patienten wird aber die Gestaltung der Geschichte zunächst selbst überlassen. Sollte der Patient zögern oder Schwierigkeiten äußern, die Geschichte eigenständig zu schreiben, wird dieser Prozess stärker begleitet. In diesem Fall löst bereits das Schreiben eine starke Angstreaktion aus und ist bereits als Exposition zu betrachten.

Notwendige Korrekturen beim Schreiben der In-sensu-Geschichte

Korrekturen werden bei folgenden Aspekten erforderlich:

- Die Geschichte wird im Konjunktiv formuliert: „Ich könnte dann dieses Messer nehmen." Hier erfolgt der Hinweis auf die entsprechende Änderung in den Indikativ.
- Die Geschichte enthält lediglich eine Beschreibung der üblichen Situation: „Ich sehe mein Kind und habe den Gedanken ‚Ich könnte jetzt zustechen.' Mir wird ganz übel und ich verlasse den Raum." Hier erfolgt der Hinweis, die Situation nicht zu vermeiden.
- Die Formulierungen enthalten subtile Vermeidungen, z. B. „Videos mit Personen, die noch nicht 18 sind" anstatt „kinderpornografische Videos".
- Die Geschichte ist zu lang und ausschweifend. Zu viele Nebensächlichkeiten werden eingeflochten und lenken die emotionale Aktivierung weg.
- Die Geschichte ist sehr kurz. Dies kann mitunter ein guter Einstieg sein, um die Geschichte dann noch weiter zu präzisieren und zu erweitern.

Im Folgenden wird ein Beispiel einer ersten verfassten Geschichte aufgeführt, die die Patientin mit dem Hinweis, mehr Details aufzunehmen, eigenständig um relevante Triggerpunkte erweiterte.

Beispiel für eine In-sensu-Geschichte

Erster Entwurf:

„Ich befinde mich am Bahngleis und schubse, ohne es zu bemerken, eine Person auf das Gleis. Die Person überlebt die Situation nicht oder trägt grausame Verletzungen davon. Ich werde ins Gefängnis oder in die Psychiatrie eingesperrt. Alle Menschen, die ich liebe, wenden sich von mir ab. Ich kann durch die Schuldgefühle, die Einsamkeit und die Angst vor erneuten ‚Aussetzern' nicht weiterleben."

Endgültige Fassung:

„Ich befinde mich am Bahngleis und bemerke verschiedene Personen. Ich gehe nahe an Ihnen vorbei und schubse, ohne es zu bemerken, eine Person. Sie verliert das Gleichgewicht und fällt auf die Gleise. In diesem Moment fährt ein Zug ein.

Der Zug kann nicht mehr bremsen und erfasst die Person. Der Körper des Menschen wird meterweit mitgeschleift. Als der Zug zum Stehen kommt, ist die Person zerquetscht und eindeutig tot.

Es herrscht eine große Panik auf dem Bahnsteig – aber davon bekomme ich nichts mehr mit, weil ich schon weitergegangen war.

Einen Tag später klingelt es an der Tür. Zwei Polizeibeamte nehmen mich mit aufs Präsidium. Sie konfrontieren mich mit der Aussage einer Zeugin. Sie hatte gesehen, dass ich es gewesen sei, die eine Person geschubst habe und damit für den Tod dieses Menschen verantwortlich sei.

Ich gestehe meine Tat, an die ich mich aber gar nicht erinnern kann. Da ich einen so seltsamen Eindruck bei der Vernehmung mache, werde ich gleich in die Psychiatrie eingeliefert. Mein Partner, meine Familie, meine Freunde und meine Arbeitskollegen wenden sich von mir ab. Sie wollen mit dieser geisteskranken Verrückten mit gespaltener Persönlichkeit, die ich bin, nichts mehr zu tun haben.

Ich kann mit den Schuldgefühlen, der Einsamkeit und der Angst vor erneuten ‚Aussetzern' nicht weiterleben. Ich versuche mich umzubringen oder bleibe bis an mein Lebensende in der Psychiatrie."

Ist die Geschichte erstellt, wird der Patient gebeten, diese nun vollständig vorzulesen. Anschließend wird das Ausmaß der Anspannung erfragt, um eine erste Einschätzung über das Ausmaß der ausgelösten Angst zu erhalten. Die ersten Lesedurchgänge lösen in der Regel starke Angst aus, da es sich um eine Exposition mit dem maximal angstauslösenden Reiz, im Sinn eines *Floodings* handelt. Der Patient spricht erstmalig seine schlimmsten Befürchtungen und Gedanken über sich selbst laut aus. Das Vorlesen der Geschichte wird wiederholt, der Patient kann auch gebeten werden, die Geschichte dreimal hintereinander zu lesen. Diese Aufforderung erfolgt immer wieder, auch wenn zwischen den Lesungen andere Aspekte diskutiert werden. Das Ausmaß der Angstintensität wird weiter in gewissen Abständen erfragt, allerdings nicht nach jedem Lesen, um keinen Erwartungsdruck bei dem Patienten zu erzeugen, i. S. einer sozialen Erwünschtheit: „Der Therapeut will jetzt hören, dass die Anspannung sinkt."

Ist das Ausmaß der Angst gering, wird erfragt, woran es liegen könnte, dass die Geschichte nur wenig Angst auslöst. Ein Grund kann sein, dass der Patient sich zunächst innerlich sehr stark von der Geschichte distanziert, um sich davor zu schützen, von der Angst überwältigt zu werden. In diesem Fall wird noch einmal daran erinnert, dass das bewusste Erleben der Angst, so unangenehm es auch für den Patienten sein mag, ein gewünschtes Ziel der Exposition darstellt und der Therapeut diesen Prozess begleiten wird. In der Regel stellt sich die Angstreaktion nach einem mehrmaligen Lesen der Geschichte schließlich doch ein, da die innere Abwehr sich den Inhalten der Geschichte nicht mehr weiter entziehen kann.

Ein anderer Grund könnte darin liegen, dass belastende Aspekte der Geschichte noch nicht enthalten sind. Hier wird zunächst das Motiv für diese Vermeidung erfragt. Ist es die Angst vor dem Aufschreiben dieser Inhalte, sollte der Patient behutsam motiviert werden, zunächst die Aspekte aufzunehmen, die er sich aktuell zutraut. Auch hier wird daran erinnert, dass das Erleben der Angst Ziel der Exposition ist. Es gilt eine Balance zu finden zwischen der Motivierung zur Angstüberwindung und der Respektierung der Grenzsetzungen des Patienten. Der Patient soll nicht unter Druck gesetzt werden, denn nur die eigene Entscheidung zur Aufnahme weiterer Aspekte ist ausschlaggebend für des Gefühl einer eigenständigen Leistung, die er zur Bewältigung der Zwangsstörung erbracht hat. Da die Exposition auf mehrere Tage angelegt ist, besteht zudem die Möglichkeit, am nächsten Tag weiterzugehen und bislang vermiedene Aspekte aufzunehmen. Die Exposition hat dann den Charakter einer graduellen Annäherung an den maximalen Angstauslöser, vergleichbar mit der schrittweisen Annäherung bei Handlungszwängen oder phobischen Ängsten.

Erstmalig bietet sich dem Patienten die Gelegenheit, die bislang konsequent vermiedenen Worte und Szenarien auszusprechen, und auch der Therapeut kann das Zwangsgeschehen in „Echtzeit" erleben. Im Rahmen der Expositionssitzungen erfolgt daher nicht nur das Erarbeiten und Verlesen der Geschichte, sondern es ergeben sich zahlreiche Möglichkeiten, bislang theoretisch erörterte Aspekte der Zwangsstörung direkt zu erleben und zu validieren. Einige Fragen, um zentrale Aspekte der Gesamtthematik „Zwangsgedanken" zu bearbeiten, sind im Folgenden aufgeführt.

Mögliche Fragen an den Patienten

- *Welche Stelle der Geschichte löst am meisten Angst aus?*
- *Wie fühlen Sie sich, wenn Sie jetzt diese Geschichte gelesen haben?*
- *Wo genau im Körper erleben Sie das Gefühl? Wie würden Sie das Gefühl nennen?*
- *Was denken Sie über sich?*
- *Was sagt die Geschichte über Sie als Person aus?*
- *Wie gut konnten Sie sich auf die Geschichte konzentrieren?*
- *Sind Sie in Gedanken abgeschweift?*
- *Gibt es gedankliche Neutralisierungsversuche?*

Die Geschichte sollte in der ersten Sitzung so häufig gelesen werden, bis der Patient eine Reduktion der Anspannung erfährt und äußert, dass es nicht mehr so belastend ist wie zu Beginn der Sitzung. Die Sitzung wird beendet mit einem Resümee der erlebten Erfahrungen. Häufig berichten die Patienten, dass sie sich nach der Anspannung während der Sitzung bis zum nächsten Tag gut fühlen und von einem gewissen Stolz zehren, dem Zwangsgedanken nicht mehr ausgewichen zu sein. Andere Patienten sind zum Ende des erste Therapieblocks erschöpft und erleben eine gewisse Dysphorie durch die Konfrontation mit der Geschichte, die mitunter einen Detailgrad erreicht hat, der in den Zwangsgedanken nie enthalten war.

2. Sitzung, Doppelstunde

Idealerweise findet die zweite Sitzung direkt am Folgetag statt. Zunächst werden die Erfahrungen in der Zeit nach der ersten Sitzung erfragt und eingeordnet. Anschließend erfolgt ein erneutes Vorlesen der In-sensu-Geschichte. Die Geschichte löst in der Regel wieder intensive Angstreaktionen aus und das Vorgehen des ersten Tages wird wiederholt. Nicht selten erfolgt während des zweiten Tages ein intensiveres Angsterleben. Zum einen scheint die hochkonzentrierte Fokussierung auf das Angehen der Zwangssymptomatik am ersten Tag nachzulassen, zum anderen wird realisiert, dass eine einmalige Exposition die Zwangsgedanken noch nicht nachhaltig verändert hat. Dies wurde den Patienten zwar in der Vorbereitung auf die Exposition mitgeteilt, der Wunsch und die Hoffnung, die Gedanken könnten einfach verschwinden, sind aber trotzdem tief verankert. Diese mitunter stärkere Angstreaktion soll auch den Therapeuten nicht verunsichern. Eine Zwangsstörung, die sich über Jahre aufgebaut hat, wird sich nicht nach einer einmaligen Exposition grundlegend auflösen. Diese Information kann an dieser Stelle erneut eingebracht werden. Der Therapeut reagiert zudem sensibel auf den jeweiligen Prozess. In einigen Fällen wird die Geschichte erweitert. Patienten sind nun bereit, Aspekte in die Geschichte aufzunehmen, die am Tag zuvor noch zu stark angst- oder schambesetzt waren. Dies entspricht dem Charakter einer schrittweisen Annäherung an die maximal angstauslösende Geschichte. Andere Patienten, die bereits in der ersten Sitzung eine umfassende Geschichte verfasst hatten und über weitere Angstszenarien verfügen, schreiben zusätzlich neue Geschichten nach dem bekannten Schema.

> **Beispiel**
>
> Eine Patientin mit der Befürchtung, ihr Kind zu erstechen, verfasste noch Schilderungen, in denen sie befürchtete, sich vor einen Zug zu werfen oder das Kind von einem Parkhausdach zu werfen.

Patienten schildern im Verlauf der Exposition, dass die Angst und Anspannung beim Verlesen der Geschichte mit den Wiederholungen geringer werden. Ein Effekt dieses Nachlassens der Angst ist der Aufbau von Distanz zu den Inhalten der Geschichte. Immer wieder berichten Patienten, dass sie dann begreifen können, dass diese Geschichte nichts mit ihren Handlungsabsichten, ihrem Charakter und ihrer Persönlichkeit zu tun haben.

Beispiel

Eine Patientin, die bei einem kleinen Lokalsender arbeitete, hatte in ihrer In-sensu-Geschichte die schamvolle Befürchtung aufgenommen, dass man dort über sie berichten werde. Am dritten Expositionstag hatte sie eine teils belustigte Distanz aufgebaut und diese Zeilen spontan umgewandelt in: „ARD und ZDF bringen Sondersendungen über mich!", worüber sie selbst lachen musste.

3. Sitzung, Doppelstunde

Auch diese Sitzung findet in zeitlicher Nähe zur zweiten Sitzung statt, ein Tag Pause kann dazwischenliegen. Erneut wird die In-sensu-Geschichte verlesen. In der Regel sinkt das Anspannungsniveau schneller, auch das initiale Angstniveau fällt bereits geringer aus. Um den Übergang in die Übungsphase einzuleiten, wird die Geschichte als Audiodatei aufgenommen und angehört. So kann der Patient diese Variante bereits erproben. Einige Patienten scheuen das Aufnehmen der Geschichte als Audiodatei, in diesem Fall kann mit einem weiteren Vorlesen der Geschichte allein zu Hause gearbeitet werden. Als Hausaufgabe wird vereinbart, dass sich der Patient eigenständig mit der Geschichte befasst und diese zuhause so lange anhört, bis sich wieder eine spürbare Reduktion der Angst einstellt. Der Expositionsblock wird abgeschlossen mit einem Fazit der Erfahrungen, die im Vergleich zur ersten Exposition am ersten Tag zu den Expositionen am Ende des dritten Tages aufgetreten sind. Die vorher erhobenen Befürchtungen werden mit dem realen Erleben abgeglichen.

5.4.6.4 Nach der maximalen oder einer „versteckten" Befürchtung suchen

Die Vorbereitung der In-sensu-Exposition löst nicht selten Befürchtungen aus, dass von der Durchführung der Exposition eine Gefahr ausgehen könnte. So wird befürchtet, dass das Aussprechen der Gedanken eine bislang vermeintlich vorhandene Blockade, unmoralische Taten auszuführen, durchbrechen könnte und die Tat nun doch ausgeführt wird. Die häufige Nachfrage bei Fortbildungsveranstaltungen für Therapeuten, ob so etwas denn schon mal geschehen sei, zeigt, dass auch Behandler verunsichert sind.

Bei der Erstellung von In-sensu-Szenarien ist darauf zu achten, dass alle bedrohungsrelevanten Aspekte erfasst werden. Denn beim Schreiben der Geschichte können sich neue Aspekte ergeben, die als besonders angstauslösend erlebt werden.

Beispiel

Ein 22-jähriger Patient mit pädophilen Zwangsgedanken schilderte, dass ihm folgender Aspekt nun am meisten Angst mache: Er habe nach einer Feier noch im Internet gesurft und wie er am nächsten Morgen im Verlauf sehen konnte, dabei auch einige sinnlose Buchstabenkombinationen eingegeben. Er stufte dies als ein Ablenkungsmanöver ein, das er begangen haben könnte, um einen vermeintlichen Konsum von kinderpornografischen Inhalten zu verdecken. Dieser hatte allerdings nie stattgefunden. Dennoch löste die Idee „aber die Buchstabenkombination habe ich doch eingegeben und das war tatsächlich so – dann kann es doch auch sein, dass ich nach verbotenen Inhalten gesucht habe" einen akuten Bedrohungsimpuls aus.

Dieses Szenario wurde unmittelbar in die Geschichte mitaufgenommen: „Durch ein gezieltes Ablenkungsmanöver habe ich meinen Konsum von kinderpornografischen Inhalten verdeckt."

Ein besonderes Augenmerk gilt dem Verfassen der Geschichte und der Therapiesituation selbst. Auch diese können neue Angstszenarien entstehen lassen, z. B. die Befürchtung, durch das Schreiben der Geschichte erregt zu werden und damit einen vermeintlich endgültigen Beweis für die sexuelle Devianz erbracht zu haben. Oder die Befürchtung, dass auch der Therapeut sich geirrt haben könnte und doch keine Zwangsstörung vorliegt. In dieser Befürchtung kumuliert erneut der zwanghafte Zweifel, der letztlich keine Gelegenheit auslässt, sich zu zeigen. Patienten fällt es nicht leicht, eine Befürchtung anzusprechen, die alles wieder aushebeln würde. Daher sollte der Therapeut seinerseits nach einer derartigen Befürchtung fragen.

Frage nach der maximalen Befürchtung

Gibt es Gedanken oder Szenarien, die Ihnen Angst bereiten, die mit der Durchführung der Exposition zusammenhängen und die Sie bisher noch nicht genannt haben?

Sollte die Befürchtung relevant sein, wird auch dieser Gedanke in das Szenario aufgenommen, um der Angst keinen Rückzugsraum zu bieten.

Beispiele

Ein Beispiel für die Aufnahme dieses Aspektes in die In-sensu-Geschichte findet sich bei Bruce und Kollegen (2018). Ein Patient mit pädophilen Zwangsgedanken beschreibt in seiner In-sensu-Geschichte, dass er, wie therapeutisch empfohlen, seine Tochter wickelt und diesen Vorgang nicht vermeidet. Die Geschichte enthält die schlimmste Befürchtung, dass er durch das Ansehen des Schambereiches seiner Tochter erregt wird und nur durch das zufällige Eintreten seiner Frau ein Übergriff verhindert wird. Dann folgt der Vorwurf an die Therapie: „Ich dachte, dass meine Therapie dies verhindern sollte, aber mir wird klar, dass meine Therapeutin nicht erkannt hat, dass sie mit einem echten Pädophilen arbeitet." Und: „Wäre ich nicht zur Behandlung gekommen, hätte ich wahrscheinlich nie gemerkt, dass ich ein Pädophiler bin, aber jetzt, da ich weiß, dass ich nicht wirklich eine Zwangsstörung habe, muss ich akzeptieren, dass ich ein Pädophiler bin, der kurz davor steht, seiner Tochter zu schaden." (S. 399).

Gillihan, Williams, Malcoun, Yadin und Foa (2012) schildern den Fall eines Patienten, dessen In-sensu-Geschichte den Verzicht auf ausführliche Kontrollen des Hauses vor dem Schlafengehen zum Inhalt hat. Die schlimmsten Befürchtungen werden ausgemalt. Der Patient verzichtet aufgrund der therapeutischen Anweisung auf Kontrollen, obwohl er in den Nachrichten von Einbrüchen in seiner Gegend erfahren habe. Tatsächlich dringt (in der In-sensu-Geschichte) ein Einbrecher ein, der seine Frau drangsaliert, so dass sie sich bei einem Sturz verletzt. Sie spricht zu ihm „mit blutverschmiertem Gesicht und Tränen in den Augen: ‚Du hast nicht kontrolliert, um sicherzustellen, dass die Türen verriegelt waren, oder? Wie konntest du so unverantwortlich und egoistisch sein? Du bist doch nur daran interessiert, deine Zwangsstörung loszuwerden und vernachlässigst deine Verantwortung gegenüber deiner Familie.'" (S. 255).

Eine eigene Patientin mit Zwangsgedanken, sie könne lesbisch sein, nahm folgende lakonische Formulierung in ihre Geschichte, die eine sexuelle Begegnung mit einer Frau enthielt, auf: „Am nächsten Morgen habe ich einen Termin bei meinem Psychotherapeuten. Ich sage ihm, dass ich doch lesbisch bin. Er sagt: ‚Es kommt nicht häufig vor, aber Sie haben recht, Sie sind lesbisch und ich habe mich geirrt.'"

Auch für Therapeuten ist es wichtig, eine offensive Haltung zu entwickeln, keinem Angstszenario auszuweichen und die Existenz noch nicht genannter Befürchtungen zu antizipieren. Die Patienten erleben es so, dass ihr Gehirn immer wieder das Schlimmste und Absurdeste konstruiert, was nur eben denkbar ist. Es gerade deshalb in die Geschichte aufzunehmen und immer wieder auszusprechen getreu dem Motto „Lean into the Anxiety" – „Lehn dich in die Angst" (Hansen, Kvale, Hagen, Havnen & Öst, 2019) und die schlimmsten Befürchtungen ans Licht zu bringen, nimmt diesen Gedanken den Schrecken und ermöglicht dem Patienten die Absurdität zu erkennen. Das Credo lautet: Kein angstauslösender Gedanke wird zurückgelassen!

Die folgende, bereits zitierte In-sensu-Geschichte von Bruce und Kollegen (2018) enthält sämtliche Befürchtungsszenarien eines Patienten, die seine Angst immer wieder anfeuerten und in der Geschichte nun explizit ausformuliert wurden. Eine Einordnung möglicher genitaler Reaktionen *(groinal response)* als Teil der Zwangsstörung erfolgte im Rahmen der Psychoedukation, dennoch bleiben diese Befürchtungen Teil des In-sensu-Szenarios. So mögen auch für den Leser diese Zeilen zunächst befremdlich erscheinen. Aber auch für diese Geschichte gilt der paradoxe

Effekt: Das Verfassen und mehrmalige Lesen der Geschichte ermöglicht die Distanzierung und das Erleben der Befürchtungen als eine Geschichte, die nichts über die eigene Persönlichkeit aussagt.

Aus Bruce und Kollegen (2018):

> Ich habe in den letzten Monaten Angst, meiner Tochter Schaden zuzufügen. Die Dinge wurden so schlimm, dass ich zur Behandlung kam, um mir helfen zu lassen, meine Sorgen zu überwinden. Mein Therapeut sagte mir, ich müsse aufhören, meine Tochter zu meiden, weil dies meine Ängste nur noch schlimmer machen würde. Die einzige Angst, die mich am meisten verfolgt, ist, dass ich mich zu ihren Intimteilen hingezogen fühle und während des Windelwechsels die Kontrolle über mich selbst verliere. Ich war mir sicher, dass die Exposition gegenüber den Genitalien meiner Tochter nur meine Ängste wahr werden lassen würden und dass ich meine Tochter unweigerlich verletzen würde, aber ich machte weiter und versuchte es trotzdem. Irgendwann wurde es einfacher und ich dachte, ich hätte die Angst überwunden. Ich konnte sie berühren und ihren Windelbereich abwischen, ohne wegzuschauen, und ich hatte überhaupt kein Problem damit, aber eines Tages wurde mir klar, während ich das tat, dass ich sexuell erregt wurde. Ich war schockiert und konnte nicht glauben, dass das passierte. Ich dachte, dass meine Therapie dies verhindern sollte, aber mir wird klar, dass meine Therapeutin nicht erkannt hat, dass sie mit einem echten Pädophilen arbeitet. Die Angst ist zurückgekommen, aber ich weiß, dass, seit ich erregt werde, dies bedeutet, dass ich mich sexuell zu meiner Tochter hingezogen fühle! Sie wird älter und ihre Vagina sieht weiblicher aus, also macht es Sinn, dass ich mich auf diese Weise zu ihr hingezogen fühle. All dies fühlt sich sehr real an, aber es gibt nichts, was ich dagegen tun kann. Ich weiß, dass meine Frau nicht in der Lage sein wird, mit der Nachricht umzugehen, dass ich mich zu meiner Tochter hingezogen fühle, also halte ich es geheim und wechsle ihre Windeln und ich werde dadurch immer wieder sexuell erregt. Die letzten Male wurde ich so erregt, dass ich kurz davor war, alle Kontrolle zu verlieren. Ich wollte mich auf sie stürzen, aber zum Glück kam meine Frau herein und verhinderte die Tragödie. Meine Tochter wird definitiv dadurch geschädigt werden, aber es ist nicht meine Schuld, ich bin ein Pädophiler. Hätte ich es gewusst, hätte ich vielleicht keine Kinder bekommen. Nichts davon spielt jetzt jedoch eine Rolle. Ich weiß, dass ich versuchen muss, mich davon abzuhalten, auf meine Tochter zu springen, aber ich weiß, dass es jeden Moment passieren kann. Ich werde die Kontrolle über meinen Körper und Geist verlieren und es wird passieren. Ich hoffe nur, dass meine Frau es nicht herausfindet. Meine Tochter ist zu jung, um zu wissen, dass das falsch ist. Wäre ich nicht zur Behandlung gekommen, hätte ich wahrscheinlich nie gemerkt, dass ich ein Pädophiler bin, aber jetzt, da ich weiß, dass ich nicht wirklich eine Zwangsstörung habe, muss ich akzeptieren, dass ich ein Pädophiler bin, der kurz davorsteht, seiner Tochter zu schaden. Es gibt jetzt kein Zurück mehr. Ich mag die Gefühle tatsächlich. (S. 399)

Generell darf der Detailgrad von In-sensu-Geschichten nicht als Hinweis auf tatsächliche Fantasien missverstanden werden, wie es bei einem Lesen dieser Geschichten außerhalb des Kontextes „Behandlung von Zwangsgedanken" der Fall sein könnte. Der Detailgrad ergibt sich aus der expliziten Aufforderung zur Verfassung der In-sensu-Geschichte und geht oft weit über die Inhalte von intrusiven Zwangsgedanken hinaus. Patienten schildern, dass sie die Inhalte so umfangreich noch nie gedacht hätten. Diese Erkenntnis trägt häufig zu einer weiteren Distanzierung bei, bei einigen Patienten kann zunächst auch kurzfristig eine dysphorische Stimmung die Folge sein.

5.4.6.5 Fragen zur Exposition in sensu

Was sind die Voraussetzungen zur Durchführung einer Exposition in sensu?

Im Vorfeld der Exposition sollte der Therapeut für sich prüfen, ob folgende Kriterien erfüllt sind:

- Der Patient hat die Behandlungsrationale verstanden.
- Der Patient ist prinzipiell distanzierungsfähig, in Abgrenzung zu wahnhaftem oder psychotischem Erleben.
- Der Patient will die Behandlung.
- Die Exposition ist in ein therapeutisches Gesamtkonzept eingebettet.
- Der Patient hat Vertrauen zum Therapeuten.
- Patient und Therapeut erwarten nicht, dass bereits das einmalige Aussprechen der Gedanken die Lösung der Zwangsstörung ist.

Wann sollte auf eine Exposition in sensu verzichtet werden?

Folgende Punkte sprechen gegen eine Durchführung der Exposition in sensu zu dem Zeitpunkt, an dem eines dieser Kriterien zutrifft. Wenn möglich, kann eine weitere therapeutische Bearbeitung diese Aspekte beeinflussen (z. B. Verständnis der Behandlungsrationale). Andernfalls werden die kognitiven Methoden zur Zwangsdistanzierung intensiviert.

Ausschlusskriterien:

- Die Gedanken erscheinen wahnhaft.
- Der Patient ist nicht distanzierungsfähig.
- Eine schwere akute depressive Symptomatik liegt vor.
- Der Patient hat die Behandlungsrationale nicht verstanden.

Wie konkret muss eine In-sensu-Geschichte sein?

Die Geschichte orientiert sich letztlich an den Befürchtungen, die ein Patient denkt. Ein bestimmter Detailgrad muss nicht erzwungen werden, der Patient sollte aber alle Befürchtungen aufschreiben. Das Format der mehrtägigen Exposition hat den Vorteil, dass nicht alles sofort am ersten Tag enthalten sein muss. Nach ersten Habituationserfahrungen können am zweiten oder dritten Tag weitere Details oder angsterzeugende Aspekte aufgenommen werden und die Geschichte komplettieren. In diesem Zusammenhang ist noch einmal zu verdeutlichen, dass die Inhalte der Geschichten nicht Abbild vorhandener „aggressiver oder sexueller Fantasien" sind, sondern im Rahmen der Exposition erzeugt werden und weit über die intrusionsartigen Zwangsgedanken, wie „Könnte ich meinem Kind etwas antun?", hinausgehen.

Wie umfangreich ist die Geschichte?

Der Umfang der Geschichten kann von einer eher knappen, aber präzisen und eindringlichen Form bis zu einer ausführlicheren Darstellung durch Hinzunahme zusätzlicher Befürchtungen reichen.

Wird nur an einer Geschichte gearbeitet?

In der Regel steht eine Geschichte im Mittelpunkt. Abhängig vom Prozess während des Expositionsblockes kann es sich ergeben, dass auch weitere Geschichten ausgearbeitet werden.

Wie oft wird die Geschichte gelesen?

So oft, bis die Angst nachlässt. Das einmalige Lesen ruft die Angst hervor, das mehrmalige lässt sie wieder abflauen. Im Verlauf einer Doppelstunde können 12 bis 15 Lesungen der Geschichte erfolgen. Insbesondere beim Üben zuhause gilt: so häufig lesen, bis die Angst spürbar nachlässt.

Wie sollte die Geschichte enden?

Patienten wählen von sich aus häufig ein Ende der Geschichte, bei dem eine Form von Bestrafung durch das soziale Umfeld in Form von Ausgrenzung und Ablehnung erfolgt, die gesamte Lebensperspektive ist ruiniert. Auch Suizidversuche oder tatsächlicher Suizid können enthalten sein. Dabei sollten die schlimmsten und maximal angstauslösenden Katastrophenszenarien für das eigenen Leben beschrieben werden. Entsteht jedoch der Eindruck, dass z. B. ein Ende durch Suizid eine Form der Neutralisierung innerhalb der Geschichte darstellt und einen entlastenden Effekt hat, sollte diese Passage verändert werden.

Beispiel

Eine Kollegin berichtete folgendes Beispiel: Ein Patient mit pädophilen Zwangsgedanken ließ seine In-sensu-Geschichte mit einem erfolgreichen Suizid enden. Dies schien eine Entlastung und Neutralisierung im Sinne einer „gerechten Selbstbestrafung" zu enthalten. Der Passus wurde geändert in: „Ich habe jetzt diese Neigung so lange, bis ich im hohen Alter eines natürlichen Todes sterben werde."

Was passiert noch in der Expositionssitzung?

Zunächst fragt der Therapeut nach den Empfindungen während des Lesens. Das Ausmaß der Angst, des Schuldgefühls, der Scham oder der Anspannung wird auf einer zehnstufigen Skala eingeordnet und zwischendurch immer wieder einmal nachgefragt, ohne penetrant zu werden. Körperliche Reaktionen werden erfragt. Das Zulassen des Erlebens der reinen Angst fokussiert und gefördert. Das „Live"-Erleben des Zwanges während des Exposition-in-sensu-Blocks eignet sich zudem, die typischen Mechanismen des Zwanges, die im ersten Therapieabschnitt theoretisch erarbeitet wurden, nun am konkreten Erleben nachzuvollziehen und im Verständnis zu vertiefen. Die Metaphern (Märchenland des Zwanges, Wespenfalle, Zug-Metapher, defekte Tankanzeige) können noch einmal einbezogen werden, typische Argumentationsmuster des Zwanges benannt sowie weitere Bedrohungsszenarien aufgedeckt werden. Auch das Erinnern an die übergeordneten Ziele der Exposition, die vorher individuell erarbeitet wurden, sollte erfolgen, z. B. wieder mehr Lebensqualität haben, wieder einen normalen, fürsorglichen und liebevollen Umgang mit seinen Kindern pflegen. Derartige Ausführungen werden aber immer wieder ohne Umschweife von der Aufforderung unterbrochen: „Und nun bitte ich Sie, die Geschichte noch einmal zu lesen – bitte dreimal hintereinander."

Kann der Patient das nicht allein als Hausaufgabe machen?

Dem Patienten die Exposition in sensu bereits zu Beginn selbst zu überlassen, birgt die Gefahr, dass er die Exposition am höchsten Punkt der Angst abbricht und damit das Ziel einer Exposition, das angstreduzierte und auch angstfreie Erleben der Situation, nicht erreicht. Auch hier kann die Analogie mit einer Spinnenphobie das Problem verdeutlichen. Wird ein Patient in den seit Jahren vermiedenen Keller geschickt, um eine Spinne zu finden, wird er möglicherweise einige Sekunden die Spinne anschauen, dann aber mit hoher Wahrscheinlichkeit die Übung abbrechen und den Keller wieder verlassen und einen kontraproduktiven Effekt erzielen. Auch Hinweise aus Selbsthilfebüchern zur eigenständigen Exposition mit Zwangsgedanken sind unter diesem Aspekt kritisch zu betrachten.

Beispiel

Eine Patientin schilderte, dass sie all ihren Mut zusammengenommen habe und eine In-sensu-Geschichte zum Thema pädophile Zwangsgedanken geschrieben habe. Sie sei dann in die Stadt gegangen und habe die Geschichte gelesen. Sie habe daraufhin eine Panikattacke bekommen, die Übung sofort abgebrochen und sei wieder nach Hause gefahren.

Es soll nicht der Eindruck entstehen, dass man Patienten nicht zutraue, ihre Angst allein zu überwinden. Bei einer pathologischen Angst- und Panikreaktion ist aber die initiale, gemeinsame Überwindung der Angst eine zentrale therapeutische Aufgabe. Ausgehend von den therapeutisch begleiteten Bewältigungserfahrungen sollen die Patienten anschließend die Expositionen in Eigenregie fortführen.

Ist es nicht gefährlich, den Patienten seine Zwangsgedanken in dieser Form aussprechen zu lassen?

Derartige Befürchtungen von Therapeuten basieren auf den gleichen Bewertungen, die auch die Patienten aufweisen („Wenn man so etwas ausspricht, könnte es wirklich gefährlich werden!"), und wird mit dem Begriff *Thought-Action-Fusion* beschrieben (vgl. Kap. 3.1). An dieser Stelle ist es daher von großer Bedeutung, dass auch der Therapeut die zentrale These verinnerlicht hat: Gedanken sind nicht die Wirklichkeit, und die Geschichte des Patienten ist wie eine Geschichte, die in einem Kriminalroman stehen könnte, ohne dass es die Wirklichkeit beeinflusst. Auch Therapeuten müssen die Einsicht gewinnen, dass durch das Lesen einer Geschichte keine bislang verborgene böse Seite des Patienten zum Vorschein kommt. Dass dieser Aspekt nicht trivial ist, sondern eine tatsächliche Auswirkung auf die Bereitschaft von Therapeuten hat, eine Exposition durchzuführen, zeigt eine empirische Untersuchung von Jelinek, Balzar, Moritz, Michael-Reininger und Miegel (2022). Ein erhöhtes Ausmaß an *Thought-Action-Fusion* bei Therapeuten ging mit einer verminderten Durchführung von Expositionen einher.

Dennoch sei zur „Beruhigung" auf eine Studie verwiesen, die die Häufigkeit von unerwünschten Nebenwirkungen bei der Behandlung von Zwangspatienten mit Expositionsverfahren untersuchte. Schneider und Kollegen (2020) befragten Psychotherapeuten aus den USA und analysierten die Angaben von 277 Therapeuten, die sich retrospektiv zu den von ihnen durchgeführten Expositionen äußerten. Sie ermöglichten in der Summe einen Blick auf die Behandlung von 7.622 Patienten mit aggressiven Zwangsgedanken in Bezug auf Waffen und Gefährdung anderer, 7.173 Patienten bei denen Expositionen mit pädophilen Inhalten erfolgten sowie 8.312 Patienten mit Zwangsgedanken mit anderen sexuellen Inhalten. In keiner der Expositionsbehandlungen (in sensu und/oder in vivo) kam es zu einer Ausführung der befürchteten Taten.

Warum sollte die Behandlung im Blockformat erfolgen, z. B. an drei Terminen in einer Woche?

Das Format einer Durchführung der Exposition in sensu an drei Tagen innerhalb einer Woche bietet verschiedene Vorteile. Es ermöglicht, einen Prozess zu begleiten, dessen Verlauf nicht immer vorhersehbar ist. Es gibt viele Patienten, die bereits am Ende des ersten Tages die Effekte der Habituation erleben und positiv gestimmt in den zweiten Tag gehen. Diesen Patienten macht der zweite Tag deutlich, dass der Zwang noch nicht besiegt ist und die Angst wieder auftritt, um im Verlauf der Exposition aber wieder erneut zu sinken. Andere Patienten sind am Ende des ersten Tages eher dysphorisch gestimmt. Die Gedanken in dieser Klarheit aufgeschrieben und ausgesprochen zu haben, wirkt noch emotional nach. Hier ergeben sich erst am zweiten Tag die erwünschten Effekte der Distanzierung und Habituation. Der dritte Tag führt zu einer Konsolidierung der erlebten Effekte. Ein zweiter Vorteil ist, dass die Annäherung an den phobischen Reiz – die Gedanken – schrittweise erfolgen kann. Der Patient muss nicht sofort am ersten Tag einen überwältigenden Erfolg erleben. Ein wesentlicher dritter Vorteil liegt in der Verbindlichkeit, die sich für den Patienten abzeichnet. Er weiß, dass er nach der Exposition mit den seit Jahren befürchteten Gedanken nicht allein gelassen wird, sondern am nächsten Tag seine Erfahrungen mitteilen kann. Er fühlt sich ernst genommen und angemessen begleitet, was die Bereitschaft zur Exposition steigert oder mitunter auch erst ermöglicht.

Die hier vorgeschlagene Abfolge erhebt nicht den Anspruch auf die einzige Möglichkeit der Anordnung der Expositionseinheiten. Freeston und Ladouceur (1999) berichten in ihrer Studie zur Behandlung aggressiver und sexueller Zwangsgedanken 90-minütige Sitzungen durchgeführt zu haben, die im Anschluss an die Diagnostikphase über einen Zeitraum von zwei bis drei Monaten zweimal in der Woche stattfanden. Für die therapeutische Praxissituation empfehlen die Autoren zu Beginn der Exposition den Patienten mehr als einmal in der Woche zu sehen. Aktuelle Studien zur Behandlung von Handlungszwängen (Hansen et al., 2019; Launes et al., 2019) greifen ebenfalls die eigentlich schon in den ersten Evaluationsstudien zur Expositionsbehandlung von Handlungszwängen (z. B. Foa, Steketee, Grayson, Turner & Latimer, 1984) benutzte Form der häufigen und intensiven Exposition mit sehr guten Erfolgsraten wieder auf. Die Empfehlung einer intensiven Exposition wurde schließlich auch in die 2022 revidierte Fassung der deutschen S3-Leitlinien zur Behandlung von Zwangsstörungen aufgenommen (DGPPN, 2022).

Wird eine Blockbehandlung von den Krankenkassen übernommen?

Ja. Seit 2006 enthält die Leistungslegende des Einheitlichen Bewertungsmaßstabs der Kassenärztlichen Bundesvereinigung als „Fakultativen Leistungsinhalt“ die Bestimmung, dass die Abrechnungsziffer für eine Sitzung Einzeltherapie „Bei der Expositionsbehandlung auch als Mehrfachsitzung bei drei- oder viermaligem Ansatz der Gebührenordnungsposition 35421 (ebenso 35422, 35425)“ angewendet werden kann. Dieser Passus wurde in die Leistungslegende aufgenommen, um Expositionsbehandlungen zu ermöglichen, und enthält keine Einschränkung bzgl. der wöchentlichen Häufigkeit. Die Psychotherapie-Richtlinie des Gemeinsamen Bundesausschusses formuliert zunächst, dass eine Behandlungsfrequenz von mehr als drei Sitzungen pro Woche nicht zu überschreiten sei, eröffnet aber folgende

Ausnahme für die intensive Expositionsbehandlung: „gegebenenfalls einen Abschnitt der Psychotherapie in einer höheren Wochenfrequenz durchzuführen, um eine größere Effektivität der Therapie zu gewährleisten" (Psychotherapie-Richtlinie, § 23, (2)). Es erweist sich als nützlich, die höhere Behandlungsfrequenz in der Kommentarzeile zur Abrechnungsziffer zu erläutern, z. B. „Exposition in sensu: Block 1 von 3", „Exposition in sensu: Block 2 von 3" etc.

Insgesamt betrachtet: Sollte der Patient nicht lernen, mit Ungewissheit zu leben?

In der Tat wird das Verlangen nach einer endgültigen und absoluten Sicherheit in der zugrundeliegenden Zweifelfrage (z. B. „Bin ich wirklich kein Mörder? Werde ich wirklich nicht übergriffig?" oder auch „Bin ich wirklich nicht schon früher übergriffig gewesen, obwohl ich mich nicht erinnern kann?") von Patienten immer wieder mit großer Vehemenz vorgetragen. Sie hoffen, mit einer Entscheidung und einer klaren Gewissheit das Thema endgültig abschließen zu können. Nach vergeblichen Versuchen von Therapeuten, diese Frage zu klären, entsteht schließlich die mitunter resignative Empfehlung: „Sie müssen lernen, mit Ungewissheit zu leben. Das müssen wir alle. Es gibt keine hundertprozentige Sicherheit im Leben." Diese Empfehlung ist an sich richtig. Aber ist sie tatsächlich auf Zwänge im Allgemeinen und aggressive und sexuelle Zwangsgedanken im Speziellen übertragbar? „Mit Unsicherheit leben" – so formuliert auch Jonathan Grayson, ein amerikanischer Wissenschaftler und Therapeut, ein zentrales Ziel, um die Zwangsstörung zu bewältigen (Grayson, 2014). In einem eigenen Kapitel beschreibt er folgendes Beispiel: Eine Mutter sorgte sich um ihr Kind. Sie war permanent gequält von dem Gedanken, dass ihre Tochter auf dem Weg zur Schule oder zu einer Freundin einen Unfall haben könnte und sich schwer verletzen oder gar sterben könnte. Sie nahm daher immer wieder Kontakt mit ihrer Tochter auf, rief sie an und ließ sich permanent versichern, dass es ihr gut gehe. Diese Gedanken und Ängste ließen die Mutter nicht in Ruhe und quälten sie täglich während der gesamten Kindheit der Tochter. Grayson führt an diesem Beispiel aus, dass der Wunsch der Mutter, eine Sicherheit zu erlangen, dass ihrer Tochter nichts passiere, die Grundlage für ihr Problem darstellt. Sie müsse lernen, die Unvorhersehbarkeit des Lebens, aber auch die Möglichkeit eines tatsächlichen Unfalls und auch eines frühen Todes der Tochter letztlich anzunehmen und zu akzeptieren. Nur so könne sie sich von ihrer permanenten Angst lösen und das Leben mit ihrer Tochter wieder positiv und glücklich gestalten. Grayson schließt eine beispielhafte therapeutische Intervention mit der Frage ab: „Also, sind Sie bereit mit Unsicherheit zu leben?" In diesem Beispiel ist diese Intervention sicherlich richtig. Aber handelt es sich überhaupt um einen Zwangsgedanken? Nein, denn vielmehr wurde ein Sorgengedanke beschrieben: Ein Unglück, dass ohne Zweifel tatsächlich passieren kann und auf das man keinen Einfluss hat, ist Gegenstand der Sorge und reale Unsicherheit ist die Folge. Gegenstand von Zwangsgedanken aber ist der Zweifel. Ein aggressiver Zwangsgedanke einer Mutter würde lauten: „Könnte ich mein Kind mit dem Küchenmesser, das auf der Anrichte liegt, im nächsten Moment erstechen? Wäre ich zu so etwas fähig? Bin ich ein solcher Mensch, der das tun würde? Könnte ich die Mörderin meines Kindes sein, das ich seit seiner Geburt unendlich liebe?“ Wäre hier die Intervention „Sie müssen akzeptieren, dass Sie theoretisch Ihr Kind töten könnten, denn niemand kann in die Zukunft schauen.“ wirklich zielführend? Für viele Zwangspatienten ist diese Intervention häufig angstinduzierend: „Wenn ich mir sage, dass ich es nicht ausschließen kann, dann rückt es noch näher und macht mir noch mehr Angst.“ So die Aussage einer Patientin mit aggressiven Zwangsgedanken. Natürlich benennen Zwangspatienten ihren Zustand selbst mit der Formulierung unsicher zu sein, ob sie das tun könnten. Aber die Mutter weiß, dass sie ihr Kind nicht töten möchte. Aufgrund der massiven „Intervention“ der Zwangsgedanken ist ihr diese Gewissheit emotional nicht mehr zugänglich. Es ist der Zweifel an sich, der nicht mehr ertragen werden kann und der gleichzeitig jeden Versuch, die Frage in die eine oder andere Richtung zu entscheiden, unmöglich macht. Das Ziel ist nicht, eine Unsicherheit zu tolerieren, die nicht besteht, sondern den Zweifel zu akzeptieren und zu erkennen, dass „er die Fehlfunktion ist“, wie es ein Patient beschrieb.

Kann man Patienten mit Zwangsgedanken die sexuelle Orientierung betreffend nicht ermutigen, eine Homosexualität zu akzeptieren?

Diese Strategie erscheint manchem Therapeuten ein Ausweg aus dem permanenten Zweifel. Das grundlegende Problem ist aber nicht eine tatsächlich bestehende Neigung zur Homosexualität, die der Patient aus moralischen Vorbehalten nicht annehmen möchte. Es ist die bereits beschriebene „Bedrohung des Selbst“ durch die permanente Attacke intensiver und angstbesetzter Gedanken, man könne jemand anders sein, als den man sich bislang gekannt hat. Das Identitätserleben ist massiv bedroht (vgl. Kap. 5.1.4 und Kap. 5.2.7.2). Eine Patientin mit dem Zwangsgedanken, sie könne bisexuell sein, wählte diesen Weg und erklärte ihrer Familie und ihren Freunden, sie sei bisexuell. Aber auch dieses Outing, das nicht ihrem eigentlichen Wesen entsprach, ließ den Zweifel nicht verstummen und die Zwangsgedanken traten weiter auf (vgl. Kap. 5.2.6.4). Das Ziel ist vielmehr, diesen Zweifel zu benennen und als Kernproblem zu identifizieren.

Was bedeutet „Backdoor-Spike“?

Dieses Phänomen beschreibt die Befürchtung von Patienten, dass eine Reduktion ihrer Angst vor den aggressiven oder sexuellen Zwangsgedanken im Rahmen der Therapie die ungewollten Wesensanteile stimulieren oder die ungewollte Tatausführung nun erst recht ermöglichen würden. Die Angst wird als Schutzfaktor erlebt: „Solange ich Angst davor habe, werde ich es nicht tun.“ Ein weiteres

Argument lautet: „Es heißt doch immer, man erkennt Zwangsgedanken daran, dass man Angst davor hat, während der wahre Täter keine Angst vor derartigen Gedanken hat. Verliere ich meine Angst, dann bin ich doch auch wie ein Täter." Der *Backdoor-Spike* ist gewissermaßen ein Stachel, der durch die Hintertür eindringt und das gesamte Therapieziel attackiert. Es gilt dieses Argument aufzugreifen und auf der Meta-Ebene als eine weitere, bekannte Finte des Zwanges einzuordnen, die besonders perfide ist, da sie sogar das gewünschte Therapieziel boykottiert. Diese Argumentation fußt auf der auch im Therapieverlauf verständlicherweise noch immer vorhandenen Überzeugung, dass die Existenz der Gedanken eine signifikante Bedeutung habe, sowie dem andauernden Engagement des zwanghaften Zweifels. Dem Argument kann mit folgenden Interventionen begegnet werden:

- *Sie messen der reinen Existenz von Gedanken eine zu große Bedeutung bei. Das ist, wie schon besprochen, Teil der Grundproblematik, die wir im Verlaufe der Therapie verändern wollen.*
- *Wir wissen, dass ungewollte Intrusionen bei fast allen Menschen in irgendeiner Form auftreten, ohne eine besondere Angstreaktion auszulösen. Trotzdem werden die Inhalte nicht ausgeführt und verändern auch nicht die Persönlichkeit des Menschen.*
- *Wir finden auch einen „unzulässigen Analogieschluss": Ein Täter hat keine Angst vor seinen Gedanken, also kann ich Täter werden, wenn ich keine Angst mehr habe.*
- *Patienten, die ihre Zwangsgedanken erfolgreich bewältigt haben, schildern genau diesen Aspekt, dass sie die Gedanken denken können, ohne sich zu ängstigen und fühlen sich damit wieder besser.*

Wie bei allen Diskussionen „mit dem Zwang" gilt auch hier zu berücksichtigen, dass immer wieder Gegenargumente gefunden werden. Ab einem bestimmten Punkt kann darauf wieder verwiesen werden und die Disputation beendet werden: „Eine erste Übung, Unabgeschlossenheit und Unvollständigkeit zu tolerieren!"

Kann der Patient auch depressive Reaktionen zeigen

Die Exposition mit den Inhalten der In-sensu-Geschichte kann auch zunächst eine depressive Gefühlsreaktion nach sich ziehen. Patienten sind deprimiert über das Szenario und erleben zunächst noch keine Distanzierung und Einsicht in die Absurdität der Geschichte. Insbesondere bei einmaligen oder unbegleiteten Expositionen kann dies dem gewünschten Therapieeffekt entgegenstehen und eine Weiterführung der Exposition behindern. Im Rahmen mehrmaliger, begleiteter Expositionen wird auch diese Reaktion begleitet und eine Veränderung bei weiteren Expositionen kann erlebt werden.

5.4.6.6 Falldarstellung „Aggressive Zwangsgedanken“

Angaben zur spontan berichteten und erfragten Symptomatik

Frau K., 28 Jahre alt, berichtet, beginnend am dritten Tag nach der Geburt ihres ersten Kindes, an einer Wochenbettdepression erkrankt zu sein. Neben der Depression seien aggressive Zwangsgedanken aufgetreten, ihrem Kind etwas anzutun und es mit einem Kissen zu ersticken. Dies habe eine massive Panik bei ihr ausgelöst. Die Gedanken hätten sie seitdem nicht mehr losgelassen. Nachdem ihr Mann nach der Geburt wieder arbeiten musste, habe sie es zuhause aus Angst, dem Kind etwas anzutun, nicht mehr ausgehalten und sich in die psychiatrische Ambulanz begeben. Sie habe nicht allein sein können und auf einen stationären Aufenthalt gedrängt. Insgesamt habe sie sich dann drei Monate mit ihrem Baby in der Psychiatrie behandeln lassen. Verschiedene Medikamente seien ausprobiert worden. Sie sei jetzt seit vier Monaten wieder zuhause und könne ihren Alltag wieder bewältigen. Was jedoch geblieben sei, seien die Zwangsgedanken. Die vor der Geburt begonnene ambulante Verhaltenstherapie habe sie zunächst fortgesetzt, sie helfe ihr aber nicht bzgl. der Zwangsgedanken. Sie habe sich informiert und würde gerne eine zwangsspezifische Therapie durchführen, um sich von den Zwangsgedanken, die sie immer noch sehr ängstigen und belasten würden, zu befreien.

Verhaltensanalyse

Situation:	Ein problematisches Verhaltensmuster der Patientin wird beim Anblick ihres Kindes ausgelöst.
Zwangsgedanke:	„Ich könnte das Kind mit einem Messer erstechen und töten.“
Kognition:	„Oh Gott, was für ein furchtbarer Gedanke. Wenn du das schon denkst, wirst du es auch sicher bald tun. Das Kind ist vor dir nicht mehr sicher. Auch dass du überhaupt einen solchen Gedanken hast, zeigt doch, dass etwas mit dir nicht in Ordnung ist, dass du ein grundschlechter Mensch bist. Das ist alles furchtbar und nicht zu ertragen. Wie lange wird das noch so gehen?“
Emotion:	Massive Angst
Körperreaktion:	Muskuläre Anspannung, Nervosität
Verhalten:	Vermeiden, mit dem Kind allein zu sein, Wegsperren von Messern, Versuche der kognitiven Selbstberuhigung
Kurzfristige negative Verstärkung:	Reduktion der Angst

3 Exposition in sensu

Langfristige negative Konsequenz:	Verfestigung der Zwangssymptomatik, Ausweiten des Vermeidungsverhaltens, Zunahme der Zweifel an der eigenen moralischen Integrität, sekundäre depressive Entwicklung durch Selbstzweifel und Verzweiflung über die Gedanken

Diagnose zum Zeitpunkt der Antragstellung

F42.0 vorwiegend Zwangsgedanken oder Grübelzwang

Auf der Makroebene wird deutlich, dass Frau K. eine emotional sehr belastende Kindheit und Jugend erlebte, insbesondere in Hinblick auf die Entwicklung einer vertrauensvollen und zuverlässigen Eltern-Kind-Beziehung. Hier erlebt sie zum einen den teilnahmslosen und desinteressierten Vater und zum anderen eine sehr ambivalente und impulsiv-aggressive Mutter. Sie erlebt selbst, wie eine an sich geliebte Person sich urplötzlich völlig verwandeln kann und ihr schweren körperlichen und seelischen Schaden zufügt. Dies könnte einen Beitrag zur hohen Intensität der Befürchtung, die aggressiven Zwangsgedanken auch ausführen zu können, geleistet haben und die Intensität der Störung erklären.

Therapieverlauf

Frau K., die bereits vor der Schwangerschaft eine für ihre depressive Symptomatik hilfreiche Therapie absolvierte, gelangte von sich aus zu der Überzeugung, dass eine weitere Verarbeitung belastender Kindheitsereignisse keine Hilfe für die Bewältigung ihrer Zwangsgedanken sein würde. Sie suchte bewusst eine zwangsspezifische Therapie auf und war daher in hohem Maße motiviert, sich auf die Exposition in sensu einzulassen: „Ich weiß, ich muss mich den Gedanken stellen, so schwer es mir auch fällt." Der Expositionsblock von drei Terminen in einer Woche mit jeweils 100 Minuten kann daher schon nach der achten Sitzung durchgeführt werden.

Folgende In-sensu-Geschichte wird von ihr geschrieben:

> „Ich gehe in die Küche und habe die Kleine im Arm. Ich setze sie in den Stuhl. Ich sehe den Messerblock. Der ist mir früher nie aufgefallen. Ein silbernes, großes, spitzes Messer ist in diesem Block. Ich nehme das Messer aus dem Block, kann mich nicht lange beherrschen und steche auf mein Kind ein. Ich schneide ihr die Kehle durch, damit es schnell geht. Sie ist sofort tot. Überall fließt Blut ins Stühlchen. Erst jetzt wird mir klar, was ich getan habe. Ich habe alle verloren. Meinen Mann. Meine ganze Familie. Mein Kind. Mein ganzes Leben. Ich bin eine von diesen Müttern, von denen man in der Zeitung liest. Mein ganzes Leben ist zerstört. Ich bin eine Mörderin."

Die Anspannung ist bei den ersten Lesungen sehr hoch, sinkt aber bereits im Laufe des ersten Termins im Verlaufe weiterer Lesungen deutlich ab. Frau K. erlebt die Irrationalität der Geschichte. Eine weitere Übung zur Überprüfung der Hypothese „Ich führe keine Gedanken gegen meinen Willen aus." besteht darin, dem Therapeuten ein Messer an den Hals zu halten und dabei den Gedanken zu denken und auszusprechen (vgl. Kap. 5.5.6). Am zweiten Tag wird die Geschichte erneut gelesen, die Anspannung ist schon deutlich niedriger, daher werden zu weiteren belastenden Zwangsgedanken Geschichten von der Patientin geschrieben:

„Ich gehe zum Bahnhof, um meine Freundin zum Zug zu begleiten. Wir gehen die Treppen hoch. Ein Zug fährt in den Bahnhof ein. Ich stehe oben am Gleis. Der Zug kommt immer näher. Ich stehe ganz nah am Gleis. Mir kommt der Gedanke durch den Kopf ‚Spring doch!'. Ich spüre eine starke innere Anspannung, verliere für eine Sekunde die Kontrolle und springe. Ich pralle auf den Zug auf und bin sofort tot. Mein Körper liegt blutüberströmt und zermatscht auf den Gleisen. Die Menschen am Bahnhof sind entsetzt und schreien. Was habe ich bloß getan? Ich wollte das nicht. Was wird aus meiner Tochter und aus meiner Familie? Am nächsten Tag kann man in der Zeitung davon lesen. Ich bin eine Selbstmörderin."

Am dritten Tag wird der Therapieraum verlassen und ein nahestehendes Parkhaus aufgesucht. Auf dem obersten Parkdeck stehend hört die Patienten eine In-sensu-Geschichte mit dem Inhalt, ihr Kind herunterzuwerfen. Auch hier sinkt die Anspannung wieder nach mehrmaligem Anhören. Im Nachhinein schilderte die Patientin dieses Erlebnis als besonders nachdrücklich und befreiend. Frau K. arbeitet mit der In-sensu-Geschichte als Audiotape allein zu Hause weiter, auch im Verlauf der weiteren Behandlung wird die Geschichte zu Beginn einiger Sitzungen erneut vorgelesen.

Ein weiterer Therapieinhalt ist die Verarbeitung des als traumatisch erlebten Auftretens der Zwangsgedanken und der damit verbundenen massiven Beeinträchtigung ihrer Lebensführung, der in einem mehrmonatigen Aufenthalt in der Psychiatrie mit ihrem Baby gipfelte. Sie erlebt in den Wochen nach der initialen intensiven Blockexposition und dem Weiterüben zuhause ein deutliches Nachlassen von Frequenz und Intensität der Zwangsgedanken. Ein deutliches Signal für die eintretende Besserung ist es, wenn Patienten, wie auch im Fall von Frau K., Situationen schildern, in denen sie „früher einen Zwangsgedanken gehabt hätten", d.h. selbst die aktive Erinnerung an den Zwangsgedanken kann ihn nicht mehr auslösen. Nach einem halben Jahr schildert die Patientin, die Zwangsgedanken seien um 95% reduziert. Sie geht wieder in ihrem Beruf arbeiten. Ein Jahr nach Therapieende wird Frau K. ein zweites Mal schwanger, eine Möglichkeit, die sie zu Therapiebeginn kategorisch ausgeschlossen hatte.

5.5 Therapiephase 4: Exposition in vivo

5.5.1 Ziele der Exposition in vivo

Die in Therapiephase 3 beschriebene Exposition in sensu adressierte zentrale Motive der Vermeidung, die auf der Überzeugung beruhen, den Gedanken nicht denken zu dürfen. Das übergroße Gewicht und die vermeintliche Bedeutung, die der bloßen Existenz des Gedankens beigemessen wird, sollte im Rahmen der Exposition in sensu relativiert werden und über ein intensives Erfahrungslernen eine neue Bewertung ermöglichen. Die Exposition in vivo zielt nun auf zwei Vermeidungsmotive ab. Patienten vermeiden kritische Situationen, die mit ihren Zwangsgedanken in Zusammenhang stehen, um zum einen ein erneutes Auslösen der Zwangsgedanken zu verhindern und zum anderen der Befürchtung aus dem Weg zu gehen, sie könnten in der Realsituation die Inhalte der Zwangsgedanken ausführen. Idealerweise ist die Furcht vor einem erneuten Auftreten der Zwangsgedanken durch die Exposition in sensu bereits deutlich reduziert. Der Patient geht aber nun noch einen Schritt weiter und fordert sich in der realen Triggersituation noch einmal besonders heraus. Der von Rachman benannte *Probability Bias,* die Befürchtung, wenn man einen solchen Gedanke nur denke, stehe man bereits kurz vor der Tatausführung, rückt nun ins Zentrum der Exposition. Einige Patienten beschreiben auch eine Art Dranggefühl, jetzt doch endlich diese Tat auszuführen. Dieses Dranggefühl, basierend auf der Überzeugung, der Gedanke allein könnte die Tatausführung gegen den eigenen Willen bewirken, steigert die Angst zusätzlich. Das Ziel der Exposition ist die Erfahrung einer Angstreduktion auch in der realen Triggersituation sowie eine Korrektur der Erwartung, die schlimmste Tat auszuführen. Im Unterschied zur bereits beschriebenen In-sensu-Exposition, die in der Regel unmittelbar den schlimmsten Fall gedanklich reproduziert, ist bei der In-vivo-Exposition ein gestuftes Vorgehen üblicher. Dies setzt die Erarbeitung einer Auslöserhierarchie voraus, die sich aus den Inhalten der Zwangsgedanken ableitet.

5.5.2 Erstellung einer Auslöserhierarchie

Der Patient wird gebeten, eine Einschätzung vorzunehmen, wie hoch die vermutete Anspannung und Angst sein wird, wenn er sich mit einem bestimmten Auslöser konfrontiert, ohne eine Neutralisierungs- oder Vermeidungshandlung durchzuführen.

Eine Auslöserhierarchie erstellen

Th.: *Wir sind nun auf der Suche nach Situationen, in denen Sie befürchten, dass Ihre Zwangsgedanken auftreten könnten, oder Sie gar befürchten, dass Sie Ihre Zwangsgedanken ausführen könnten. Lassen Sie uns solche Situationen einmal sammeln. Im Anschluss möchte ich Sie bitten, einzuschätzen, wie hoch Ihre Anspannung, Ihre Angst oder Ihr Schuldgefühl sein werden, wenn Sie diese Situationen aufsuchen würden, ohne etwas zu neutralisieren oder zu vermeiden. Versuchen Sie die erwartete Intensität der Anspannung auf einer Skala von 0 bis 100 einzustufen. „Null" steht für „keine Anspannung", der Wert 100 für die stärkste Anspannung, die Sie sich vorstellen können.*

Um dem Patienten einen Anhaltspunkt zu geben, welche Art von Situationen gemeint sind, kann der Therapeut auch eine Hilfestellung geben.

Th.: *Aus meiner Erfahrung mit Patienten mit diesen Zwangsgedanken weiß ich, dass es vielen schwer fällt, an einem Ort vorbeizugehen, wo sich Kinder aufhalten. Geht es Ihnen auch so?*
Welche Situationen vermeiden Sie noch aufgrund Ihrer Zwangsgedanken?
Wie schwer fällt es Ihnen, sich über Medien, z.B. im Internet, zu diesem Thema zu informieren?
Wie schwer fällt es Ihnen, überhaupt das kritische Wort auszusprechen? Löst es schon eine Anspannung aus, wenn Sie dieses Wort von mir hören? Schwul, lesbisch, Mörder, Selbstmörder, pädophil ...

Rein praktisch lassen sich die einzelnen Nennungen auf Zetteln notieren und anschließend in einer Rangreihe der erwarteten Anspannung anordnen. Eine andere Möglichkeit besteht darin, die vermutete Anspannung direkt zu erfragen und zu notieren oder die Nennungen auf einer vorbereiteten Skala an einem Flip-Chart oder auf einem Zettel einzutragen. Viele Patienten stufen ihre Anspannung auf dieser Art visueller Analogskala intuitiv ein und entsprechen nicht selten der von Förstner und Kollegen (2011) aufgeführten differenzierten Beschreibung der einzelnen Anspannungsbereiche (vgl. Tab.10).

Es ist empfehlenswert, 10 bis 15 verschiedene Situationen zu sammeln, die einen Rahmen bieten, in dem man nun Expositionsübungen planen kann. Bei welchen Expositionen traut sich der Patient zu, diese eigenständig durchzuführen, bei welchen ist eine Begleitung notwendig? Therapeutenbegleitete Übungen sollten für den Patienten eine Herausforderung darstellen und bei einem mittleren Schwierigkeitsgrad beginnen.

Tabelle 10: Anspannungsbereiche der Auslöserhierarchie (nach Förstner et al., 2011)

Skala	Anspannung
0–20	Erwartung keiner oder nur leichter Anspannung, die nicht unangenehm ist
30–40	Erwartung mäßiger bis mittlerer noch gut aushaltbarer Anspannung
50–60	Situationen, die zu erheblicher, aber noch erträglicher Anspannung führen
70–80	Einschätzung von Situationen mit massiver und schwer erträglicher Anspannung
90–100	Situationen mit extremer Anspannung, bzw. der am stärksten vorstellbaren Anspannung, die zum Zeitpunkt der Hierarchieerstellung noch als völlig unbewältigbar erlebt wird

5.5.3 Pädophile Zwangsgedanken

Ein Patient mit pädophilen Zwangsgedanken vermeidet in der Regel den Kontakt mit Orten, an denen Kinder anzutreffen sind. Dies können Spielplätze, Kindergärten, Grundschulen oder Kinderabteilungen in Kaufhäusern sein. Im häuslichen Bereich ist es der Kontakt mit Kindern, zu denen eine verwandtschaftliche Beziehung besteht, d.h. eigene Kinder, Nichten und Neffen oder Enkelkinder. Eine Hierarchie der Auslöser beinhaltet in der Regel eine Abstufung in der Intensität des Kontaktes zum Kind. Die antizipierte Angst steigt in der Regel enorm, wenn der Patient sich Szenarien vorstellt, in denen er allein mit Kindern zusammen ist. Hier wird ein Impulsdurchbruch befürchtet, der von niemandem beobachtet werden könnte. Eine andere angststeigernde Variable kann der antizipierte Kontakt mit sehr jungen Kindern sein, die noch nicht sprechen können. Hier befürchten einige Patienten, man könne etwas getan haben und diese Kinder könnten sich dann anderen nicht mitteilen. Das Wickeln von Babys ist für Männer und Frauen mit pädophilen Zwangsgedanken eine der größten Herausforderungen, da das Kind nackt vor ihnen liegt. Andere Auslöser sind Artikel oder Dokumentationen über pädophile Täter. Hier befürchten Betroffene zum einen das Auslösen der eigenen Zwangsgedanken und eine erneute Konfrontation mit den Inhalten. Zum anderen befürchten sie z.B. in Dokumentationen über Täter Parallelen zu ihrer eigenen Lebensgeschichte zu entdecken, die den Zweifel wieder stimulieren könnten und erneute Grübelphasen zur Folge hätten.

Beispiele für angstauslösende Situationen
• Bilder von Kindern anschauen. • Eine Dokumentation über pädophile Täter anschauen. • Mit dem Kind allein/im Beisein anderer spielen. • Windel wechseln im Beisein der Partnerin oder des Partners. • Das Kind auf dem Schoß sitzen lassen. • Mit dem Kind baden. • Allein Windeln wechseln.

Williams und Wetterneck (2019) listen die Itemhierarchie einer weiblichen Patientin mit dem Zwangsgedanken, sie könne pädophil sein, auf (vgl. Tab. 11). Alle Items, die auch im Therapieraum möglich waren, wurden zunächst gemeinsam mit der Patientin durchgeführt, bevor Übungen als Hausaufgabe vereinbart wurden.

Tabelle 11: Itemhierarchie einer Patientin mit pädophilen Zwangsgedanken (Williams & Wetterneck, 2019)

Expositionsinhalt	Antizipierte Anspannung
An einer Grundschule vorbeifahren.	25
Bilder von Kindern in einer Zeitschrift anschauen.	35
Shows mit Kindern im Kinderprogramm anschauen.	45
Besuch eines öffentlichen Schwimmbades mit Kinderbecken.	55
In einem Raum mit dem Kind eines Freundes sein (andere sind anwesend).	65
Allein das Internet nutzen (Angst, ohne es zu wollen, kritische Seiten zu nutzen).	75
In ein Fast-Food-Restaurant gehen, in dem sich Kinder aufhalten.	80
Sich auf einem Kinderspielplatz aufhalten.	95
Mit einem Kind zusammen sein, ohne dass eine weitere Person anwesend ist.	100

5.5.4 Zwangsgedanken die sexuelle Orientierung betreffend

Patienten mit Zwangsgedanken, es könne eine homosexuelle Orientierung vorliegen, vermeiden den Kontakt mit gleichgeschlechtlichen Personen. Auch hier lassen sich Abstufungen definieren von Auslösern, die mit zunehmender Nähe oder Intensität des Kontaktes mit einer gleichgeschlechtlichen Person oder dem Thema Homosexualität immer mehr Angst auslösen. Auch hier sind Auslöser zu finden, die sich um die Beschäftigung mit dem Thema Homosexualität in Form von Literatur oder Filmen zu diesem Thema drehen, sowie Auslöser, die eine Annäherung an gleichgeschlechtliche Personen beinhalten bis hin zu Besuchen von Lokalitäten, die bevorzugt von homosexuellen Menschen besucht werden.

Beispiele für angstauslösende Situationen

- Das Wort „schwul“ oder „lesbisch“ aufschreiben oder aussprechen.
- Coming-Out-Videos auf YouTube anschauen.
- Filme mit homosexuellen Themen oder Liebesgeschichten ansehen, z.B. Brokeback Mountain, Milk, Blau ist eine warme Farbe, Carol, Der bewegte Mann.
- Erotische Filme mit gleichgeschlechtlichen Inhalten anschauen.
- Das Bild eines attraktiven gleichgeschlechtlichen Models anschauen (Variation: bekleidet, unbekleidet).
- Eine „Gay Bar“ besuchen.

Williams und Kollegen (2011) schildern die Behandlung eines 51-jährigen heterosexuellen Mannes mit Zwangsgedanken, er könne schwul sein. Die Behandlung umfasste 17 Sitzungen mit einem deutlichen Schwerpunkt auf der Expositionsbehandlung. Die individuelle Hierarchieerstellung erfolgte bereits in der zweiten Sitzung, danach wurde sofort graduiert mit der Kombination aus In-sensu- und In-vivo-Expositionsübungen begonnen (vgl. Tab. 12). Diese wurden zunächst, wenn möglich, in den Sitzungen mit therapeutischer Begleitung vorbereitet, dann als Hausaufgabe vom Patienten weitergeführt. Das Ausmaß der Zwangssymptomatik erfasst mit der Y-BOCS sank von 24 zu Therapiebeginn auf 3 zu Therapieende und 4 im 6-Wochen-Follow-up.

In der beschriebenen Falldarstellung wird die Erstellung der In-sensu-Geschichte dem Patienten zunächst als Hausaufgabe überlassen. Der Patient schildert Schwierigkeiten damit. Er habe eine physiologische, vermutlich genitale Reaktion erlebt, was eine depressive Reaktion hervorgerufen habe. Auch erwies sich der Anspannungsrad höher als vom Patienten zunächst angenommen. Um derartige Reaktionen direkt begleiten und einordnen zu können, sollte die Exposition in sensu, wie in Kapitel 5.4 beschrieben, Teil der therapeutenbegleiteten Exposition sein.

Tabelle 12: Itemhierarchie eines Patienten mit Zwangsgedanken die sexuelle Orientierung betreffend (Williams et al., 2011)

Expositionsinhalt	Antizipierte Anspannung
Betrachten von Männerbildern in Zeitschriften (z. B. Men's Health, GQ).	25
Kompliment gegenüber einem Mann für sein Aussehen äußern.	30
Ansehen eines Filmes mit homosexueller Thematik („Milk").	30
Unbekannte Fernsehsendungen anschauen (z. B. Baseball, Nachrichten).	35
Gespräch mit einem anderen Mann über schwule Themen.	40
In-sensu-Exposition über sexuelle Begegnung mit einem anderen Mann.	45
In-sensu-Exposition über die Folgen des Schwulseins.	45
Ansehen eines Filmes mit homosexueller Thematik („Brokeback Mountain").	45
Sich allein mit einem anderen Mann treffen und sich unterhalten.	50
Nah bei einem anderen Mann stehen und ein Gespräch führen.	55
Schwule Literatur im Internet lesen.	60
Ein Bier allein trinken und mit einem anderen Mann in einer Bar sprechen.	60
Mit einem attraktiven „männlichen" Mann sprechen.	60
Mit den Trainern des Softball-Teams der Tochter sprechen.	65
Schwule Zeitungen sammeln und anschauen.	80
In einen schwulen Lesesaal/Buchladen gehen und ein Buch lesen.	80
Gespräch mit dem Bruder über seine Erfahrung, schwul zu sein.	80
Schwule Pornografie ansehen.	85
Besuch einer Schwulenbar.	100

5.5.5 Aggressive Zwangsgedanken

Patienten mit aggressiven Zwangsgedanken vermeiden ebenfalls den Kontakt mit den Personen, auf die sich ihre Zwangsgedanken beziehen. Ein weiteres Vermeidungsverhalten bezieht sich auf mögliche Tatwaffen, die aus dem Weg geräumt werden. Die in der amerikanischen Literatur erwähnte Vermeidung von Schusswaffen (Schneider et al., 2020) ist im deutschsprachigen Raum weniger von Bedeutung. Hier sind es in erster Linie Stichwaffen wie Messer, Scheren oder Schraubenzieher oder vermeintlich für Vergiftungen brauchbare Substanzen wie Spül- und Putzmittel, Insektenvernichtungsmittel oder Rattengift, die auf Abstand gehalten oder ganz entfernt werden. Mögliche In-vivo-Expositionen beinhalten auch hier eine aktive Annäherung und Auseinandersetzung mit diesen Auslösern.

Beispiele für angstauslösende Situationen

- Befürchtete „Tatwaffe" in der Wohnung haben, offen hinlegen, bei sich tragen.
- Befürchtete „Tatwaffe" in der Anwesenheit des befürchteten Opfers bei sich tragen.
- Berichte über Mörder lesen.
- Rattengift kaufen.

In einer Fallstudie schildern Wetterneck und Kollegen (2016) die Behandlung eines 45-jährigen Patienten mit suizidalen Zwangsgedanken. Die in Tabelle 13 dargestellte Hierarchie mit Bezug zu seinen individuellen Angstauslösern wurde mit ihm erarbeitet.

Tabelle 13: Itemhierarchie eines Patienten mit suizidalen Zwangsgedanken (Wetterneck et al., 2016)

Expositionsinhalt	Antizipierte Anspannung
Allein zu Hause sagen: „Ich will wirklich sterben."	40
Psychedelische Musik hören (Pink Floyd).	60
Einen Dokumentarfilm über Halluzinogene ansehen.	65
Einen Teil einer Nachricht über Selbstmord hören.	70
Auf einer hohen Brücke stehen.	70

Tabelle 13: Fortsetzung

Expositionsinhalt	Antizipierte Anspannung
Eine fiktive Geschichte über Selbsttötung lesen.	70
Eine Schlinge oder ein anderes Selbstmordinstrument anfertigen.	80
Einen Dokumentarfilm über Selbstmord ansehen (Kurt Cobain).	80
Einen Selbstmordfilm über eine reale Person ansehen.	80
Ein Messer an die eigene Brust halten.	80

5.5.6 Fragen zur Durchführung einer Exposition in vivo

Ist eine Therapeutenbegleitung notwendig?

Eine Begleitung der Expositionsübungen durch den Therapeuten ist in der Behandlung von Zwangsstörungen eine bewährte Methode, um den Patienten dabei zu unterstützen, sich besonders schwierigen und herausfordernden Auslösesituationen zu stellen, und ihm insbesondere beim Unterlassen von Zwangshandlungen zu helfen. Diese anfängliche Unterstützung ermöglicht es, oft lange vermiedenes Verhalten überhaupt einmal „wieder in die Welt zu setzen". Im Anschluss an eine therapeutenbegleitete Phase erfolgt dann die Durchführung von Expositionsübungen in Eigenregie (Hillebrand & Niedermeier, 2014).

Die empirische Befundlage zur Effektivität von therapeutenbegleiteter Exposition im Vergleich zu eigenständig durchgeführten Expositionen konnte noch keine eindeutige Überlegenheit der Therapeutenbegleitung zeigen. So verglichen Van Oppen und Kollegen (2010) den Einfluss von Expositionsübungen in Therapeutenbegleitung (N=57) mit der Durchführung im Selbstmanagement des Patienten (N=61). Das manualisierte Therapieprogramm umfasste 12 Sitzungen. Ab der dritten Sitzung wurden ausschließlich Expositionen im alltäglichen Setting durchgeführt, häufig im häuslichen Umfeld, aber auch in Parks, auf öffentlichen Plätzen oder Straßen. Der Anteil von Expositionsübungen in beiden Bedingungen betrug insgesamt 83 % der Therapiezeit. Ein Anteil, der in der regulären ambulanten Versorgung von Zwangspatienten sicherlich nur selten erreicht wird. Die therapeutenbegleiteten Sitzungen dauerten 90 Minuten. In der Selbstmanagement-Gruppe betrug die Sitzungsdauer 30 Minuten, in denen die durchzuführenden Übungen exakt geplant und schriftlich fixiert wurden. Die Patienten sollten diese Übungen in der folgenden Woche eigenständig mindestens dreimal mit einer Mindestdauer von einer Stunde durchführen. Beide Varianten erwiesen sich in der Reduktion der Zwangssymptomatik gleich wirksam. Die Quote der Therapieabbrecher in der Selbstmanagement-Gruppe betrug 20 %, in der therapeutenbegleiteten Gruppe 9 %. Der Unterschied erreichte zwar keine statistische Signifikanz ($p > .07$), die Therapieabbrecher wiesen jedoch signifikant höhere Y-BOCS- und Angstwerte zu Beginn der Therapie auf. Dies kann als Hinweis gewertet werden, dass in der Selbstmanagement-Gruppe die schwerer Erkrankten mit höherer Wahrscheinlichkeit die Therapie nicht beenden. Genau hier macht die therapeutische Begleitung besonders Sinn und erhält in der S3-Leitline „Zwangsstörungen" auch eine Therapieempfehlung auf der Grundlage eines Konsenses erfahrener Kliniker (DGPPN, 2022).

Empfehlung aus der S3-Leitlinie zu Zwangsstörungen

Empfehlung 4–8

In der Kognitiven Verhaltenstherapie (KVT) sollen die Expositionen in Begleitung von Therapeuten angeboten werden und auf eine Überführung in das Selbstmanagement des Patienten abzielen.

Empfehlungsgrad: Expertenkonsens

Wie sollten die Expositionsübungen zeitlich angeordnet sein?

Besonders effektive Therapieprogramme, wie das „Bergen 4-Day Treatment" (Launes et al., 2019), arbeiten ausschließlich mit intensiver, therapeutenbegleiteter und mehrstündiger Exposition im Blockformat. Eine derartig intensive Blockexposition erhielt in der Revision der S3-Leitlinien zu Zwangsstörungen eine Empfehlung auf der Grundlage empirischer Befunde (DGPPN, 2022).

Empfehlung aus der S3-Leitlinie zu Zwangsstörungen

Empfehlung 4–6

Besteht die Möglichkeit der Durchführung hochfrequenter Exposition mit Reaktionsmanagement (Blockexposition an unmittelbar konsekutiven Therapietagen; mindestens aber zwei lange Expositionseinheiten pro Woche), sollte diese Anwendung genutzt werden.

Empfehlungsgrad: B

Wie bereits beschrieben sollte die Exposition in sensu in einer kompakten Abfolge der Expositionstermine innerhalb einer Woche erfolgen. Die Exposition in vivo mit Therapeutenbegleitung kann ebenfalls in einem Block erfolgen oder über eine

Abfolge von mehreren Wochen zu festgelegten Zeiträumen. Von großer Bedeutung ist die Einhaltung einer vereinbarten Strategie, um den Expositionen die notwendige Ernsthaftigkeit und Bedeutung beizumessen und sie nicht einer zufälligen Durchführung zu überlassen. Expositionen, die der Patient allein durchführt, sollten ebenfalls geplant und schriftlich fixiert werden.

Was ist zu beachten, wenn In-vivo-Übungen zu pädophilen Zwangsgedanken durchgeführt werden?

Therapeutenbegleitete In-vivo-Übungen zu pädophilen Zwangsgedanken können auch das Aufsuchen von Orten beinhalten, an denen sich Kinder aufhalten. Stehen jedoch zwei Männer, Therapeut und Patient, länger vor einem Kindergarten, kann dies dem Personal verdächtig vorkommen. Schneider und Kollegen (2020) berichten von einem Fall, in dem die Polizei verständigt wurde und nach einer kurzen Erläuterung durch den Therapeuten die Situation geklärt werden konnte. Hier sollte also mit einem gewissen Fingerspitzengefühl vorgegangen werden und ein auffällig wirkendes Szenario vermieden werden. Vor der Exposition ist mit dem Patienten zu klären, dass der Therapeut im Falle einer Ansprache die Verantwortung übernimmt und die Situation erläutern wird.

Ist es in Ordnung, den Therapeuten als „Opfer" zu nutzen?

Mitunter spektakulär und reißerisch wirken Darstellungen von Patienten, die ihrem Therapeuten ein Messer an die Kehle halten und sich so mit ihren aggressiven Zwangsgedanken konfrontieren. Eingeordnet in den Kontext der Expositionsbehandlung machen diese Übungen aber Sinn. Sie ermöglichen dem Patienten die Erfahrung, dass aggressive Zwangsgedanken, z. B. „Ich könnte meinem Therapeuten die Blumenvase auf den Kopf schlagen.", nicht zu einer ungewollten Handlung führen. Der Patient steht dann, die Blumenvase über dem Kopf des Therapeuten haltend, neben dem Therapeuten. Er konfrontiert sich mit seiner Angst und erlebt schließlich die Reduktion und die Nicht-Ausführung der befürchteten Handlung. Kischkel und Spielberg (2019) demonstrieren in ihrem Lehrvideo das Vorgehen bei einer Patientin mit dem Zwangsgedanken, eine Person mit einem Kabel strangulieren zu können. Auch hier stellt sich die Therapeutin zur Verfügung und die Patientin wird angeleitet, der Therapeutin ein Kabel um den Hals zu legen. Um das Grundprinzip „Gedanken mit aggressivem Inhalt führen nicht zu einer Handlung, zu der keine Absicht besteht." zu verdeutlichen, eignet sich auch eine schrittweise Annäherung an den Hauptauslöser (Messer, Stein, Kabel etc.). Das Grundprinzip kann auch an Gedanken wie „Ich werfe das Taschentuch, den Kugelschreiber, die Zeitschrift etc. auf meinen Therapeuten." erlebt werden und dann auch auf die Hauptauslöser übertragen und mit diesen durchgeführt werden (vgl. Kap. 5.3.4.2).

Kann eine Exposition in vivo gefährlich sein?

Erfolgt die Exposition in sensu ausschließlich in der Vorstellung ohne Kontakt mit der Realität, so vollzieht die Exposition in vivo diesen Schritt, um das zwangsbedingte und den Zwang aufrechterhaltende Vermeidungsverhalten abzubauen. Hier stellt sich für manche Therapeuten die Frage, wie weit man geht, um den Patienten mit dem Auslöser zu konfrontieren. Kann es nicht sein, dass der Patient doch die Kontrolle verliert und zusticht? Liegen derartige Befürchtungen beim Therapeuten vor, so sind dies letztlich die gleichen Befürchtungen, die der Patient ebenfalls aufweist. Die Konfrontation mit dem Auslöser setzt voraus, dass der Therapeut eine klare Diagnose gestellt hat und selbst keine Zweifel daran hat. Aus der beschriebenen Dynamik der psychischen Prozesse von aggressiven und sexuellen Zwangsgedanken ergibt sich, dass die Gedanken nicht in die Tat umgesetzt werden. Eine Untersuchung zu möglichen negativen Effekten von Expositionsbehandlungen liefert einen zusätzlichen empirischen Beleg für diese Aussage. Schneider und Kollegen (2020) befragten 277 in den USA tätige Therapeuten, die im Mittel 42 Jahre alt waren und im Durchschnitt seit 11 Jahren mit Zwangspatienten arbeiteten. Die Therapeuten schätzen das Zutrauen in ihre Kompetenz, Zwangsstörungen mit Exposition erfolgreich zu behandeln, auf einer zehnstufigen Skala im Schnitt mit 8,71 ein. Insgesamt wurden von diesen Therapeuten etwa 11.000 Erwachsene und 7.633 jugendliche Patienten behandelt. Weder bei 7.622 behandelten Patienten, bei denen eine Exposition mit „Waffen“ erfolgte, noch bei 8.312 Patienten, bei denen Expositionen im Rahmen sexueller Zwangsgedanken durchgeführt wurden, noch bei Expositionen mit 7.173 Patienten zu dem speziellen Thema „Kinder“ kam es zu einer Ausführung der befürchteten Taten. Mit den Ergebnissen der Befragung lässt sich der bestehende Expertenkonsens untermauern, dass die Expositionsbehandlung eine sichere Methode darstellt („has an extremely strong security profile“).

Müssen alle Items der Hierarchie abgearbeitet werden?

Es ist keine Seltenheit, dass Patienten die Konfrontation mit besonders schwierigen Items vermeiden möchten. Hier gilt es zunächst zu prüfen, ob diese Items möglicherweise in der Erarbeitung der Hierarchie vom Therapeuten eingebracht wurden, ohne das vollständige Einverständnis des Patienten zu besitzen, diese auch durchführen zu wollen. Der Therapeut steht vor dem Dilemma, einerseits eine für den Patienten emotional belastende Exposition durchzuführen und andererseits das Selbstbestimmungsrecht des Patienten zu respektieren. Der Patient steht vor dem Dilemma, oft jahrelang vermiedene und angstreduzierende Verhaltensweisen aufzugeben und sich mit seiner Angst zu konfrontieren oder die bewährte Strategie zu behalten, die zumindest ein erträgliches Auskommen ermöglichte. Insbesondere das Habituationsparadigma zur Erklärung der Wirksamkeit von Expositionen baut hier einen gewissen Druck auf, „alles zu konfrontieren“ und keine Zwangshandlungen mehr zuzulassen, um den Therapieerfolg zu erreichen. Dieser Druck wird mitunter an den Patienten weitergegeben. Hierbei stellt sich die Frage, wie hilfreich dies für die Therapie tatsächlich ist, da für beide Seiten unbefriedigende Therapieabbrüche nicht selten die Folge sind. So berichtete eine Patientin, dass der Therapeut ihre Weigerung, befürchtete Substanzen aus dem Toilettenbereich mit Wasser verdünnt mittels einer Sprühflasche im Wohnraum zu verteilen (eine Idee, die sicherlich nicht von der Patientin erdacht war) mit der Aussage quittierte: „Dann ist wohl Ihre Motivation nicht ausreichend und wir sollten die Zusammenarbeit beenden.“ Auch in Therapiemanualen finden sich Beispiele für deutliche Ansprachen, wenn der Patient nicht „mitzieht“: „Und wenn Sie sich an dem Therapieprogramm eigentlich nicht mehr voll beteiligen wollen, sollten wir das auch offen miteinander besprechen und die Therapie lieber abbrechen, als gegeneinander zu arbeiten. Sie und ich sollten gemeinsam gegen die Zwänge vorgehen, statt dass Sie und die Zwänge gegen mich arbeiten.“ (Kozak & Foa, 2001, S. 111). Hier scheint beim Therapeuten bereits eine gewisse Verärgerung vorzuliegen, die für die therapeutische Beziehung in der Regel wenig hilfreich ist. Therapeuten sollten sich überprüfen, ob sie bei der zutreffenden Aussage „Die Entscheidung liegt bei Ihnen.“ im Subtext nicht doch die Botschaft vermitteln „Wenn Sie sich dagegen entscheiden, sind Sie eben selbst schuld, wenn sich nichts verändert.“ Hier kann eine Haltung hilfreich sein, dem Patienten in letzter Konsequenz auch die Entscheidung zur Beibehaltung der Störung zu belassen. Mancher erfahrene Psychotherapeut spricht vom „Recht auf die Erkrankung“. Kein Chirurg würde einen operativen Eingriff, auch wenn er ihn für noch so richtig erachtet, ohne die Einwilligung des Patienten durchführen. Im Idealfall minimiert eine solche Grundhaltung die Gefahr einer Konfrontation zwischen Therapeut und Patient und die Haltung „gemeinsam gegen den Zwang“ kann nun doch vertrauensvoll aufgebaut werden und muss nicht eingefordert werden.

Expositionen im Bereich sexueller und aggressiver Zwangsgedanken verlangen in besonderem Maße viel Feingefühl für die Schambesetztheit der Inhalte und ein Respektieren der Grenzen, die vom Patienten gesetzt werden. Eine wertschätzende und geduldige Haltung des Therapeuten ist für den Patienten die beste Voraussetzung, sich selbst herauszufordern und sich auch schwierigen Auslösern im Rahmen der Exposition in vivo, wie in sensu, zu stellen.

Von der Exposition zur „ACT-Position“?

Die Akzeptanz- und Commitmenttherapie (ACT) verfolgt eine Haltung der Akzeptanz von belastenden Emotionen für den Fall, dass sich diese nicht durch den Zeitverlauf oder andere Lebenseinflüsse wieder verändern. Andauernde belastende Emotionen sind allerdings ein Merkmal psychischer Erkrankungen, die manchmal trotz vielfältiger Bemühungen und umfangreicher therapeutischer Anstrengungen bestehen bleiben. Hier versucht die ACT-Therapie eine Haltung der

Akzeptanz zu vermitteln, die es manchmal erst ermöglicht, eine „unerträgliche" Situation wieder zu ertragen und zu bewältigen. Die Akzeptanz von intensiven Emotionen kann ein Ziel sein, mit dem auch Patienten der Weg in die Exposition geebnet werden kann. Eine Haltung zu entwickeln, auch die erwarteten belastenden Gefühle während der Exposition annehmen zu können, kann helfen, die Motivation für die Exposition zu stärken.

Ein weiterer Aspekt der ACT-Therapie ist die Bewusstmachung der eigenen Werteorientierung. Welche Werte bestimmen mein Leben? Was ist mir wichtig, in meinem Leben zu erreichen? Wie lebe ich meine Werte? Diese Werte zu bestimmen und mit der Exposition zu verknüpfen, ist eine Methode, um die Exposition nicht ausschließlich auf das Thema der Zwänge und ein Bewältigen der aktuellen Angst zu begrenzen. Mit der Exposition werden auch bedeutsame persönliche Ziele wieder erreicht. Dies stärkt die empfundene Sinnhaftigkeit der Behandlung und kann eine zusätzliche Erhöhung der Anstrengungsbereitschaft bewirken. Die persönlichen Werte werden vor der Exposition explizit erfragt und thematisiert, um im Anschluss zu erarbeiten, welchen Beitrag die erfolgreiche Exposition zur Erreichung dieses Wertes leistet. So erhält für die Mutter mit pädophilen Zwangsgedanken, die in der menschlichen Nähe und dem Körperkontakt zu ihrem Kind einen wichtigen Wert sieht, die Exposition, z. B. mit dem Kind zu kuscheln, eine zweifache Bedeutung. Zum einen die Bewältigung der eigenen Angst, zum anderen erfüllt sie einen wichtigen Wert.

Beispiel

Ein Beispiel für eine wertebasierte Exposition liefern Wetterneck und Nghe (2019). Am Fallbeispiel einer 26-jährigen Patientin mit pädophilen Zwangsgedanken ihrem fünfjährigen Sohn gegenüber, die sich selbst als sehr religiös beschreibt und der Glaubensgemeinschaft der Mormonen angehört, wird eine Auslöserhierarchie erarbeitet, die sich an ihren Werten orientiert. Ihre Werte werden erfasst und insbesondere die dazugehörigen konkreten Handlungen bewusst gemacht. Der Wert „Erziehung" lässt sich mit Handlungen wie „liebevolle Zuwendung, Pflege, Verständnis, lehren, geduldig sein, schützen, ehrlich sein" beschreiben. Die Hierarchie orientiert sich nun daran, inwieweit durch ein bestimmtes Verhalten dem Kind gegenüber diese eigentlich gewünschten und wichtigen Werte umgesetzt werden. Aus Angst vermiedene Verhaltensweisen, wie mit dem Kind spielen, das Kind in den Arm nehmen oder dem Kind einen Gute-Nacht-Kuss geben, sollen wieder aufgebaut werden. Auch wenn die Patientin ihre Vermeidung von Kontakt mit dem Kind mit dem Wert „Das Kind schützen." in Verbindung brachte, war es wichtig, den gesamten Kanon an Verhaltensweisen wieder in den Vordergrund zu rücken und die Motivation und den Mut zur Durchführung zu erhöhen.

5.6 Pharmakotherapie

Wegweisende Studien zur differentiellen Wirksamkeit einer Pharmakotherapie hinsichtlich der Subgruppen von Zwangsstörungen fehlen bislang. In einer umfangreichen Meta-Analyse von Skapinakis und Kollegen (2016), die 86 randomisierte und kontrollierte Studien zur Wirksamkeit von Pharmako- und Psychotherapie umfasst, werden Therapieeffekte ausschließlich für die Zwangsstörung als übergeordnete Diagnoseeinheit analysiert. Daher folgt die medikamentöse Behandlung von aggressiven und sexuellen Zwangsgedanken den allgemeinen Empfehlungen zur Pharmakotherapie bei Zwängen. Ausgehend von den Empfehlungen der S3-Leitlinien zur Behandlung von Zwangsstörungen (DGPPN, 2022) soll das Behandlungsprozedere hier nur grob skizziert werden. Die S3-Leitlinien empfehlen zunächst als Methode der ersten Wahl die kognitive Verhaltenstherapie mit Exposition und Reaktionsmanagement. Die medikamentöse Behandlung beruht in erster Linie auf dem Einsatz von SSRI und Clomipramin. Dabei stellen die verschiedenen SSRI-Präparate die Mittel der 1. Wahl dar. Sollten sich diese auch nach einem Wechsel des SSRI-Präparats als nicht wirksam erweisen, wird der Einsatz von Clomipramin als 2. Wahl empfohlen. Das Nebenwirkungsprofil ist hier insgesamt ungünstiger. Empfohlen wird eine minimale Behandlungsdauer von 12 Wochen und ein Aufdosieren auf die höchstmögliche Dosis innerhalb von 6 bis 8 Wochen. Der Therapieeffekt wird mit einer Besserung von 20 bis 30 % Symptomreduktion beschrieben (Voderholzer et al., 2022). Bei Ansprechen auf die Medikation soll die Behandlung ein bis zwei Jahre fortgesetzt werden, um danach die Medikation wieder auszuschleichen. Bei einem Nicht-Ansprechen auf SSRI besteht ausreichend Evidenz für eine Augmentation mit Antipsychotika, insbesondere für Aripiprazol und Risperidon. Patienten mit aggressiven und sexuellen Zwangsgedanken schildern die Wirkung der Medikation mit SSRI oder Clomipramin häufig wie folgt: Die emotionale Intensität in Folge der Gedanken lässt spürbar nach. Die Gedanken treten weiterhin auf, können aber nun deutlich leichter distanziert werden.

Literatur

Aardema, F. (2022, July 13).). *IOCDF Research Roundtable: Inference-Based CBT for OCD. With Dr. Frederick Aardema and Dr. Kelvin Wong.* Retrieved from https://www.youtube.com/watch?v=_0l5Gmvy774

Aardema, F., Bouchard, S., Koszycki, D., Lavoie, M.E., Audet, J.S. & O'Connor, K. (2022). Evaluation of Inference-Based Cognitive-Behavioral Therapy for Obsessive-Compulsive Disorder: A Multicenter Randomized Controlled Trial with Three Treatment Modalities. *Psychotherapy and Psychosomatics, 91* (5), 1–12. https://doi.org/10.1159/000524425

Aardema, F., Ecker, W. & O'Connor, K. (2014). Deutsche Übersetzung des Inferential Confusion Questionnaire – Expanded Version (ICQ-EV). *Verhaltenstherapie, 25* (3), 233–234.

Aardema, F., Moulding, R., Radomsky, S., Doron, G., Allamby, J. & Souki, E. (2013). Fear of self and obsessionality: Development and validation of the Fear of Self Questionnaire. *Journal of Obsessive-Compulsive and Related Disorders, 2* (3), 306–315. https://doi.org/10.1016/j.jocrd.2013.05.005

Aardema, F. & O'Connor, K. (2007). The Menace Within: Obsessions and the Self. *Journal of Cognitive Psychotherapy, 21* (3), 182–197. https://doi.org/10.1891/088983907781494573

Aardema, F. & Wong, S.F. (2020). Feared possible selves in cognitive-behavioral theory: An analysis of its historical and empirical context, and introduction of a working model. *Journal of Obsessive-Compulsive and Related Disorders, 24,* 100479. https://doi.org/10.1016/j.jocrd.2019.100479

Abramowitz, J.S., Deacon, B.J., Olatunji, B.O., Wheaton, M.G., Berman, N.C., Losardo, D. et al. (2010). Assessment of obsessive-compulsive symptom dimensions: development and evaluation of the Dimensional Obsessive-Compulsive Scale. *Psychological Assessment, 22* (1), 180–198. https://doi.org/10.1037/t01031-000

Abramowitz, J.S., Deacon, B.J. & Whiteside, S.P.H. (2011). *Exposure therapy for anxiety: Principles and practice.* New York: Guilford Press.

Audet, J.-S., Aardema, F. & Moulding, R. (2016). Contextual determinants of intrusions and obsessions: The role of ego-dystonicity and the reality of obsessional thoughts. *Journal of Obsessive-Compulsive and Related Disorders, 9,* 96–106. https://doi.org/10.1016/j.jocrd.2016.04.003

Backenstrass, M., Schaller, P. & Jäntsch, B. (2012). Obsessive-Compulsive Inventory-Revised (OCI-R) und Hamburger Zwangsinventar-Kurzform (HZI-K) im Vergleich. Eine Validitätsstudie. *Verhaltenstherapie, 22,* 206–113. https://doi.org/10.1159/000339141

Baer, L. (1993). *Alles unter Kontrolle: Zwangsgedanken und Zwangshandlungen überwinden.* Bern: Huber.

Beck, A.T. (1976). *Cognitive therapy and the emotional disorders.* New York: International Universities Press.

Belloch, A., Morillo, C., Lucero, M., Cabedo, E. & Carrió, C. (2004). Intrusive Thoughts in Non-Clinical Subjects: The Role of Frequency and Unpleasantness on Appraisal Ratings and Control Strategies. *Clinical Psychology & Psychotherapy, 11,* 100–110. https://doi.org/10.1002/cpp.397

Berry, L.-M. & Laskey, B. (2012). A review of obsessive intrusive thoughts in the general population. *Journal of Obsessive-Compulsive and Related Disorders, 1* (2), 125–132. https://doi.org/10.1016/j.jocrd.2012.02.002

Bloch, M.H., Landeros-Weisenberger, A., Rosario, M.C., Pittenger, C. & Leckman, J.F. (2008). Meta-Analysis of the Symptom Structure of Obsessive-Compulsive Disorder. *American Journal of Psychiatry, 165* (12), 1532–1542. https://doi.org/10.1176/appi.ajp.2008.08020320

Bonagura, A., Abrams, D. & Teller, J. (2022). Diagnostic Differential Between Pedophilic-OCD and Pedophilic Disorder: An Illustration with Two Vignettes. *Archieves of Sexual Behavior, 51,* 2359–2368. https://doi.org/10.1007/s10508-021-02273-5

Brakoulias, V., Starcevic, V., Berle, D., Milicevic, D., Moses, K., Hannan, A. & Martin, A. (2013). The characteristics of unacceptable/taboo thoughts in obsessive-compulsive disorder. *Comprehensive Psychiatry, 54,* 750–757. https://doi.org/10.1016/j.comppsych.2013.02.005

Bruce, S.L., Ching, T.H.W. & Williams, M.T. (2018). Pedophilia-themed obsessive-compulsive disorder: Assessment, differential diagnosis, and treatment with exposure and response prevention. *Archives of Sexual Behavior, 47* (2), 389–402. https://doi.org/10.1007/s10508-017-1031-4

Calvocoressi, L., Lewis, B., Harris, M., Trufan, S.J., Goodman, W.K., McDougle, C.J. & Price, L.H. (1995). Family accommodation in obsessive-compulsive disorder. *American Journal of Psychiatry, 152* (3), 441–443. https://doi.org/10.1176/ajp.152.3.441

Canavan, R. (2022). Recognition rates, treatment recommendations and stigma attributions for clients presenting with taboo intrusive thoughts: A vignette-based survey of psychotherapists. *Counselling and Psychotherapy Research, 00,* 1–12. https://doi.org/10.1002/capr.12557

Capobianco, L. & Wells, A. (2018). Letter to the Editor: Metacognitive Therapy or Metacognitive Training: What´s in the name? *Journal of Behavior Therapy and Experimental Psychiatry, 59,* 161. https://doi.org/10.1016/j.jbtep.2017.12.003

Clark, D.A. (2004). *Cognitive-behavioral therapy for OCD.* New York: Guilford Press.

Craske, M.G., Liao, B. & Vervliet, B. (2012). Role of inhibition in exposure therapy. *Journal of Experimental Psychopathology, 3* (3), 322–345. https://doi.org/10.5127/jep.026511

Derogatis, L.R. (1994). *SCL-90-R: Symptom Checklist 90-R, administration, scoring and procedures manual* (3rd ed.). Minneapolis, MN: NCS Pearson Inc.

Deutsche Gesellschaft für Psychiatrie und Psychotherapie, Psychosomatik und Nervenheilkunde e.V. [DGPPN]. (2022). *S3-Leitlinie Zwangsstörungen – Langversion. Erste Revision im Juni 2022* (Registernummer 038-017). Verfügbar unter https://register.awmf.org/de/leitlinien/detail/038-017

Ecker, W. (2014). Die Behandlung von Zwängen in der kognitiven Verhaltenstherapie. *PiD – Psychotherapie im Dialog, 15* (02), 16–22. https://doi.org/10.1055/s-0034-1376926

Ellis, A. (1962). *Reason and Emotion in Psychotherapy.* New York: Lyle Stuart.

Fairbrother, N., Collardeau, F., Albert, A.Y.K., Challacombe, F.L., Thordarson, D.S., Woody, S.R. & Janssen, P.A. (2021). High Prevalence and Incidence of Obsessive-Compulsive Disorder Among Women Across Pregnancy and the Postpartum. *The Journal of Clinical Psychiatry, 82* (2), 20m13398. https://doi.org/10.4088/JCP.20m13398

Fairbrother, N., Collardeau, F., Woody, S.R., Wolfe, D.A. & Fawcett, J.M. (2022). Postpartum Thoughts of Infant-Related Harm and Obsessive-Compulsive Disorder: Relation to Maternal Physical Aggression Toward the Infant. *The Journal of Clinical Psychiatry, 83* (2), 21m14006. https://doi.org/10.4088/JCP.21m14006

Fawcett, E.J., Fairbrother, N., Cox, M.L., White, I.R. & Fawcett, J.M. (2019). The Prevalence of Anxiety Disorders During Pregnancy and the Postpartum Period: A Multivariate Bayesian Meta-Analysis. *The Journal of Clinical Psychiatry, 80* (4), 18r12527. https://doi.org/10.4088/JCP.18r12527

Fernández de la Cruz, L., Barrow, F., Bolhuis, K., Krebs, G., Volz, C., Nakatani, E. et al. (2013). Sexual obsessions in pediatric obsessive-compulsive disorder: clinical characteristics and treatment outcomes. *Depression and Anxiety, 30* (8), 732–740. https://doi.org/10.1002/da.22097

Ferris, T., Janette, M. & Hanstock, T. (2012). Exposure and Response Prevention in the Treatment of Distressing and Repugnant Thoughts and Images. *Clinical Case Studies, 11,* 140–151. https://doi.org/10.1177/1534650112439240

Festinger, L. (2020). *Theorie der kognitiven Dissonanz.* (Herausgegeben von M. Irle & V. Möntmann in der Reihe Klassiker der Psychologie). Göttingen: Hogrefe. (Original erschienen 1957)

Fink-Lamotte, J., Jahn, I., Stierle, C., Kühne, F., Lincoln, T., Stengler, K. & Exner, C. (2021). Die Validierung der Dimensional Obsessive-Compulsive Scale (DOCS) an einer deutschsprachigen Stichprobe. *Verhaltenstherapie, 31* (2), 119–131. https://doi.org/10.1159/000510093

Fisher, P.L. (2009). Obsessive Compulsive Disorder: A Comparison of CBT and the Metacognitive Approach. *International Journal of Cognitive Therapy, 2* (2), 107–122. https://doi.org/10.1521/ijct.2009.2.2.107

Foa, E.B., Huppert, J.D., Leiberg, S., Langner, R., Kichic, R., Hajcak, G. & Salkovskis, P.M. (2002). The Obsessive-Compulsive Inventory: development and validation of a short version. *Psychological Assessment, 14* (4), 485–496. https://doi.org/10.1037/1040-3590.14.4.485

Foa, E.B., Kozak, M.J., Salkovskis, P.M., Coles, M.E. & Amir, N. (1998). The validation of a new obsessive-compulsive disorder scale: The Obsessive-Compulsive Inventory. *Psychological Assessment, 10* (3), 206–214. https://doi.org/10.1037/1040-3590.10.3.206

Foa, E.B., Steketee, G., Grayson, J.B., Turner, R.M. & Latimer, P.R. (1984). Deliberate exposure and blocking of obsessive-compulsive rituals: Immediate and long-term effects. *Behavior Therapy, 15* (5), 450–472. https://doi.org/10.1016/S0005-7894(84)80049-0

Förstner, U., Külz, A.-K. & Voderholzer, U. (2011). *Störungsspezifische Behandlung der Zwangsstörung. Ein Therapiemanual.* Stuttgart: Kohlhammer.

Freeston, M.H. & Ladouceur, R. (1999). Exposure and Response Prevention for Obsessive Thoughts. *Cognitive and Behavioral Practice, 6,* 362–383. https://doi.org/10.1016/S1077-7229(99)80056-X

Freeston, M.H., Ladouceur, R., Gagnon, F., Thibodeau, N., Rhéaume, J., Letarte, H. & Bujold, A. (1997). Cognitive-Behavioral Treatment of Obsessive Thoughts: A Controlled Study. *Journal of Consulting and Clinical Psychology, 65* (3), 405–413. https://doi.org/10.1037/0022-006X.65.3.405

Gillihan, S.J., Williams, M.T., Malcoun, E., Yadin, E. & Foa, E.B. (2012). Common pitfalls in exposure and response prevention (EX/RP) for OCD. *Journal of Obsessive-Compulsive and Related Disorders, 1* (4), 251–257. https://doi.org/10.1016/j.jocrd.2012.05.002

Glazier, K., Calixte, R.M, Rothschild, R. & Pinto, A. (2013). High rates of OCD symptom misidentification by mental health professionals. *Annals of Clinical Psychiatry, 25* (3), 201–209.

Gönner, S., Ecker, W. & Leonhart, R. (2010). The Padua Inventory: Do Revisions Need Revision? *Assessment, 17* (1), 89–106. https://doi.org/10.1177/1073191109342189

Gönner, S., Ecker, W., Leonhart, R. & Limbacher, K. (2010). Multidimensional assessment of OCD: Integration and revision of the Vancouver Obsessional-Compulsive Inventory and the Symmetry Ordering and Arranging Questionnaire. *Journal of Clinical Psychology, 66* (7), 739–757. https://doi.org/10.1002/jclp.20690

Gönner, S., Ecker, W., Leonhart, R. & Limbacher, K. (2016). *Multidimensionales Zwangsstörungsinventar (MZI). Deutsche Revision des Vancouver Obsessional-Compulsive Inventory.* Göttingen: Hogrefe.

Gönner, S., Leonhart, R. & Ecker, W. (2007). Das Zwangsinventar OCI-R – die deutsche Version des Obsessive-Compulsive Inventory-Revised. *Psychotherapie, Psychosomatik, medizinische Psychologie, 57* (9–10), 395–404. https://doi.org/10.1055/s-2007-970894

Gönner, S., Schmid, J., Gönner, S., Leonhart, R. & Ecker, W. (2013). Das Vancouver Obsessional Compulsive Inventory-Revised (VOCI-R). Ist sein Einsatz in der Diagnostik und Therapieplanung bei Zwangspatienten sinnvoll? *Zeitschrift für Klinische Psychologie und Psychotherapie, 42* (1), 14–23. https://doi.org/10.1026/1616-3443/a000182

Goodman, W.K., Price, L.H., Rasmussen, S.A., Mazure, C., Fleischmann, R.L. et al. (1989a). The Yale-Brown Obsessive Compulsive Scale. I. Development, use, and reliability. *Archives of General Psychiatry, 46* (11), 1006–1011. https://doi.org/10.1001/archpsyc.1989.01810110048007

Goodman, W.K., Price, L.H., Rasmussen, S.A., Mazure, C., Delgado, P. et al. (1989b). The Yale-Brown Obsessive Compulsive Scale. II. Validity. *Archives of General Psychiatry, 46* (11), 1012–1016. https://doi.org/10.1001/archpsyc.1989.01810110054008

Goodman, W., Rasmussen, S., Price, L., Mazure, L., Heninger, G. & Charney, D. (1991). Yale-Brown Obsessive Compulsive Scale (Y-BOCS). *Verhaltenstherapie, 1,* 226–233. https://doi.org/10.1159/000257973

Grant, J.E., Pinto, A., Gunnip, M., Mancebob, M.C., Eisen, J.L. & Rasmussen, S.A. (2006). Sexual obsessions and clinical correlates in adults with obsessive-compulsive disorder. *Comprehensive Psychiatry, 47* (5), 325–329. https://doi.org/10.1016/j.comppsych.2006.01.007

Grayson, J. (2014). *Freedom from Obsessive Compulsive Disorder: A Personalized Recovery Program for Living with Uncertainty*. New York: Berkley.

Hames, J.L., Ribeiro, J.D., Smith, A.R. & Joiner, T.E. (2011). An urge to jump affirms the urge to live: An empirical examination of the high place phenomenon. *Journal of Affective Disorders, 136* (3), 1114–1120. https://doi.org/10.1016/j.jad.2011.10.035

Hansen, B., Kvale, G., Hagen, K., Havnen, A. & Öst, L.G. (2019). The Bergen 4-day treatment for OCD: four years follow-up of concentrated ERP in a clinical mental health setting. *Cognitive and Behavioural Therapy, 48* (2), 89–105. https://doi.org/10.1080/16506073.2018.1478447

Hansjakob, H. (2004). *Aus kranken Tagen – Tagbuchblätter*. Tübingen: Silberburg. (Original erschienen 1895)

Hasler, G., LaSalle-Ricci, V.H., Ronquillo, J.G., Crawley, S.A., Cochran, L.W., Kazuba et al. (2005). Obsessive-compulsive disorder symptom dimensions show specific relationships to psychiatric comorbidity. *Psychiatry Research, 135* (2), 121–132. https://doi.org/10.1016/j.psychres.2005.03.003

Hellberg, S.N., Buchholz, J.L., Ojalehto, H.J., Butcher, M.W., Riemann, B.C. & Abramowitz, J. (2022). Prevalence and correlates of suicidality in obsessive-compulsive disorder. *Journal of Obsessive-Compulsive and Related Disorders, 32* (1), 100711. https://doi.org/10.1016/j.jocrd.2022.100711

Hezel, D.M., Rapp, A.M., Glasgow, S., Gridland, G. & Simpson, H.B. (2022). Year of Zoom in a Year of Doom: Lessons Learned Delivering ERP Remotely During the COVID-19 Pandemic. *Cognitive and Behavioral Practice*. https://doi.org/10.1016/j.cbpra.2021.12.005

Hillebrand, T. (2019). Aggressive und sexuelle Zwangsgedanken Ausdruck unbewusster Wünsche? *Verhaltenstherapie und Verhaltensmedizin, 40* (3), 285–296

Hillebrand, T. & Niedermeier, N. (2014). Intensive ambulante Expositionsbehandlung bei schweren Zwängen – zwei Modelle aus der Praxis für die Praxis. *Verhaltenstherapie, 24* (3), 201–210. https://doi.org/10.1159/000366529

Hoffmann, N. (1994). Kognitive Verhaltenstherapie bei Zwangsstörungen. In M. Hautzinger (Hrsg.), *Kognitive Verhaltenstherapie bei psychischen Erkrankungen* (S. 99–116). Berlin: Quintessenz.

Hoffmann, N. & Hofmann, B. (2004). *Exposition bei Ängsten und Zwängen*. Weinheim: Beltz.

Jacobi, F., Höfler, M., Strehle, J., Mack, S., Gerschler, A., Scholl, L. et al. (2014). Psychische Störungen in der Allgemeinbevölkerung: Studie zur Gesundheit Erwachsener in Deutschland und ihr Zusatzmodul Psychische Gesundheit (DEGS1-MH). *Der Nervenarzt, 85* (1), 77–87. https://doi.org/10.1007/s00115-013-3961-y

Jacobsen, D., Kloss, M., Fricke, S., Hand, I. & Moritz, S. (2003). Reliabilität der deutschen Version der Yale-Brown Obsessive Compulsive Scale. *Verhaltenstherapie, 13* (2), 111–113. https://doi.org/10.1159/000072184

Janet, P. (1903). *Les obsessions et la psychasthénie*. Paris: Alcan.

Jelinek, L., Balzar, A., Moritz, S., Michael-Reininger, K. & Miegel, F. (2022). Therapists' Thought-Action Fusion Beliefs Predict Utilization of Exposure in Obsessive-Compulsive Disorder. *Behaviour Therapy, 53* (1), 23–33. https://doi.org/10.1016/j.beth.2021.05.004

Julien, D., O'Connor, K. & Aardema, F. (2007). Intrusive thoughts, obsessions, and appraisals in obsessive-compulsive disorder: A critical review. *Clinical Psychology Review, 27* (3), 366–383. https://doi.org/10.1016/j.cpr.2006.12.004

Julien, D., O'Connor, K. & Aardema, F. (2009). Intrusions related to obsessive-compulsive disorder: a question of content or context? *Journal of Clinical Psychology, 65* (7), 709–722. https://doi.org/10.1002/jclp.20578

Julien, D., O'Connor, K.P. & Aardema, F. (2016). The Inference-Based Approach to Obsessive-Compulsive Disorder: A Systematic Review of its Etiological Model, Treatment Efficacy, and Model of Change. *Journal of Affective Disorders, 202,* 187–196. https://doi.org/10.1016/j.jad.2016.05.060

Kischkel, E. & Spielberg, R. (2019). *Zwangsstörungen*. Beltz Video-Learning [2 DVDs mit 20-seitigem Booklet] Weinheim: Beltz.

Klepsch, R., Zaworka, W., Hand, I., Lünenschloß, K. & Jauernig, G. (1993). *Hamburger Zwangsinventar – Kurzform (HZI-K)*. Manual. Göttingen: Beltz Test.

Kozak, M.J. & Foa, E.B. (2001). *Zwangsstörungen bewältigen – Ein kognitiv-verhaltenstherapeutisches Manual*. Bern: Hans Huber.

Labad, J., Menchon, J.M., Alonso, P., Segalas, C., Jimenez, S., Jaurrieta, N. et al. (2008). Gender differences in obsessive-compulsive symptom dimensions. *Depression and Anxiety, 25* (10), 832–838. https://doi.org/10.1002/da.20332

Lakatos, A. & Reinecker, H. (2016). *Kognitive Verhaltenstherapie bei Zwangsstörungen. Ein Therapiemanual* (4., überarb. Aufl.). Göttingen: Hogrefe. https://doi.org/10.1026/02673-000

Launes, G., Hagen, K., Sunde, T., Öst, L.-G., Klovning, I., Laukvik, I.-L. et al. (2019). A Randomized Controlled Trial of Concentrated ERP, Self-Help and Waiting List for Obsessive- Compulsive Disorder: The Bergen 4-Day Treatment. *Frontiers in Psychology, 10,* 2500. https://doi.org/10.3389/fpsyg.2019.02500

Lee, H.-J. & Kwon, S.-M. (2003). Two different types of obsession: Autogenous obsessions and reactive obsessions. *Behaviour Research and Therapy, 41,* 11–29. https://doi.org/10.1016/S0005-7967(01)00101-2

Llorens-Aguilar, S., García-Soriano, G., Arnáez, S., Aardema, F. & O'Connor, K. (2021). Is context a crucial factor in distinguishing between intrusions and obsessions in patients with obsessive-compulsive disorder? *Journal of Clinical Psychology, 77* (3), 804–817. https://doi.org/10.1002/jclp.23060

Maß, R., Conradi, M., Moritz, S. & Andresen, B. (1997). Analyse der Kurzform des Hamburger Zwangsinventars (HZI-K). *Verhaltenstherapie, 7,* 90–95. https://doi.org/10.1159/000259014

Mavrogiorgou, P. & Juckel, G. (2022, 23. März). Zwanghaftes Zweifeln als philosophisch-psychopathologisches Phänomen. *Fortschritte der Neurologie, Psychiatrie.* https://doi.org/10.1055/a-1771-6059

Moritz, S. & Hauschildt, M. (2016). *Erfolgreich gegen Zwangsstörungen. Metakognitives Training – Denkfallen erkennen und entschärfen.* Berlin: Springer.

Moritz, S., Külz, A., Voderholzer, U., Hillebrand, T., MacKay, D. & Jellinek, L. (2019). "Phobie à deux" and other reasons why clinicians do not apply exposure with response prevention in patients with obsessive-compulsive disorder. *Cognitive Behaviour Therapy, 48* (2), 162–176. https://doi.org/10.1080/16506073.2018.1494750

Moritz, S., Lysaker, P., Hofmann, S. & Hautzinger, M. (2018). Going meta on metacognitive interventions. *Expert Review of Neurotherapeuthics, 18* (10), 739–741. https://doi.org/10.1080/14737175.2018.1520636

Moulding, R., Aardema, F. & O'Connor, K. P. (2014). Repugnant obsessions: A review of the phenomenology, theoretical models, and treatment of sexual and aggressive obsessional themes in OCD. *Journal of Obsessive-Compulsive and Related Disorders, 3,* 161–168. https://doi.org/10.1016/j.jocrd.2013.11.006

Muris, P., Merckelbach, H. & Clavan, M. (1997). Abnormal and normal compulsions. *Behaviour research and therapy, 35* (3), 249–252. https://doi.org/10.1016/s0005-7967(96)00114-3

Neumann, A. & Geissner, E. (2007). Die Bedeutung von Metakognitionen für das Verständnis und die Psychotherapie von Zwang. *Verhaltenstherapie, 17,* 116–121. https://doi.org/10.1159/000101906

Obsessive Compulsive Cognitions Working Group (OCCWG). (1997). Cognitive assessment of obsessive-compulsive disorder. *Behaviour Research and Therapy, 35,* 667–681. https://doi.org/10.1016/S0005-7967(97)00017-X

Obsessive Compulsive Cognitions Working Group (OCCWG). (2001). Development and initial validation of the Obsessive Beliefs Questionnaire and the Interpretation of Intrusions Inventory. *Behaviour Research and Therapy, 39,* 987–1005. https://doi.org/10.1016/S0005-7967(00)00085-1

O'Connor, K. (2016). *Kieron O'Connor – Inference Based Therapy (EP 49)* (the OCD stories. Podcast). Retrieved from https://theocdstories.com/episode/kieron-oconnor-inference-based-therapy-ep-49/

O'Connor, K. & Aardema, F. (2012). *Clinician`s Handbook for Obsessive Compulsive Disorder – Inference-Based Therapy.* Chichester: Wiley-Blackwell.

O'Connor, K., Aardema, F. & Pélissier, M. C. (2005). *Beyond reasonable doubt: reasoning processes in obsessive-compulsive disorder and related disorders.* Chichester: Wiley & Sons.

O'Connor, K., Ecker, W., Lahoud, M. & Roberts, R. (2012). Der inferenzbasierte Ansatz bei Zwangsstörungen. *Verhaltenstherapie, 22,* 47–55. https://doi.org/10.1159/000333414

O'Connor, K. & Roubillard, S. (1995). Inference processes in obsessive-compulsive disorder: some clinical observations. *Behaviour research and therapy, 33* (8), 887–896. https://doi.org/10.1016/0005-7967(95)00042-v

Parsons, C. A. & Alden, L. E. (2022). Online reassurance-seeking and relationships with obsessive-compulsive symptoms, shame, and fear of self. *Journal of Obsessive-Compulsive and Related Disorders, 33,* 100714. https://doi.org/10.1016/j.jocrd.2022.100714

Pinto, A., Eisen, J. L., Mancebo, M. C., Greenberg, B. D., Stout, R. L. & Rasmussen, S. A. (2007). Taboo thoughts and doubt/checking: a refinement of the factor structure for obsessive-compulsive disorder symptoms. *Psychiatry Research, 151* (3), 255–258. https://doi.org/10.1016/j.psychres.2006.09.005

Pinto, A., Greenberg, B. D., Grados, M. A., Bienvenu, O. J., 3rd, Samuels, J. F., Murphy, D. L. et al. (2008). Further development of YBOCS dimensions in the OCD Collaborative Genetics Study: Symptoms vs. Categories. *Psychiatry Research, 160* (1), 83–93. https://doi.org/10.1016/j.psychres.2007.07.010

Pittig, A., Stevens, S., Vervliet, B., Treanor, M., Conway, C. C., Zbozinek, T. et al. (2015). Optimierung expositionsbasierter Therapie. *Psychotherapeut, 60* (5), 401–418. https://doi.org/10.1007/s00278-015-0042-7

Popper, K. R. (2005). *Logik der Forschung* (Herausgegeben von H. Keuth). Tübingen: Mohr Siebeck. (Original erschienen 1934)

Purdon, C.L. (2004). Cognitive-behavioral treatment of repugnant obsessions. *Journal of Clinical Psychology, 60* (11), 1169–1180. https://doi.org/10.1002/jclp.20081

Purdon, C.L. & Clark, D.A. (1993). Obsessive intrusive thoughts in nonclinical subjects. Part I. Content and relation with depressive, anxious and obsessional symptoms. *Behaviour Research and Therapy, 31* (8), 713–720.

Purdon, C., Cripps, E., Faull, M., Joseph, S. & Rowa, K. (2007). Development of a measure of ego-dystonicity. *Journal of Cognitive Psychotherapy: An International Quarterly, 21,* 198–215. https://doi.org/10.1891/088983907781494537

Rachman, S. (1971). Obsessional Ruminations. *Behaviour Research and Therapy, 9* (3), 229–235. https://doi.org/10.1016/0005-7967(71)90008-8

Rachman, S. (1993). Obsessions, responsibility and guilt. *Behaviour Research and Therapy, 31* (2), 149–154. https://doi.org/10.1016/0005-7967(93)90066-4

Rachman, S. (1997). A cognitive theory of obsession. *Behaviour Research and Therapy, 35* (9), 793–802. https://doi.org/10.1016/S0005-7967(97)00040-5

Rachman, S. & de Silva, P. (1978). Abnormal and normal obsessions. *Behaviour Research and Therapy, 16* (4), 233–248. https://doi.org/10.1016/0005-7967(78)90022-0

Rachman, S.J. & Hodgson, R.J. (1980). *Obsessions and Compulsions.* New Jersey: Prentice-Hall.

Radomsky, A.S., Alcolado, G.M., Abramowitz, J.S., Alonso, P., Belloch, A., Bouvard, M., Clark, D.A. et al. (2014). Part 1 – You can run, but you can't hide: Intrusive thoughts on six continents. *Journal of Obsessive-Compulsive and Related Disorders, 3* (3), 269–279. https://doi.org/10.1016/j.jocrd.2013.09.002

Radomsky, A. & Rachman, S. (2004). Symmetry, ordering and arranging compulsive behavior. *Behaviour Research and Therapy, 42* (8), 893–913. https://doi.org/10.1016/j.brat.2003.07.001

Rassin, E. & Muris, P. (2007). Abnormal and normal obsessions: a reconsideration. *Behaviour Research and Therapy, 45* (5), 1065–1070. https://doi.org/10.1016/j.brat.2006.05.005

Reinecker, H.S. (1994). *Zwänge: Diagnose, Theorien und Behandlung.* Bern: Huber.

Rosa-Alcázar, A.I., Sánchez-Meca, J., Gómez-Conesa, A. & Marín-Martínez, F. (2008). Psychological treatment of obsessive-compulsive disorder: A meta-analysis. *Clinical Psychology Review, 28* (8), 1310–1325. https://doi.org/10.1016/j.cpr.2008.07.001

Ryan, C. (2004). Differences in the appraisals of intrusive thoughts and contamination fears in obsessive compulsive disorder. *Behavioural and Cognitive Psychotherapy, 32* (2), 235–238. https://doi.org/10.1017/S1352465804001237

Salkovskis, P.M. (1985). Obsessional—compulsive problems: A cognitive – behavioural analysis. *Behaviour Research and Therapy, 25* (5), 571–583. https://doi.org/10.1016/0005-7967(85)90105-6

Salkovskis, P.M. (1989). Cognitive-behavioural factors and the persistence of intrusive thoughts in obsessional problems. *Behaviour Research and Therapy, 27* (6), 677–682. https://doi.org/10.1016/0005-7967(89)90152-6

Salkovskis, P.M. & Harrison, J. (1984). Abnormal and normal obsessions: A replication. *Behaviour Research and Therapy, 22* (5), 549–552. https://doi.org/10.1016/0005-7967(84)90057-3

Schaible, R., Armbrust, M. & Nutzinger, D.O. (2001). Yale-Brown Obsessive Compulsive Scale: Sind Selbst- und Fremdrating äquivalent? *Verhaltenstherapie, 11* (4), 298–303. https://doi.org/10.1159/000056673

Schirmbeck, F. & Zink, M. (2013). Obsessiv-kompulsive Symptome bei Schizophrenie. *PSYCH up2date, 7* (03), 161–172. https://doi.org/10.1055/s-0033-1343161

Schneider, S.C., Knott, L., Cepeda, S.L., Hana, M.H., McIngvale, E., Goodmann, W.K. & Storch, E.A. (2020). Serious negative consequences associated with expo-sure and response prevention for obsessive-compulsive disorder: A survey of therapist attitudes and experiences. *Depression and Anxiety, 37* (5), 418–428. https://doi.org/10.1002/da.23000

Schwartz, M.D. (1996). *Brain Lock – Free yourself from Obsesssive-Compulsive-Disorder*. New York: Harper.

Schwartz, S.A. & Abramowitz, J.S. (2005). Contrasting Nonparaphilic Sexual Addictions and OCD. In J.S. Abramowitz & A.C. Houts (Eds.), *Concepts and Controversies in Obsessive-Compulsive Disorder. Series in Anxiety and Related Disorders* (pp. 177–184). Boston: Springer. https://doi.org/10.1007/0-387-23370-9_9

Seif, M.N. & Winston, S. (2014). *What every therapist needs to know about anxiety disorders: key concepts, insights, and interventions*. New York: Routledge. https://doi.org/10.4324/9780203518847

Shafran, R., Thordarson, D.S. & Rachman, S. (1996). Thought-action fusion in obsessive-compulsive disorder. *Journal of Anxiety Disorders, 10* (5), 379–391. https://doi.org/10.1016/0887-6185(96)00018-7

Skapinakis, P., Caldwell, D., Hollingworth, W., Bryden, P., Fineberg, N., Salkovskis, P., Welton, N. et al. (2016). A systematic review of the clinical effectiveness and cost-effectiveness of pharmacological and psychological interventions for the management of obsessive-compulsive disorder in children/adolescents and adults. *Health Technology Assessment, 20* (43), 1–392. https://doi.org/10.3310/hta20430

Taylor, S., Abramowitz, J.S. & McKay, D. (2007). Cognitive-Behavioral Models of Obsessive-Compulsive Disorder. In M.M. Antony, C. Purdon & L.J. Summerfeldt (Eds.), *Psychological Treatment of Obsessive Compulsive Disorder. Fundamentals and Beyond* (pp. 9–29). Washington, DC: American Psychological Association. https://doi.org/10.1037/11543-001

Teismann, T. & Dorrmann, W. (2021). *Suizidalität*. Göttingen: Hogrefe. https://doi.org/10.1026/03037-000

Thordarson, D.S., Radomsky, A.S., Rachman, S., Shafran, R., Sawchuk, C.N. & Hakstian, A.R. (2004). The Vancouver Obsessional Compulsive Inventory (VOCI). *Behaviour Research and Therapy, 42* (11), 1289–1314. https://doi.org/10.1016/j.brat.2003.08.007

Trent, E.S., Guzick, A.G., Viana, A.G. & Storch, E.A. (2021). Third-Wave Cognitive Behavioral Therapy for Obsessive Compulsive Disorder? A Promising Approach if It Includes Exposure. *Advances in Psychiatry and Behavioral Health, 1* (1), 37–51. https://doi.org/10.1016/j.ypsc.2021.05.004

Van Oppen, P., van Balkom, A.J., Smit, J.H., Schuurmans, J., van Dyck, R. & Emmelkamp, P.M. (2010). Does the therapy manual or the therapist matter most in treatment of obsessive-compulsive disorder? A randomized controlled trial of exposure with response or ritual prevention in 118 patients. *Journal of Clinical Psychiatry, 71*(9), 1158–1167. https://doi.org/10.4088/JCP.08m04990blu

Vella-Zarb, R.A., Cohen, J.N., McCabe, R.E. & Rowa, K. (2017). Differentiating Sexual Thoughts in Obsessive-Compulsive Disorder from Paraphilias and Nonparaphilic Sexual Disorders. *Cognitive and Behavioral Practice, 24* (3), 342–352. https://doi.org/10.1016/j.cbpra.2016.06.007

Voderholzer, U., Favreau, M., Rubart, A., Staniloiu, A., Wahl-Kordon, A., Zurowski, B. & Kathmann, N. (2022). Therapie der Zwangsstörungen: Empfehlungen der revidierten S3-Leitlinie Zwangsstörungen. *Der Nervenarzt, 93*, 678–687. https://doi.org/10.1007/s00115-022-01336-9

Weg, A.H. (2011). *OCD treatment through storytelling: A strategy for successful therapy*. New York, NY: Oxford University Press.

Wegner, D.M. (1989). *White bears and other unwanted thoughts: Suppression, obsession, and the psychology of mental control*. London: Guilford Press.

Wells, A. (2009). *Metacognitive therapy for anxiety and depression*. New York, NY: Guilford.

Wells, A. (2011). *Metakognitive Therapie bei Angststörungen und Depressionen*. Weinheim: Beltz.

Wengenroth, M. (2012). *Therapie-Tools Akzeptanz- und Commitmenttherapie (ACT)*. Weinheim: Beltz.

Westphal, C. (1877). Über Zwangsvorstellungen. *Berliner Klinische Wochenschrift, 46,* 669–672.

Wetterneck, C.T. & Nghe, E.C. (2019). Treating Pedophile Obsessions. In M.T. Williams & C.T. Wetterneck (Eds.), *Sexual Obsessions in Obsessive-Compulsive-Disorder*. New York, NY: Oxford University Press. https://doi.org/10.1093/med-psych/9780190624798.001.0001

Wetterneck, C.T., Siev, J., Adams, T.G., Slimowicz, J.C. & Smith, A.H. (2015). Assessing sexually intrusive thoughts: Parsing unacceptable thoughts on the Dimensional Obsessive-Compulsive Scale. *Behavior Therapy, 46* (4), 544–556. https://doi.org/10.1016/j.beth.2015.05.006

Wetterneck, C.T., Williams, M.T., Tellawi, G. & Bruce, S. (2016). Treatment of suicide obsessions in obsessive-compulsive disorder with comorbid major depressive disorder. In E. Storch & A. Lewin (Eds.), *Clinical Handbook of Obsessive-Compulsive and Related Disorders: A Case-Based Approach to Treating Pediatric and Adult Populations* (pp. 431–445). Boston: Springer. https://doi.org/10.1007/978-3-319-17139-5_29

Whittal, M.L., Woody, S.R., McLean, P.D., Rachman, S.J. & Robichaud, M. (2010). Treatment of obsessions: a randomized controlled trial. *Behaviour research and therapy, 48* (4), 295–303. https://doi.org/10.1016/j.brat.2009.11.010

Wilhelm, S. & Steketee, G.S. (2006). *Cognitive Therapy for Obsessive-Compulsive Disorder: A Guide for Professionals.* Oakland: New Harbinger.

Williams, M.T. (2008). Homosexuality Anxiety: A Misunderstood Form of OCD. In L.V. Sebeki (Ed.), *Leading-edge health education issues* (pp. 195–205). Hauppauge, NY: Nova Science Publishers.

Williams, M.T., Crozier, M. & Powers, M. (2011). Treatment of Sexual-Orientation Obsessions in Obsessive-Compulsive Disorder Using Exposure and Ritual Prevention. *Clinical case studies, 10* (1), 53–66. https://doi.org/10.1177/1534650110393732

Williams, M.T. & Wetterneck, M.T. (2019). *Sexual Obsessions in Obsessive-Compulsive-Disorder.* New York, NY: Oxford University Press. https://doi.org/10.1093/med-psych/9780190624798.001.0001

Wochner, S.K. (2019). *Bizarre Thoughts and Me: Confessions of an OCD Therapist.* Verfügbar unter http://www.ocdspecialists.com/bizarre-thoughts-and-me-confessions-of-an-ocd-therapist/

World Health Organisation (WHO). (2022). *ICD-11 for Mortality and Morbidity Statistics (Version: 02/2022). 6B20 Obsessive-compulsive disorder.* Verfügbar unter https://icd.who.int/browse11/l-m/en#/http://id.who.int/icd/entity/1582741816

Zaworka, W., Hand, I., Jauernig, G. & Lünenschloß, K. (1983). *Hamburger Zwangsinventar. Fragebogen zur Erfassung von Zwangsgedanken und Zwangsverhalten (HZI).* Göttingen: Beltz Test.

Anhang

Literaturempfehlungen und hilfreiche Internetadressen

Buchempfehlungen für Betroffene (lesenswert auch für Therapeuten)

Aggressive und sexuelle Zwangsgedanken:

Baer, L. (2016). *Der Kobold im Kopf. Die Zähmung der Zwangsgedanken* (4., unveränderte Aufl.). Bern: Hogrefe.

Winston, S. M. & Seif, M. N. (2018). *Tyrannen in meinem Kopf. Zwangsgedanken überwinden – ein Selbsthilfeprogramm.* Paderborn: Junfermann.

Achtsamkeit bei Zwängen:

Külz, A.-K. (2017). *Dem inneren Drachen mit Achtsamkeit begegnen. Selbsthilfe bei Zwängen.* Weinheim: Beltz.

Metakognitionen bei Zwängen:

Moritz, S. & Hauschildt, M. (2016). *Erfolgreich gegen Zwangsstörungen. Metakognitives Training – Denkfallen erkennen und entschärfen.* Berlin: Springer.

Hilfreiche Internetadressen

Deutsche Gesellschaft Zwangserkrankungen e. V. (DGZ)
www.zwaenge.de
Schweizerische Gesellschaft für Zwangsstörungen (SGZ)
www.zwaenge.ch
Österreichisches Portal rund um die Zwangserkrankung
www.zwaenge.at
OCD Land – Informationen für Betroffene
www.ocdland.com
„Zwanglos – Zwänge verstehen und überwinden" – Podcast von OCD Land
www.ocdland.com/podcast
„ohne Zwang – der Podcast"
https://ohnezwang.webador.de/podcast

Dimensional Obsessive-Compulsive Scale (DOCS)[2] **1/8**

Instruktionen: Dieser Fragebogen erfasst vier verschiedene Kategorien von Befürchtungen, die Sie möglicherweise erleben oder nicht erleben. Für jede Kategorie finden Sie eine Beschreibung von Gedanken (manchmal auch Zwangsgedanken genannt) und Verhaltensweisen (manchmal auch Rituale oder Zwangshandlungen genannt), die typisch für diese spezifische Art von Befürchtung sind, gefolgt von fünf Fragen zu Ihren Erfahrungen mit diesen Gedanken und Verhaltensweisen. Bitte lesen Sie jede Beschreibung sorgfältig durch und beantworten Sie die Fragen für jede Kategorie basierend auf Ihren Erfahrungen im letzten Monat.

Kategorie 1: Befürchtungen bezüglich Keimen und Verunreinigung

Beispiele ...

- Gedanken oder Gefühle, dass Sie durch den Kontakt mit (oder die Nähe zu) einem bestimmten Objekt oder einer bestimmten Person verunreinigt sind.
- Das Gefühl, dass Sie verunreinigt sind, weil Sie sich an einem bestimmten Ort aufgehalten haben (wie z. B. der Toilette).
- Gedanken über Keime, Krankheiten oder die Möglichkeit, Verunreinigung zu verbreiten.
- Händewaschen, Benutzung von Hand-Desinfektionsmitteln, Duschen, Wechseln der Kleidung oder Reinigen von Objekten aus Sorge vor einer Verunreinigung.
- Einhalten einer bestimmten Routine (z. B. im Bad oder beim Ankleiden) aus Sorge vor Verunreinigung.
- Vermeidung von bestimmten Personen, Gegenständen oder Orten aus Sorge vor Verunreinigung.

Die nächsten Fragen beziehen sich auf Ihre Erfahrungen mit Gedanken und Verhaltensweisen zum Thema Verunreinigung *während des letzten Monats*. Beachten Sie dabei, dass Ihre eigenen Erfahrungen von den oben aufgeführten Beispielen geringfügig abweichen können. Bitte markieren Sie die Ziffer, die am ehesten Ihrer Erfahrung entspricht:

1. Wieviel Zeit haben Sie ungefähr täglich damit verbracht, über Verunreinigung nachzudenken und sind aufgrund dessen Handlungen wie Waschen oder Putzen nachgegangen?
   0 Keine
   1 Weniger als 1 Stunde täglich
   2 Zwischen 1 und 3 Stunden täglich
   3 Zwischen 3 und 8 Stunden täglich
   4 8 Stunden oder mehr täglich

2 Deutsche Version von Fink-Lamotte, Jahn, Stierle, Kühne, Lincoln, Stengler & Exner (2021). © S. Karger. Original von Abramowitz, Deacon, Olatunji, Wheaton, Berman, Losardo et al. (2010)

Dimensional Obsessive-Compulsive Scale (DOCS) **2/8**

2. In welchem Ausmaß haben Sie Situationen vermieden, die Befürchtungen bezüglich Verunreinigung oder Zeitaufwand für Waschen, Reinigen oder Duschen hervorrufen könnten?
   0 Keine Vermeidung
   1 Geringfügige Vermeidung
   2 Mäßige Vermeidung
   3 Starke Vermeidung
   4 Extreme Vermeidung von nahezu allen Auslösern

3. Wenn Sie Gedanken über mögliche Verunreinigungen hatten, sich aber nicht waschen, reinigen oder duschen (oder auf andere Art die Verunreinigung entfernen) konnten, wie stark hat Sie das beunruhigt oder geängstigt?
   0 Gar nicht beunruhigt/geängstigt
   1 Leicht beunruhigt/geängstigt
   2 Mäßig beunruhigt/geängstigt
   3 Stark beunruhigt/geängstigt
   4 Extrem beunruhigt/geängstigt

4. In welchem Ausmaß wurde Ihre tägliche Routine (Arbeit, Schule, Selbstfürsorge, Sozialleben) beeinträchtigt durch Befürchtungen bezüglich Verunreinigung und ausgeprägtes Waschen, Duschen, Reinigen oder Vermeidungsverhalten?
   0 Keine Beeinträchtigung
   1 Geringfügige Beeinträchtigung, aber meistens komme ich gut zurecht.
   2 Viele Abläufe sind beeinträchtigt, aber ich komme noch zurecht.
   3 Mein Leben ist in vielfältiger Weise beeinträchtigt und ich habe Probleme zurechtzukommen.
   4 Mein Leben ist vollkommen beeinträchtigt und ich komme überhaupt nicht zurecht.

5. Wie schwierig ist es für Sie, Gedanken über Verunreinigung auszublenden und Verhaltensweisen wie Waschen, Duschen, Reinigen oder andere Säuberungsroutinen zu unterlassen, wenn Sie es versuchen?
   0 Gar nicht schwierig
   1 Geringfügig schwierig
   2 Mäßig schwierig
   3 Sehr schwierig
   4 Extrem schwierig

Dimensional Obsessive-Compulsive Scale (DOCS) **3/8**

Kategorie 2: Befürchtungen darüber, für Schaden, Verletzungen oder Unglück verantwortlich zu sein.

Beispiele …

- Bedenken, dass Sie einen Fehler gemacht haben könnten, der etwas Schreckliches oder Schädliches verursachen könnte.
- Der Gedanke, dass sich ein furchtbarer Unfall, eine Katastrophe, eine Verletzung oder ein anderes Unglück ereignet haben könnte und dass Sie nicht vorsichtig genug waren, es zu verhindern.
- Der Gedanke, dass Sie Schaden oder Unglück verhindern könnten, indem Sie Dinge auf eine bestimmte Art und Weise ausführen, bis zu bestimmten Zahlen zählen oder indem Sie bestimmte „schlechte" Zahlen oder Wörter vermeiden.
- Der Gedanke, dass Sie etwas Wichtiges verlieren könnten, obwohl es unwahrscheinlich ist (z. B. Geldbeutel, Identitätsmissbrauch, wichtige Papiere).
- Kontrollieren von Dingen wie Schlössern, Schaltern, Geldbeutel etc. öfter als es notwendig ist.
- Wiederholtes Fragen oder Suche nach Rückversicherung, dass ein schlimmes Ereignis nicht passiert ist oder passieren wird.
- Gedankliches Durchgehen vergangener Ereignisse, um sicherzugehen, dass Sie nichts falsch gemacht haben.
- Das Bedürfnis, einer besonderen Routine zu folgen, um Schaden oder Unheil zu vermeiden.
- Das Bedürfnis, bis zu bestimmten Zahlen zu zählen oder bestimmte schlechte Zahlen zu vermeiden aus Angst vor Unheil.

Die nächsten Fragen beziehen sich auf Ihre Erfahrungen *während des letzten Monats* mit Gedanken und Verhaltensweisen, die sich auf Schaden und Unheil beziehen. Beachten Sie dabei, dass Ihre eigenen Erfahrungen von den oben aufgeführten Beispielen geringfügig abweichen können. Bitte markieren Sie die Ziffer, die am ehesten Ihrer Erfahrung entspricht:

1. Wieviel Zeit haben Sie ungefähr täglich damit verbracht, über die Möglichkeit von Schaden oder Unheil nachzudenken und kontrolliert oder sich rückversichert, dass solche Dinge nicht passieren oder passiert sind?
   0 Keine
   1 Weniger als 1 Stunde täglich
   2 Zwischen 1 und 3 Stunden täglich
   3 Zwischen 3 und 8 Stunden täglich
   4 8 Stunden oder mehr täglich

Dimensional Obsessive-Compulsive Scale (DOCS) 4/8

2. In welchem Ausmaß haben Sie Situationen vermieden, die Befürchtungen bezüglich Schaden oder Unheil oder Kontrollrituale auslösen könnten?
   0 Keine Vermeidung
   1 Geringfügige Vermeidung
   2 Mäßige Vermeidung
   3 Starke Vermeidung
   4 Extreme Vermeidung von nahezu allen Auslösern

3. Wenn Sie Gedanken über Schaden oder Unheil hatten oder wenn keine Gelegenheit zur Kontrolle oder Rückversicherung bestand, wie stark hat Sie das beunruhigt oder geängstigt?
   0 Gar nicht beunruhigt/geängstigt
   1 Leicht beunruhigt/geängstigt
   2 Mäßig beunruhigt/geängstigt
   3 Stark beunruhigt/geängstigt
   4 Extrem beunruhigt/geängstigt

4. In welchem Ausmaß wurde Ihre tägliche Routine (Arbeit, Schule, Selbstfürsorge, Sozialleben) beeinträchtigt durch Befürchtungen bezüglich Schaden und Unheil und ausgeprägtes Kontrollieren oder Rückversichern?
   0 Keine Beeinträchtigung
   1 Geringfügige Beeinträchtigung, aber meistens komme ich gut zurecht.
   2 Viele Abläufe sind beeinträchtigt, aber ich komme noch zurecht.
   3 Mein Leben ist in vielfältiger Weise beeinträchtigt und ich habe Probleme zurechtzukommen.
   4 Mein Leben ist vollkommen beeinträchtigt und ich komme überhaupt nicht zurecht.

5. Wie schwierig ist es für Sie, Gedanken an möglichen Schaden oder mögliches Unheil auszublenden und Kontroll- und Rückversicherungsverhalten zu unterlassen, wenn Sie es versuchen?
   0 Gar nicht schwierig
   1 Geringfügig schwierig
   2 Mäßig schwierig
   3 Sehr schwierig
   4 Extrem schwierig

Dimensional Obsessive-Compulsive Scale (DOCS) **5/8**

Kategorie 3: Inakzeptable Gedanken

Beispiele ...

- Unangenehme Gedanken über Sex, Unmoral oder Gewalt, die Ihnen gegen Ihren Willen in den Sinn kommen.
- Gedanken daran, schreckliche, unanständige oder peinliche Dinge zu tun, die Sie eigentlich nicht tun wollen.
- Wiederholen einer Handlung oder Einhalten einer besonderen Routine wegen eines schlechten Gedankens.
- Gedanklich eine Handlung ausführen oder Gebete sprechen, um einen unerwünschten oder unangenehmen Gedanken loszuwerden.
- Vermeidung bestimmter Personen, Orte, Situationen oder anderer Auslöser von unerwünschten oder unangenehmen Gedanken.

Die nächsten Fragen beziehen sich auf Ihre Erfahrungen *während des letzten Monats* mit unerwünschten Gedanken, die gegen Ihren Willen aufkommen, sowie mit Verhaltensweisen, die darauf ausgerichtet sind, mit solchen Gedanken fertigzuwerden. Beachten Sie dabei, dass Ihre eigenen Erfahrungen von den oben aufgeführten Beispielen geringfügig abweichen können. Bitte markieren Sie die Ziffer, die am ehesten Ihrer Erfahrung entspricht:

1. Wieviel Zeit haben Sie ungefähr täglich mit unerwünschten, unangenehmen Gedanken verbracht und mit Verhaltensweisen und gedanklichen Handlungen, die darauf ausgerichtet sind, mit solchen Gedanken fertigzuwerden?
   0 Keine
   1 Weniger als 1 Stunde täglich
   2 Zwischen 1 und 3 Stunden täglich
   3 Zwischen 3 und 8 Stunden täglich
   4 8 Stunden oder mehr täglich

2. In welchem Ausmaß haben Sie Situationen, Orte, Objekte oder andere Auslöser (z.B. Zahlen oder Personen) vermieden, die unerwünschte oder unangenehme Gedanken hervorrufen?
   0 Keine Vermeidung
   1 Geringfügige Vermeidung
   2 Mäßige Vermeidung
   3 Starke Vermeidung
   4 Extreme Vermeidung von nahezu allen Auslösern

Dimensional Obsessive-Compulsive Scale (DOCS) 6/8

3. Wenn Ihnen unerwünschte oder unangenehme Gedanken gegen Ihren Willen in den Sinn kamen, wie stark hat Sie das beunruhigt oder geängstigt?
   0 Gar nicht beunruhigt/geängstigt
   1 Leicht beunruhigt/geängstigt
   2 Mäßig beunruhigt/geängstigt
   3 Stark beunruhigt/geängstigt
   4 Extrem beunruhigt/geängstigt

4. In welchem Ausmaß wurde Ihre tägliche Routine (Arbeit, Schule, Selbstfürsorge, Sozialleben) beeinträchtigt durch unerwünschte oder unangenehme Gedanken und Bemühungen, diese Gedanken zu vermeiden oder damit fertigzuwerden?
   0 Keine Beeinträchtigung
   1 Geringfügige Beeinträchtigung, aber meistens komme ich gut zurecht.
   2 Viele Abläufe sind beeinträchtigt, aber ich komme noch zurecht.
   3 Mein Leben ist in vielfältiger Weise beeinträchtigt und ich habe Probleme zurechtzukommen.
   4 Mein Leben ist vollkommen beeinträchtigt und ich komme überhaupt nicht zurecht.

5. Wie schwierig ist es für Sie, unerwünschte oder unangenehme Gedanken auszublenden sowie Verhaltensweisen und gedankliche Handlungen zu ihrer Kontrolle zu unterlassen, wenn Sie es versuchen?
   0 Gar nicht schwierig
   1 Geringfügig schwierig
   2 Mäßig schwierig
   3 Sehr schwierig
   4 Extrem schwierig

Dimensional Obsessive-Compulsive Scale (DOCS) **7/8**

Kategorie 4: Befürchtungen, die Symmetrie und Vollständigkeit betreffen, und das Bedürfnis, dass Dinge „genau richtig" sein müssen.

Beispiele ...

- Das Bedürfnis nach Symmetrie, Gleichmäßigkeit, Gleichgewicht oder Genauigkeit.
- Gefühle, dass irgendetwas „nicht genau richtig" ist.
- Wiederholen einer Routinehandlung bis es sich „genau richtig" oder „ausgeglichen" anfühlt.
- Zählen von sinnlosen Dingen (z. B. Bodenfliesen, Wörter in einem Satz).
- Unnötiges Anordnen von Dingen in einer bestimmten „Ordnung".
- Etwas wiederholt auf dieselbe Weise sagen müssen, bis es sich „genau richtig" anfühlt.

Die nächsten Fragen beziehen sich auf Ihre Erfahrungen *während des letzten Monats* mit Gefühlen, dass irgendetwas „nicht genau richtig" ist und mit Verhaltensweisen, die darauf ausgerichtet sind, Ordnung, Symmetrie oder Gleichgewicht herzustellen. Beachten Sie dabei, dass Ihre eigenen Erfahrungen von den oben aufgeführten Beispielen geringfügig abweichen können. Bitte markieren Sie die Ziffer, die am ehesten Ihrer Erfahrung entspricht:

1. Wieviel Zeit haben Sie ungefähr täglich mit unerwünschten Gedanken über Symmetrie, Ordnung oder Gleichgewicht verbracht und mit Handlungen, die dazu bestimmt sind, Ordnung, Symmetrie oder Gleichgewicht zu erreichen?
   0 Keine
   1 Weniger als 1 Stunde täglich
   2 Zwischen 1 und 3 Stunden täglich
   3 Zwischen 3 und 8 Stunden täglich
   4 8 Stunden oder mehr täglich

2. In welchem Ausmaß haben Sie Situationen, Orte oder Objekte vermieden, die mit dem Gefühl verbunden sind, dass etwas nicht symmetrisch oder „nicht genau richtig" ist?
   0 Keine Vermeidung
   1 Geringfügige Vermeidung
   2 Mäßige Vermeidung
   3 Starke Vermeidung
   4 Extreme Vermeidung von nahezu allen Auslösern

Dimensional Obsessive-Compulsive Scale (DOCS) **8/8**

3. Wenn Sie das Gefühl hatten, dass etwas „nicht genau richtig" ist, wie stark hat Sie das beunruhigt oder geängstigt?
   0 Gar nicht beunruhigt/geängstigt
   1 Leicht beunruhigt/geängstigt
   2 Mäßig beunruhigt/geängstigt
   3 Stark beunruhigt/geängstigt
   4 Extrem beunruhigt/geängstigt

4. In welchem Ausmaß wurde Ihre tägliche Routine (Arbeit, Schule, Selbstfürsorge, Sozialleben) beeinträchtigt durch das Gefühl, dass etwas „nicht genau richtig" ist, und durch Bemühungen, die Dinge zu ordnen oder das Gefühl herbeizuführen, dass sie „genau richtig" sind?
   0 Keine Beeinträchtigung
   1 Geringfügige Beeinträchtigung, aber meistens komme ich gut zurecht.
   2 Viele Abläufe sind beeinträchtigt, aber ich komme noch zurecht.
   3 Mein Leben ist in vielfältiger Weise beeinträchtigt und ich habe Probleme zurechtzukommen.
   4 Mein Leben ist vollkommen beeinträchtigt und ich komme überhaupt nicht zurecht.

5. Wie schwierig ist es für Sie, Gedanken an fehlende Symmetrie und Ordnung auszublenden und den Drang zu unterdrücken, Dinge anzuordnen oder bestimmte Handlungen zu wiederholen, wenn Sie es versuchen?
   0 Gar nicht schwierig
   1 Geringfügig schwierig
   2 Mäßig schwierig
   3 Sehr schwierig
   4 Extrem schwierig

Hinweis zur Zusatzskala „Sexuelle intrusive Gedanken“

Die Zusatzskala „Kategorie 5: Sexuelle intrusive Gedanken“ ist nicht in der Originalversion des DOCS enthalten. Sie beruht auf einem Vorschlag von Wetterneck, Siev, Adams, Slimowicz und Smith (2015) und orientiert sich am Aufbau der übrigen DOCS-Skalen. Eine Evaluation liegt bislang nicht vor. Die Skala vermittelt dem Psychotherapeuten einen Aufschluss über die Intensität und das Ausmaß der Beeinträchtigung durch sexuelle Zwangsgedanken und kann zur Therapieevaluation eingesetzt werden.

Zusatzskala „Sexuelle intrusive Gedanken"[3] 1/2

Kategorie 5: Sexuelle intrusive Gedanken

Beispiele ...

- Unangenehme Gedanken über jemanden des gleichen Geschlechts, wenn Sie heterosexuell sind.
- Gedanken über schreckliche, unanständige oder peinliche Dinge sexueller Natur, die Sie eigentlich nicht tun wollen (einschließlich sexueller Handlungen mit Kindern oder Autoritätspersonen).
- Gedanken daran, jemanden zu einer sexuellen Handlung zu zwingen oder zu einer sexuellen Handlung gezwungen zu werden.
- Wiederholen einer Handlung oder Befolgen eines speziellen Rituals aufgrund aufdringlicher Gedanken mit sexuellem Inhalt.
- In Gedanken eine Handlung ausführen oder Gebete sprechen, um einen unerwünschten oder unangenehmen sexuellen Gedanken loszuwerden.
- Vermeidung von Menschen, Orten, Situationen oder anderen Auslösern aufdringlicher Gedanken mit sexuellem Inhalt.

Die nächsten Fragen beziehen sich auf Ihre Erfahrungen *während des letzten Monats* mit aufdringlichen Gedanken mit sexuellem Inhalt, die gegen Ihren Willen aufkommen, sowie mit Verhaltensweisen, die darauf ausgerichtet sind, mit solchen Gedanken fertigzuwerden. Beachten Sie dabei, dass Ihre eigenen Erfahrungen von den oben aufgeführten Beispielen geringfügig abweichen können. Bitte markieren Sie die Ziffer, die am ehesten Ihrer Erfahrung entspricht:

1. Wieviel Zeit haben Sie ungefähr täglich mit aufdringlichen Gedanken mit sexuellem Inhalt verbracht und mit Verhaltensweisen und gedanklichen Handlungen, die darauf ausgerichtet sind, mit solchen Gedanken fertigzuwerden?
   0 Keine
   1 Weniger als 1 Stunde täglich
   2 Zwischen 1 und 3 Stunden täglich
   3 Zwischen 3 und 8 Stunden täglich
   4 8 Stunden oder mehr täglich

3 Original von Wetterneck, Siev, Adams, Slimowicz & Smith (2015)
Deutsche Übersetzung: Thomas Hillebrand

Zusatzskala „Sexuelle intrusive Gedanken“ 2/2

2. In welchem Ausmaß haben Sie Situationen, Orte, Objekte oder andere Auslöser (z. B. Zahlen oder Personen) vermieden, die aufdringliche Gedanken mit sexuellem Inhalt hervorrufen?
   0 Keine Vermeidung
   1 Geringfügige Vermeidung
   2 Mäßige Vermeidung
   3 Starke Vermeidung
   4 Extreme Vermeidung von nahezu allen Auslösern

3. Wenn Ihnen aufdringliche Gedanken mit sexuellem Inhalt gegen Ihren Willen in den Sinn kamen, wie stark hat Sie das beunruhigt oder geängstigt?
   0 Gar nicht beunruhigt/geängstigt
   1 Leicht beunruhigt/geängstigt
   2 Mäßig beunruhigt/geängstigt
   3 Stark beunruhigt/geängstigt
   4 Extrem beunruhigt/geängstigt

4. In welchem Ausmaß wurde Ihre tägliche Routine (Arbeit, Schule, Selbstfürsorge, Sozialleben) beeinträchtigt durch aufdringliche Gedanken mit sexuellem Inhalt und Bemühungen, diese Gedanken zu vermeiden oder damit fertigzuwerden?
   0 Keine Beeinträchtigung
   1 Geringfügige Beeinträchtigung, aber meistens komme ich gut zurecht.
   2 Viele Abläufe sind beeinträchtigt, aber ich komme noch zurecht.
   3 Mein Leben ist in vielfältiger Weise beeinträchtigt und ich habe Probleme zurechtzukommen.
   4 Mein Leben ist vollkommen beeinträchtigt und ich komme überhaupt nicht zurecht.

5. Wie schwierig ist es für Sie, aufdringliche Gedanken mit sexuellem Inhalt auszublenden sowie Verhaltensweisen und gedankliche Handlungen zu ihrer Kontrolle zu unterlassen, wenn Sie es versuchen?
   0 Gar nicht schwierig
   1 Geringfügig schwierig
   2 Mäßig schwierig
   3 Sehr schwierig
   4 Extrem schwierig

Hinweise zur Auswertung der DOCS und der Zusatzskala

Im Folgenden werden nur die für die Auswertung unmittelbar nötigen Schritte aufgeführt. Ausführlichere Informationen zur *Dimensional Obsessive-Compulsive Scale (DOCS)* sowie der *Zusatzskala „Sexuelle intrusive Gedanken"* finden sich im Kapitel 4.2.

Die DOCS enthält vier Subskalen. Jede Subskala enthält fünf Items, deren jeweilige Intensität ansteigend zwischen 0 und 4 eingeordnet werden kann. Zur Auswertung wird ein einfacher Summenscore gebildet. Der Höchstwert in den einzelnen Subskalen beträgt jeweils 20, in der Summe aller vier Skalen 80.

Der **Cut-off-Wert aus der Summe aller vier Subskalen** der deutschen DOCS-Version liegt bei **16**. Ab diesem Wert liegt mit hoher Wahrscheinlichkeit eine Zwangsstörung vor.

Die Betrachtung der Summenwerte in den einzelnen Kategorien gibt Aufschluss darüber, welcher der vier Hauptkategorien bzw. welcher Kombination der Kategorien die Zwangsstörung zuzuordnen ist. Für die einzelnen Kategorien gibt es bislang keine empirisch abgesicherten Cut-off-Werte. Beginnend ab einem Wert über 4 kann eine Auffälligkeit in diesem Bereich angenommen werden.

Die Zusatzskala „Kategorie 5: Sexuelle intrusive Gedanken" wurde von Wetterneck und Kollegen (2015) eingeführt, um eine spezifischere Erfassung von sexuellen Zwangsgedanken zu ermöglichen. Sie orientiert sich inhaltlich und formal am Aufbau der DOCS-Skalen und ist gesondert auszuwerten. Sie gibt Auskunft über die Inhalte sexueller Zwangsgedanken und den Schweregrad der Belastung durch diese Gedanken. Der Summenwert kann vor und nach einer Behandlung erhoben werden und zu einer präzisen Therapieverlaufskontrolle dienen.

Auswertebogen für die DOCS und die Zusatzskala		
Name/Chiffre: ______________________		Datum: ____________
Kategorie	**Rohwert**	**Bemerkungen (Auslöser, Themen, Inhalte ...)**
Kategorie 1: **Befürchtungen bezüglich Keimen und Verunreinigung** „Waschzwang"	________ max. 20	
Kategorie 2: **Befürchtungen darüber, für Schaden, Verletzungen oder Unglück verantwortlich zu sein** „Kontrollzwang"	________ max. 20	
Kategorie 3: **Inakzeptable Gedanken** „Inakzeptable Gedanken"	________ max. 20	
Kategorie 4: **Befürchtungen, die Symmetrie und Vollständigkeit betreffen, und das Bedürfnis, dass Dinge „genau richtig" sein müssen** „Ordnungs- und Symmetriezwang"	________ max. 20	
Summenwert (Summe Kategorie 1 bis Kategorie 4)	________ max. 80	Bei einem **Summenwert ≥ 16** liegt mit hoher Wahrscheinlichkeit eine Zwangsstörung vor.
Kategorie 5: **Sexuelle intrusive Gedanken** „Sexuelle Zwangsgedanken"	________ max. 20	